Andrea A. Kaffka

# *Wechseljahre Wandlungsjahre*

Die Lebensmitte neu entdecken – mit Chinesischer Heilkunde
Beschwerden vorbeugen – ohne Hormone behandeln

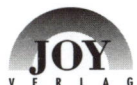

JOY
VERLAG

*Bitte verstehen Sie die Informationen in diesem Buch weder als eine Einladung, sich selbst zu diagnostizieren, noch als einen Ersatz für eine qualifizierte Behandlung. Bei ernsthaften gesundheitlichen Problemen sollten Sie sich selbstverständlich an gut ausgebildete TCM-Therapeut/inn/en wenden.*

Bibliografische Information Der Deutschen Bibliothek
Die Deutsche Bibliothek verzeichnet diese Publikation in der Deutschen Nationalbibliografie; detaillierte bibliografische Daten sind im Internet über http://dnb.ddb.de abrufbar.

Auflage  4 3 2
Jahr  2007 2006 2005

© 2003 by Joy Verlag GmbH, 87477 Sulzberg

ISBN 3-928554-48-4

Umschlaggestaltung: Kuhn Grafik, Zürich
Satz und Gestaltung: Michael Epperlein, Biberach a. d. Riß
Foto der Autorin auf dem Umschlag: Sammy Hart
Lektorat: Erdmute Otto, Drethem a. d. Elbe
Druck: Legoprint S. P. A., Lavis (TN)

Gesetzt aus der Minion 11 Punkt

Printed in Italy

Für meine Mutter

# Dank

An der Entstehung dieses Buches waren viele Menschen direkt und indirekt beteiligt, denen ich allen von Herzen danken möchte!
Als Erstes danke ich meinen Lehrerinnen und Lehrern der Chinesischen Medizin und speziell Prof. Peter Müller-Eglhoff, der mich viele Jahre hindurch intensiv persönlich und in meiner therapeutischen Arbeit gefördert und begleitet hat.

In anregenden Gesprächen über die komplexe Welt der Hormone haben Prof. Gilbert Schmid und Wolfgang Gerz aus München mich darin unterstützt, die für dieses Buch wesentlichen Aspekte der Hormontherapie herauszuarbeiten.
Udo Lorenzen aus Kiel danke ich für die konstruktive Durchsicht des zweiten Teils und ganz besonders meiner Freundin und Kollegin Beatrice Trebuth aus Lübeck für den fachlichen Austausch, ihre Hilfsbereitschaft und Anteilnahme an dem gesamten Projekt. Ohne sie wäre der Ernährungsteil in dieser Form nicht möglich geworden.
Zusätzlich haben mich viele andere Freundinnen und Freunde durch den Prozess des Schreibens begleitet – vor allem Nathalie Grillet und Yatro Cornelia Werner, die in dieser Zeit immer für mich da waren, die an mich und das Projekt glaubten und mich durch ihre Zuversicht sehr gestärkt haben! Erdmute Otto, der Lektorin dieses Buches, gebührt ebenso ein großes Dankeschön für ihr immenses Engagement, ihre Klarheit und die kreative Zusammenarbeit wie Michael Epperlein für seine Geduld und Umsetzung der Graphiken. Dem Verleger Thomas Kettenring danke ich für den Mut, das Erstlingswerk einer Autorin herauszubringen.

Und dann natürlich meine Patientinnen – ohne Sie wäre dieses Buch nicht entstanden. Ihnen möchte ich für Ihr Vertrauen und Ihre Offenheit danken, mit der Sie mich an Ihren Heilungsprozessen teilhaben lassen! Die reichen Erfahrungen mit Ihnen in meiner Praxis haben mich zum Schreiben dieses Buches inspiriert.

*Andrea A. Kaffka*

# Inhalt

## Zu diesem Buch

Von allen Gebieten der traditionellen chinesischen Medizin (TCM) fasziniert mich seit vielen Jahren die chinesische Frauenheilkunde am meisten. Und das nicht nur, weil mir selbst vor langer Zeit so schnell und effektiv bei sehr schmerzhaften Menstruationsbeschwerden geholfen wurde, sondern auch, weil ich täglich bei meiner Arbeit erlebe, wie befreiend und belebend sich die chinesische Sicht und die entsprechende therapeutische Herangehensweisen auf viele meiner Patientinnen auswirkt. Gerade auch bei Symptomen in den Wechseljahren fühlen sie sich körperlich und seelisch unterstützt.
Die zunächst ungewohnte chinesische Sichtweise von den Energieflüssen im weiblichen Körper vermittelt vielen Frauen das Gefühl, wirklich im Ganzen wahrgenommen zu werden. Wenn dann viele ihrer Beschwerden tatsächlich verschwinden, können sie gestärkt – statt erschöpft wie manche andere – in den neuen Lebensabschnitt nach der Menopause hineingehen.

Von anderen Veröffentlichungen zum Thema Wechseljahre unterscheidet sich das vorliegende Buch dadurch, dass es die körperlichen und energetischen Veränderungsprozesse dieser Zeit des Wandels aus Sicht der chinesischen Medizin ausführlich erläutert. Es bietet außerdem eine übersichtliche Darstellung verschiedener Behandlungsformen der TCM, die bei Beschwerden vor und in den Wechseljahren angewendet werden. Dass es im Rahmen eines solchen Buches nicht möglich ist, der Wissenschaftlichkeit und Tiefe der TCM in all ihrer Komplexität gerecht zu werden, ist selbstverständlich.

Zahlreiche nützliche Informationen zum aktuellen Stand der westlichen Medizin auf diesem Gebiet ergänzen und vervollständigen die Darstellung des fernöstlichen Ansatzes.
Anders als bei der im Westen üblichen Herangehensweise legt die TCM zudem großen Wert auf eine vorbeugende Behandlung. So kann sie schon im Vorfeld feststellen, inwiefern bei Ihnen bisher unmerkliche Störungsmuster schlummern, die sich in den Wechseljahren zu unangenehmen Symptomen auswachsen können.

Ich möchte Ihnen, liebe Leserin, mit diesem Buch eine andere Denkweise und neue Möglichkeiten eröffnen, mit den Wechseljahren bewusst umzugehen und sie als konstruktiven Prozess zu begreifen, der Sie wandelt und in eine neue Lebensphase hineinführt. In der chinesischen Medizin finden Sie eine wertvolle Ergänzung und heilende Alternative zum herkömmlichen Ansatz, mit auftretenden Beschwerden umzugehen. Manche der Übergangssymptome lassen sich sogar als Irritationen unserer ursprünglich kraftvollen Energien begreifen. Werden diese fehlgeleiteten Kräfte umgewandelt, stehen sie Ihnen anschließend für ein vitales Leben zur Verfügung.

Mit dem Eintritt in die Wechseljahre und auch nach Ende der monatlichen Blutungen ist es nämlich weder mit unserer Weiblichkeit noch mit unserer Lebenskraft vorbei! Die Wechseljahre sind schließlich keine Krankheit, sondern eine biologisch sinnvolle Zeit des Übergangs, in der unsere Lebenskräfte teilweise »umgepolt« werden. Dieser Prozess erfordert körperlich wie seelisch einige umwälzende Wandlungen, die letztlich der Weiterentwicklung unserer weiblichen Kraft dienen.

Mit leicht verständlichen und lebendigen Erläuterungen der wichtigsten Konzepte der chinesischen Medizin in Bezug auf unser Thema möchte ich Ihnen außerdem einen neuen Zugang zu den körperlichen und psychischen Funktionen Ihres Körpers vermitteln und Sie darin unterstützen, Ihr Leben vor, in und nach den Wechseljahren genussvoller, erfüllter und kraftvoller zu gestalten.

## Was erwartet Sie in diesem Buch?

- Wenn Sie dem Thema Wechseljahre *bisher nur vom Hörensagen* begegnet und noch nicht selbst im Wechsel sind, möchten Sie vielleicht bereits jetzt mehr über diese kommende Lebensphase wissen. Sie können sich im zweiten Teil umfassend über die Entstehungsmechanismen von etwaigen Übergangsbeschwerden informieren.
  Neu an diesem Buch ist die Vermittlung vorbeugender Maßnahmen – dies ist besonders interessant für Frauen ab Ende 30. Sie werden damit die Wechseljahre natürlich nicht aufhalten können; es ist jedoch möglich, dass Sie sie ohne körperliche Beschwerden als eine Ihrer auf- und anregendsten Lebensphasen erleben.
- Spüren Sie bereits leise die *ersten Zeichen* der Wechseljahre? Oder vermuten Sie dies zumindest? Sie erfahren, wo in der Zeitskala der Wechseljahre Sie sich befinden, wie die Reise weitergeht und was Sie in dieser Zeit für sich tun können.

- Wenn Sie an *Hormonen* interessiert sind, finden Sie aufklärende Informationen darüber, worauf Sie bei der Hormonersatztherapie achten müssen, um die Risiken möglichst gering zu halten. Auch neue Ansätze auf diesem Gebiet werden erläutert.
  Falls Sie jedoch einnahmemüde geworden sind: Es gibt zahlreiche wirksame Alternativen zur Hormontherapie.
- Sind Sie mittendrin, und kämpfen Sie mit *Symptomen?* Dann können Sie aus dem alten und reichen Erfahrungsschatz der Chinesen schöpfen, geeignete Maßnahmen gegen Ihre Wechseljahresbeschwerden entdecken und für gute Energie und Kraft im Alltag sorgen. Details zu einer auf die Wechseljahre bezogenen Ernährung, zu westlichen Heilkräutern sowie wichtige Hinweise zur allgemeinen Lebensgestaltung zeigen Ihnen, wie Sie selbst lästige Beschwerden verhindern oder lindern können.
- Wenn Sie sich nach dem Wechsel über *Osteoporose* informieren und Vorsorge für den *Erhalt Ihrer Lebenskraft* treffen möchten, finden Sie im dritten Teil wertvolle Anregungen – und das nicht nur für die Gesundheit ihrer Knochen.
- Diejenigen unter Ihnen, die *intensive psychische Prozesse* durchlaufen, erfahren in den »Sieben Phasen der inneren Wandlung« eine hilfreiche Orientierung und Unterstützung in ihrem Wunsch nach innerer Freiheit, Selbstbestimmtheit und der Suche nach den Quellen Ihrer ureigensten Kraft.
- Machen Sie sich Gedanken darüber, wie es mit *Liebe, Lust und Sexualität* in Ihrem Leben weitergehen wird? Hierzu stoßen Sie an zahlreichen Stellen des Buches auf interessante Informationen.
- Auch der liebevolle *Partner,* der zwar bemüht, aber vielleicht noch einigermaßen verständnislos die Talsohlen dieser Jahre mit seiner Frau durchschreitet, wird hier vieles lesen, das ihm die Geheimnisse der Wechseljahre nahe bringt.

Ich versichere Ihnen bereits zu Beginn: Die Wechseljahre müssen weder eine schwierige noch eine unangenehme Erfahrung sein. Auch die Urquelle unserer eigentlichen Lebenskraft, die Liebe in all ihren Ausdrucksformen, wird nicht versiegen. Es gibt so wunderbare Möglichkeiten, Körper und Seele in ihrer Wandlung zu unterstützen, dass Sie diese Jahre nicht als Einschränkung erleben müssen!
Die Wechseljahre sind sicher nicht der Anfang vom Ende – und für viele Frauen bedeuten sie nach einer Zeit des Wandels sogar einen Neubeginn.

# Die Wechseljahre

## Wenn es langsam losgeht …

»Mit den Wechseljahren habe ich immer eine andere Art von Frau verbunden, aber nicht mich. Das ist mir fremd, das bin nicht ich.« Diese Erfahrung machen viele Frauen irgendwann im Alter von über 40 Jahren, wenn sie sich auf einmal mit den ersten Anzeichen der Wechseljahre konfrontiert sehen.

Wohl kaum eine natürliche Veränderung im Leben löst so viele tiefe Ängste und unbewusste Befürchtungen aus wie die Wechseljahre und das Älterwerden in unserer Gesellschaft. Die Themen Gesundheit, Fitness und Schönheit haben einen Raum in unserem Leben eingenommen, wie es das wahrscheinlich in keiner anderen Zeitepoche zuvor so kollektiv gegeben hat. Jugendlichkeit, Attraktivität und Vitalität gehören in unserer Gesellschaft zum guten Ton und werden geradezu idealisiert – Alter, Krankheit und Schwäche finden in unserer perfekten und auf das Äußere bedachten Welt, in der jeder immer mehr auf sich selbst gestellt ist, nur unter Mühe eine Berechtigung.

Etwa ab einem Alter von 40 Jahren bemerken Frauen einen langsam zunehmenden Mangel an Elastizität in ihrem Gewebe, leichte Gewichtsveränderungen und vermehrte Faltenbildung im Gesicht – alles kleine Zeichen des allmählichen Alterns. Wenn körperliches Training nicht bereits zu unserem Alltag gehört, sind wir definitiv an dem Punkt angekommen, dass wir die Frauen beneiden, die noch einen straffen Bauch aufzuweisen haben.

Der Zeitpunkt rückt unausweichlich näher, an dem wir uns darüber Gedanken machen müssen, wie wir dem Thema Altern begegnen wollen. Vielleicht gibt es sogar einige Entscheidungen über den Fortgang unseres weiteren Lebens zu treffen.

Hier scheiden sich häufig die Geister. Die einen gehen jetzt hoch motiviert radikale Verjüngungsmaßnahmen an, um dem Alter ein Schnippchen zu schlagen. Andere entschließen sich, angesichts der Sinnlosigkeit solcher Anstrengungen dann doch lieber das Leben mit allen sich bietenden Genüssen nochmals ausgiebig zu genießen. Und wieder andere versuchen, der Phase des drohenden Verlustes von Schönheit und Weiblichkeit bewusst entspannt entgegenzusehen und nichts groß zu ändern.

Tatsache ist jedoch: Dem Älterwerden können wir nicht entgehen. Und: Wir leben in einem gesellschaftlichen Umfeld, in dem – anders als in anderen Kulturen oder im alten China – der Weisheit und Erfahrung älterer Menschen im Allgemeinen nur wenig Respekt entgegengebracht wird.

Wir sind also aufgefordert, für die zweite Hälfte unseres Lebens etwas Neues und Eigenständiges in uns zu entwickeln. Nicht nur, weil wir heute mehr in einem äußeren Leben stehen, auch unser eigener Anspruch ist mehr auf persönlichen Erfolg und Anerkennung ausgerichtet. Zahlreiche Frauen in der Lebensmitte erfüllen trotz Familie eine für sie wichtige Aufgabe im Beruf. Ehe und Partnerschaft sind heute nicht mehr von einer solchen Stabilität getragen, wie die Frauen das früher kannten. Für viele ist heute sehr wichtig, dass sie für sich selbst sorgen können. Wollen wir gleichzeitig unserem Frausein gerecht werden, gilt es, sich in der weiblichen Identität tief zu verankern und Verantwortung für unsere Gesundheit und unser geistig-seelisches Wohlbefinden zu übernehmen. Denn unsere Rolle in der Gesellschaft ist einem ständigen Wandel unterworfen, zu dem letztlich auch wir selbst beitragen.

In früheren Zeiten war es normal, dass ein großer Prozentsatz der Frauen vor den Wechseljahren starb – viele sogar im Kindbett. Bei der heutigen Lebenserwartung von durchschnittlich etwa 80 Jahren haben wir nach der Menopause aber noch 30 Jahre vor uns! Das Ende der monatlichen Blutungen ist für uns nicht mehr der Zeitpunkt, mit dem Leben in vielen Aspekten abzuschließen. Ganz im Gegenteil: Zahlreiche Frauen fangen in und nach den Wechseljahren noch etwas Neues an! Andere wiederum sind beruflich erfolgreich und wollen oder müssen es zu ihrer sozialen Absicherung auch noch lange bleiben.

Das sind berechtigte Anliegen – die große Frage für viele Frauen ist nur, wie das gelingen kann. Lassen Sie uns zunächst einen Blick darauf werfen, was eigentlich genau unter den Wechseljahren zu verstehen ist.

## Wechseljahre – was ist das eigentlich genau ?

Zwischen Anfang und Mitte 40 nähern Frauen sich einem neuen Lebensabschnitt. Sie kommen langsam in die Wechseljahre. Für die meisten bedeuten diese Jahre eine entscheidende Lebenswende. Der Wandel ist nicht nur häufig mit körperlichen Beschwerden, sondern auch mit seelischen und emotionalen Prozessen verbunden. Hormonelle Veränderungen leiten diese Zeit ein. Beobachten Frauen jenseits des 40. Geburtstags ungewohnte Unregelmäßigkeiten bei der Menstruationsblutung, kommen viele zum ersten Mal auf die Idee, sie könnten auf die Wechseljahre zugehen. Zu diesem Zeitpunkt befinden sie sich nicht selten bereits in der Phase der Prämenopause.

Als *Prämenopause* bezeichnet man die Zeitspanne vor der *Menopause,* der allerletzten Blutung. Die Prämenopause beginnt bei den meisten Frauen um die 45 Jahre herum und erstreckt sich über mehrere Jahre. Der Zeitpunkt des Auftretens und der Verlauf der Wechseljahre ist sehr individuell und von der konventionellen Medizin her unvorhersagbar. Die Menopause selbst findet durchschnittlich mit 52 Jahren statt. Ihr genauer Zeitpunkt lässt sich immer erst im Nachhinein bestimmen. Erst wenn die Menstruation zwölf Monate lang ausgeblieben ist, kann davon ausgegangen werden, dass keine Blutung mehr eintreten wird. Denn bei manchen Frauen setzt die Periode nur für einige Zeit aus, um dann wieder ganz regelmäßig zu kommen. Die zwei Jahre vor und die zwei Jahre nach der Menopause werden als *Perimenopause* bezeichnet. Im Anschluss beginnt die *Postmenopause.* Diese Phase endet im Alter von etwa 65 bis 70 Jahren.

> Der Zeitpunkt des Auftretens und der Verlauf der Wechseljahre ist sehr individuell und von der konventionellen Medizin her unvorhersagbar.

Die *Wechseljahre,* die auch als *Klimakterium* bezeichnet werden, umfassen also einen Prozess von ungefähr 20 Jahren, von denen im Durchschnitt etwa fünf Jahre lang Wechseljahresbeschwerden auftreten können. Diese hören auf, sobald sich ein neues Gleichgewicht der Hormone eingependelt hat. Erst dann, nach der Postmenopause, beginnt das *Alter,* das so genannte *Senium.* Die Wechseljahre selbst haben also noch nichts mit dem »Alter« zu tun. Sie sind jedoch Teil des biologischen Prozesses der zunehmenden Alterung.

Die Menstruation hört zu einem Zeitpunkt auf, an dem der Körper anfängt, mit der monatlichen Blutung und der Erhaltung der Fortpflanzungsfunktion überfordert zu sein. Die damit einhergehenden Beschwerden sind Zeichen und Ausdruck dieses Wandels. Wechseljahre sind Wandeljahre! Sie können und sollten von uns dafür genutzt werden, mehr auf unsere seelische und geistige Harmonie und Gesundheit zu achten. Konnten viele Frauen vorher immer wieder an die Grenzen ihrer Kraft gehen, ohne allzu starke negative Auswirkungen zu spüren, ist jetzt ein bewussterer Einsatz der eigenen Ressourcen und eine neue Lebensausrichtung erforderlich. Nur indem wir mehr nach innen blicken, können wir den Herausforderungen dieser Zeit konstruktiv begegnen.

| Pubertät – gebärfähige Jahre | | Wechseljahre | | Alter |

Prämenopause

Perimenopause

Postmenopause

Menarche
erste Blutung

Menopause
letzte Blutung

| 12 | | 45 | 52 | 65 | Jahre |

Phasen hormoneller Veränderung im Leben einer Frau
(Altersangaben sind Durchschnittswerte)

Normalerweise treten wir mit ungefähr 45 Jahren *auf natürliche Weise* in die Wechseljahre ein. Dieser Vorgang entspricht unserem tatsächlichen biologischen Alter und vollzieht sich so langsam, dass sich unsere seelische und körperliche Entwicklung den hormonellen Veränderungen allmählich anpassen kann. Ein solcher Beginn der Wechseljahre ermöglicht das vergleichsweise sanfteste Hineingleiten in die neue Lebensphase. Hierbei haben die meisten Frauen ihre Periode noch bis Ende 40 mehr oder weniger regelmäßig, bis sie schließlich Anfang 50 ganz aufhört.

> Die Menstruation hört zu einem Zeitpunkt auf, an dem der Körper mit der monatlichen Blutung und der Erhaltung der Fortpflanzungsfunktion überfordert ist.

*Die vorzeitigen Wechseljahre* beginnen bereits ab Anfang 40, manchmal sogar früher. Üblicherweise ist bei den betroffenen Frauen die Übergangszeit bis zur letzten Blutung zudem noch verkürzt, so dass mit stärkeren Symptomen zu rechnen ist.

Die dritte Variante ist *der künstliche Eintritt in die Menopause.* Eine operative Entfernung der Eierstöcke oder eine Bestrahlungstherapie im kleinen Becken löst das plötzliche Ende der Bildung weiblicher Hormone und damit der Fruchtbarkeit aus. Da der Körper durch diesen massiven Einschnitt keine Gelegenheit hat, sich auf die Veränderungen vorzubereiten, können die auftretenden Symptome sehr heftig sein. Über Nacht sind wir plötzlich in den Wechseljahren.

Die Wechseljahre werden sehr unterschiedlich erlebt. Manche Frauen haben fliegende Hitzen, andere wiederum keine. Finden bei vielen Frauen in der Prämenopause Zyklusverschiebungen statt, haben andere dagegen einen völlig regelmäßigen Zyklus, bis die Periode plötzlich nicht zurückkehrt.

Mit der Menopause trennt sich der Körper von der energieaufwendigen Funktion der monatlichen Blutung und damit von Ballast, den er nur noch mit Mühe bewältigen könnte. Auch wenn dadurch zunächst eine Irritation ausgelöst wird, stehen von diesem Zeitpunkt an alle Energien für uns selbst zur Verfügung. Kein Blut fließt mehr aus uns heraus, das ersetzt werden müsste. Unser Körper braucht niemandem mehr zu dienen als sich selbst. Auch wenn manche Frauen den Wegfall der Periode als Verlust empfinden und die monatliche Reinigung vermissen, ist das Gegenteil der Fall: Sie können sich nach dem Wechsel sogar kräftiger und vitaler fühlen als zuvor.

Denn Wechseljahre sind keine Hormonmangelkrankheit! Bedingt durch die Hormonumstellung durchlaufen wir lediglich eine Lebensphase, die mit Irritationen, den so genannten *klimakterischen Symptomen,* einhergehen kann. Diese *müssen* jedoch nicht auftreten. Die Übergangsbeschwerden sind ein Ausdruck energetisch-körperlicher Störungen, die bereits vorher bestanden haben und durch die labile hormonelle Situation in den Wechseljahren eher spürbar werden als zuvor. Wenn unser Körper ein neues Gleichgewicht gefunden hat, werden sie sich wieder geben.

Um wirklich verstehen zu können, welche Veränderungen in den Wechseljahren stattfinden, ist es sinnvoll, sich die biologisch-hormonellen Vorgänge genauer anzuschauen: zunächst bei einem normalen Monatszyklus und anschließend im Verlauf der Wechseljahre.

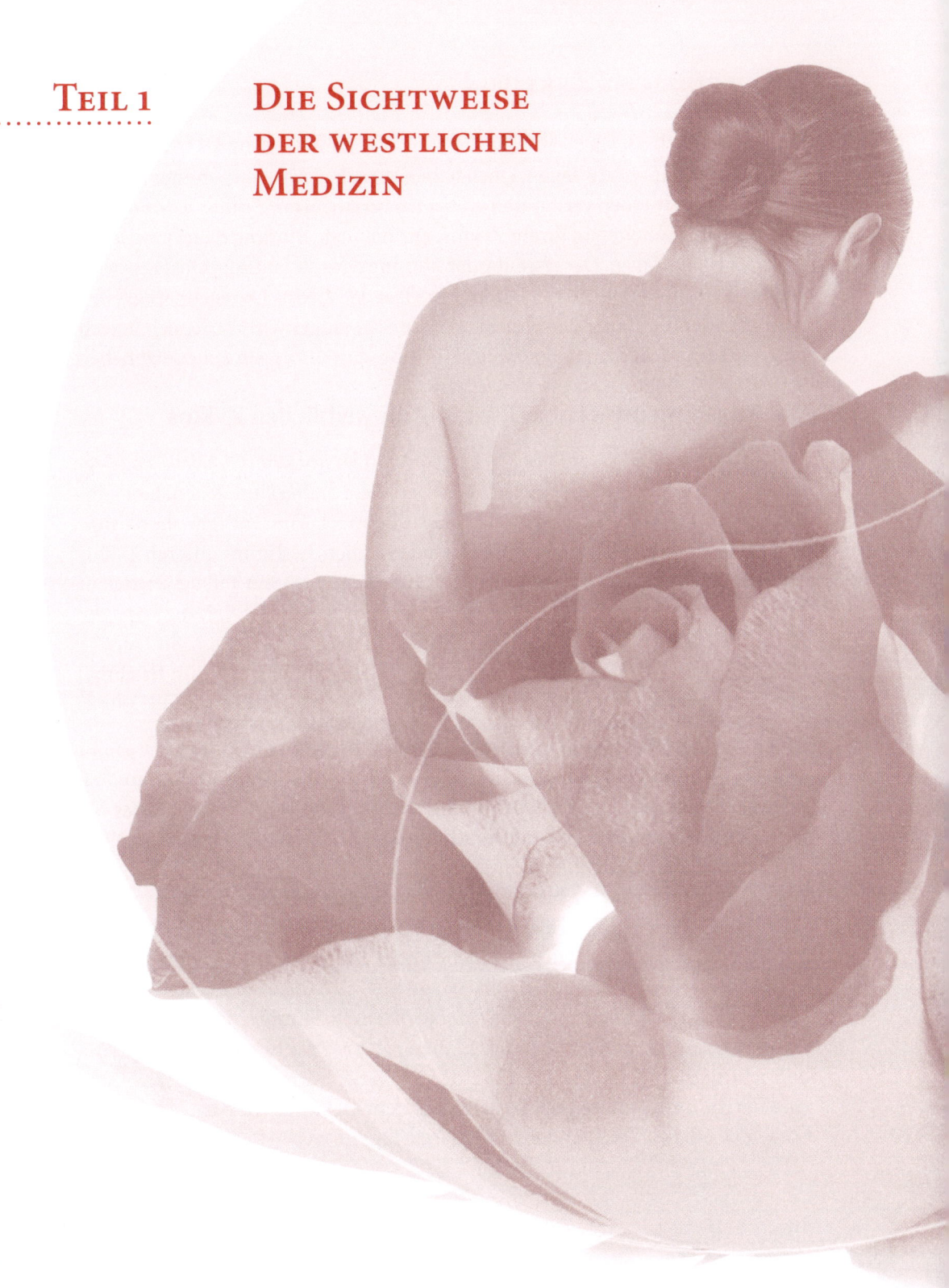

# Teil 1

# Die Sichtweise der westlichen Medizin

## DER WEIBLICHE ZYKLUS

Normalerweise findet der weibliche Zyklus parallel zum Umlauf des Mondes statt, also im Kreislauf von 28 Tagen. Doch haben manche Frauen einen eher unregelmäßigen, andere einen verkürzten oder auch verlängerten Zyklus. Jede Frau hat besondere Eigenheiten in ihrem Zyklus. Die normale Blutung dauert zwischen drei und sieben Tagen. Der erste Tag der Blutung wird als erster Zyklustag gerechnet. Stellen wir im Alter ab 45 Jahren fest, dass der Zyklus Unregelmäßigkeiten aufweist oder die Dauer der Blutung kürzer oder länger wird, stellt sich berechtigterweise die Frage, ob nicht bereits Hormonschwankungen eingesetzt haben.

## Das Zusammenspiel der Hormone im weiblichen Zyklus

Von Geburt an sind sämtliche Eizellen in den Eierstöcken *(Ovarien)* angelegt. Jede dieser Eizellen ist von einem Eibläschen, dem *Follikel,* umgeben. Jahrzehntelang wird ihr Aktivitätspotential im Ovar bewahrt. Ein sehr fein abgestimmtes Regelwerk von Hormonen, die ineinander greifen, bestimmt unseren Zyklus. Mit dem Eintritt in die Pubertät regt der *Hypothalamus* – ein Teil des Zwischenhirns – von nun an monatlich über einen Hormonimpuls *(GnRH)* die *Hypophyse* an. Diese schüttet daraufhin das *follikelstimulierende Hormon (FSH)* aus. Damit beginnt für das Mädchen eine neue Lebensphase: Es ist nun fruchtbar und kann Kinder bekommen.

Unter dem Einfluss des follikelstimulierenden Hormons FSH beginnt die Eizelle im Ovar und auch die Umhüllung des Eis, der Follikel, zu reifen und zu wachsen. Während des Wachstums setzt der Follikel *Östrogene* frei. Diese fördern den Aufbau der Gebärmutterschleimhaut. Daher wird diese Phase des weiblichen Zyklus *Aufbauphase* genannt.
Wenn das vom Follikel gebildete Östrogen zu einer bestimmten Konzentration im Blut angestiegen ist, löst das *luteinisierende Hormon (LH)* aus der Hypophyse den Eisprung aus. Dies geschieht in der Mitte des Zyklus, ungefähr am 14. Zyklustag. Dabei reißt die Follikelwand auf, und die reife Eizelle wird ausgeschwemmt. Die Eileiter fangen das Ei mit ihren Flimmerhärchen auf und transportieren es zur Gebärmutter. In dieser Zeit ist das Ei zwölf Stunden lang befruchtungsfähig. Es kommt außerdem zu einer vermehrten Ausscheidung von klarem und spinnbarem Schleim aus dem Gebärmutterhals, ein für uns Frauen sichtbares Zeichen der fruchtbaren Tage.

Der Follikel bleibt im Eierstock zurück und wandelt sich nach dem Eisprung unter dem Einfluss des LH-Hormons in einen so genannten *Gelbkörper* um *(Gelbkörperphase)*. Er produziert nun neben Östrogen das zweite wichtige weibliche Geschlechtshormon: *Progesteron*. Das Progesteron wandelt die Gebärmutterschleimhaut so um, dass sie für die Aufnahme eines befruchteten Eis bereitsteht. Sie wächst nur noch langsam und lagert vermehrt Glykogen ein, um im Falle einer Befruchtung den embryonalen Keim zu nähren.

Bleibt das Ei aber unbefruchtet, stirbt der Gelbkörper nach zehn bis elf Tagen ab, und die Progesteronbildung wird eingestellt – bis zum nächsten Eisprung und der Bildung eines neuen Gelbkörpers. Die Absenkung des Progesteronspiegels im Blut löst schließlich die Menstruationsblutung aus.

Die *Blutungsphase,* der Beginn eines neuen Zyklus, ist erreicht.

Die Senkung des Progesteronspiegels im Blut löst schließlich die Menstruationsblutung aus.

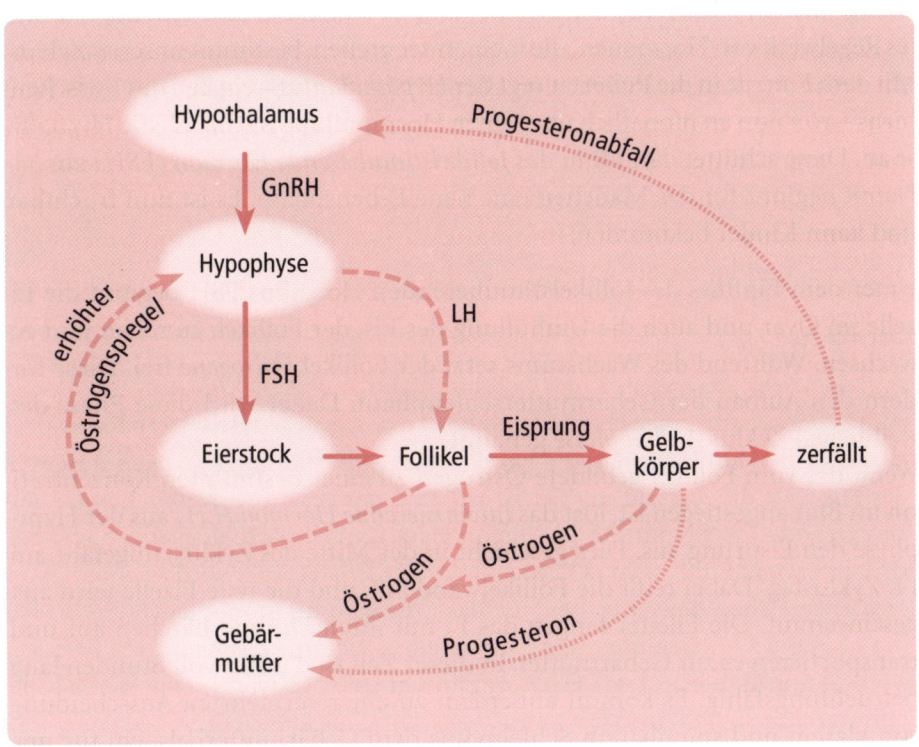

Die hormonelle Regulation des weiblichen Zyklus

Für ein Mädchen beginnt mit dem ersten Menstruationszyklus – auch *Menarche* genannt – die Lebensphase der fruchtbaren Jahre. Der Ablauf spielt sich in den kommenden Jahren, die wir als Pubertät bezeichnen, zu einem regelmäßigen Zyklus ein. Bis dahin kann es sein, dass die ebenfalls erstmals neu gebildeten männlichen Hormone – vor allem das *Testosteron* – Übergewicht über die Östrogene erlangen, was nicht wenige Jugendliche mit Pickeln, Stimmungsschwankungen und Wachstumskrisen konfrontiert. Erst im Alter zwischen 18 und 21 Jahren sind wir als Frauen ausgereift. Dem beschriebenen Kreislauf der Hormone unterliegen wir vom Beginn der ersten Blutung bis zum Zeitpunkt der Menopause, dem Ende der monatlichen Blutungen. Das sind durchschnittlich 40 Jahre – bei Frauen mit vielen Schwangerschaften und langen Stillzeiten natürlich entsprechend weniger.

## Die Kraft der Hormone

Wenn wir der modernen Medizin Glauben schenken, liegt in einem gleich bleibend hohen Östrogenspiegel – auch nach der Menopause – der Schlüssel für Erfüllung, Lebensqualität und körperliches Wohlbefinden. In vielen Frauenzeitschriften und gynäkologischen Praxen wird die problemlose Einnahme von Hormonen und der Pille proklamiert. Eine Hormonersatztherapie in den Wechseljahren scheint unausweichlich zu sein.
Es ist tatsächlich so, dass die Hormone Östrogen und Progesteron bedeutende Aufgaben und Funktionen im Körper der Frau übernehmen.

### Östrogene

sind die wichtigsten weiblichen Geschlechtshormone. Sie tragen entscheidend zum Lebensgefühl einer Frau bei und liefern den größten Beitrag zu ihrer speziell weiblichen körperlichen und psychischen Entwicklung: Östrogen steuert in der Pubertät die Ausbildung der Brüste und der gesamten weiblichen Gestalt. Das gesamte Erscheinungsbild – Figur, Haut und Körperbehaarung – wandelt sich unter dem Einfluss von Östrogen; der Mädchenkörper wird zu einem Frauenkörper. Neben den Aufgaben, die das Östrogen im monatlichen Zyklus hat, festigt es die Knochen über den Einbau von Calcium, verfeinert den Fettstoffwechsel und stabilisiert das Herz. Außerdem spielt Östrogen eine große Rolle in unserer Sexualität und für unser seelisches Gleichgewicht.

Es gibt drei verschiedene Formen von Östrogen: Östradiol, Östron und Östriol sind die drei unterschiedlichen, eigenständigen Hormonverbindungen im weiblichen Körper, die jeweils unterschiedliche Aufgaben übernehmen.

*Östradiol* ist in seiner biologischen Wirkung am stärksten. Es erhält und reguliert alle Funktionen unserer Fortpflanzungsorgane. Dieses Hormon hat – für sich allein gesehen – eine Tendenz, krebsauslösend zu wirken.[1] Gefährdet ist dabei besonders die Gebärmutter. Allerdings hat der Organismus mit dem Progesteron ein körpereigenes natürliches Gegenmittel zur Verfügung.

> Im weiblichen Körper kommen drei eigenständige Östrogenformen vor: Östradiol, Östron und Östriol.

*Östron* ist ebenfalls sehr intensiv und wirkt wie Östradiol auf die Gebärmutter und die Brust. Es wird während der fruchtbaren Jahre nur in geringerem Umfang gebildet, ist dafür aber nach der Menopause diejenige Östrogenform, die vom Körper vorrangig produziert wird.

*Östriol* erreicht während und nach der Schwangerschaft seine Höchstwerte. Es stimuliert unsere mütterlichen Gefühle und die Fürsorge für ein Kind. Es hat außerdem die Funktion, den Aufbau von Vaginal- und Blasenschleimhaut aufrechtzuerhalten und ist vergleichsweise am schwächsten wirksam. Östriol hat keinen negativen Einfluss auf die Gebärmutter oder die Brust, sondern senkt sogar das Brustkrebsrisiko.

## Progesteron

ist das zweite wichtige weibliche Geschlechtshormon. Es wird, wie Sie bereits wissen, in der zweiten Hälfte des Zyklus vom Gelbkörper ausgeschüttet und daher auch *Gelbkörperhormon* genannt. Es ist der Gegenspieler der Östrogene und in der Lage, deren kanzerogene Wirkung auf Brust und Gebärmutter aufzuheben. Erst durch dieses Hormon können wir schwanger werden. Viele der Frauen, die wegen eines unerfüllten Kinderwunsches in meine Praxis kommen, leiden – klinisch betrachtet – unter einer so genannten Gelbkörperhormonschwäche. Progesteron bereitet die Gebärmutterschleimhaut auf ein befruchtetes Ei vor. Es macht damit die Einnistung und Ernährung des neuen Wesens erst möglich. Während einer Schwangerschaft werden durch das Progesteron die Brustdrüsen auf die Milchproduktion eingestellt. Nach dem vierten Schwangerschaftsmonat wird das Progesteron vom Mutterkuchen weiterproduziert und sichert damit den Fortgang der Schwangerschaft.

### FSH und LH

Über die Hormone FSH und LH haben wir eben schon gesprochen. *FSH* stimuliert das Wachstum des Follikels und regt ihn damit zur Östrogenbildung an. *LH* löst den Eisprung aus und wandelt den zurückbleibenden Follikel über den Gelbkörper in einen Progesteronproduzenten um.

### Testosteron

Dem wichtigsten männlichen Hormon, dem *Testosteron*, kann im Verlauf der Wechseljahre eine erhöhte Bedeutung zukommen, da es bei manchen Frauen sinkt, bei anderen wiederum steigt. Testosteron gehört in die Gruppe der *Androgene*. Bei Frauen wird es in geringen Mengen in den Eierstöcken und in der Nebennierenrinde produziert. Neben den Östrogenen und dem Progesteron ist es wichtig für die Libido. Wird es in zu hohem Maß gebildet, bekommen Frauen männliche Züge – wie Bartwuchs oder vermehrte Haare am Körper.
Eine zu geringe Bildung dieses Hormons hängt häufig mit chronischem Stress zusammen. Die Nebennierenrinde wird zum Stressausgleich zu einer verstärkten Bildung von Cortison gezwungen, das ebenso wie Testosteron und Progesteron aus dem *DHEA* gewonnen wird. Die Nebennierenrinde erschöpft sich darin, als Folge lässt die Testosteronbildung nach – und damit auch unsere sexuelle Lust!

## DIE JAHRE DES HORMONELLEN WANDELS

Und wenn wir in die Wechseljahre kommen? Was spielt sich dann physiologisch in unseren Körper ab? Es gibt einige Irrmeinungen, die sich in den Köpfen von vielen Frauen festgesetzt haben.

> Die Wechseljahre beginnen im Normalfall Jahre vor der Menopause.

- Zum einen ist die Annahme falsch, dass die Wechseljahre erst mit dem Ausbleiben der Blutungen beginnen. Wie schon beschrieben, handelt es sich im Normalfall um einen ganz langsam einsetzenden Prozess. Er beginnt nicht Monate, sondern Jahre vor der Menopause, also der letzten Blutung.
- Ein weiteres landläufiges Verständnis setzt voraus, dass Frauen in den Wechseljahren – von Beginn der Prämenopause an – unter einem Abbau der Östrogene leiden. Das ist ebenfalls so nicht ganz richtig! Denn der Östrogenspiegel

beginnt tatsächlich erst ein Jahr vor der Menopause, das heißt vor dem endgültigen Ausbleiben der Periode, abzusinken. Bis zu diesem Zeitpunkt haben wir uns auf Grund bestimmter Anzeichen gewiss schon mehr als einmal gefragt, ob wir nicht schon in den Wechseljahren sind. An einem erniedrigten Östrogenspiegel kann dies aber nicht liegen. Gleich werden Sie verstehen, warum.

## Hormonschwankungen

Schon ab einem Alter von ungefähr Mitte 30 fällt in den Menstruationszyklen gelegentlich der Eisprung aus. Wenn Sie zwischen 40 und 45 Jahre alt sind, durchlaufen immer weniger Follikel den gesamten Reifungsprozess. Die Umbildung zum Gelbkörper bleibt aus und damit auch das gewohnte Ausmaß der Progesteronbildung. Da zu Beginn der Prämenopause der Östrogenspiegel kaum absinkt, entsteht sogar ein *relativer* Östrogenüberschuss! Östrogen und Progesteron, die im Wechselspiel der Hormone Partner sind und sich gegenseitig ausbalancieren, sind ins Ungleichgewicht geraten. Dies äußert sich häufig durch vermehrte Wassereinlagerungen, Regelanomalien und psychische Verstimmungen. Die Hypophyse versucht zudem über erhöhte Ausschüttungen von FSH, den Eierstock zu verstärkter Produktion reifer Eizellen anzuregen, so als wolle der Körper versuchen, noch alle Eier vor der Menopause in den Zyklus hineinzubringen.[2] Daher wird zeitweise – auch *absolut* gesehen – zu viel Östrogen gebildet. Das Hormonkarussell beginnt sich zu drehen – das Vegetativum spielt verrückt!

> Zu Beginn der Prämenopause liegt bei den meisten Frauen ein relativer Östrogenüberschuss vor.

Diese Hormonschwankungen markieren den Anfang der Wechseljahre. Der Beginn der Prämenopause zeigt sich zunächst äußerst subtil. Es treten eventuell Stimmungsschwankungen, Konzentrationsmangel oder Motivationslosigkeit auf, für die es keine Begründung zu geben scheint. Die Hormonschwankungen können zu verkürzten oder verlängerten Zyklen führen. Bei jeder Frau verlaufen die Wechseljahre sehr individuell – so wie auch die Pubertät in sehr unterschiedlicher Weise erlebt wurde. Oder wie die Blutungen, die bei manchen Frauen beschwerdefrei ablaufen und bei anderen mit prämenstruellen Symptomen oder Schmerzen einhergehen.

Nicht selten treten in dieser Anfangszeit verstärkt Spannungen in den Brüsten auf. Vielleicht sind wir auch vor der Periode reizbarer und angespannter als sonst. Die Haut lagert mehr Wasser ein. Oder es kommt auf einmal zu Kopfschmerzen vor und während der Periode. Auch die sexuellen Bedürfnisse unterliegen zuweilen unerklärlichen Schwankungen.

Wenn die monatlichen Blutungen auf einmal unregelmäßig werden oder für einige Zeit aussetzen, wenn sie deutlich geringer oder stärker ausfallen, wenn es zu Dauerblutungen oder sehr schweren Blutungen kommt – dann können wir im entsprechenden Alter davon ausgehen, dass wir uns der Menopause nähern. Dies und plötzlich auftretende Hitzegefühle oder Wallungen – Hinweise auf tatsächlich sinkende Östrogenwerte – sind wohl die deutlichsten Zeichen des bevorstehenden Wechsels.

Der gesamte Prozess vom Beginn der Prämenopause bis zur letzten Blutung gestaltet sich fließend. Mit dem Absinken der Progesteronwerte geht nach einiger Zeit auch ein allmähliches Absinken der Östrogenwerte einher. Die Eierstöcke reagieren nicht mehr entsprechend auf die FSH-Reize der Hypophyse – sie werden in dieser Hinsicht gewissermaßen müde. Parallel findet in den Eierstöcken ein intensiver Gewebeumbau statt, der gewährleistet, dass weiterhin Hormone gebildet werden können.

> Bei Frauen, die unter Wechseljahressymptomen leiden, sind die Beschwerden in der Phase um die letzte Blutung herum am stärksten.

Bei Frauen, die unter Wechseljahressymptomen leiden, sind die Beschwerden in der Phase um die letzte Blutung herum am stärksten. Das Östrogen hat dann nach allmählichem Absinken einen Tiefpunkt erreicht! Statt der 80 bis 350 pg/ml, die unser Körper im gebärfähigen Alter täglich bildet, sind es jetzt nur noch 6 bis 50 pg/ml, mit denen wir von nun an leben.

## Sinkende Hormonspiegel und typische Symptome

- Mit der *nachlassenden Bildung von Progesteron* und dem parallel entstehenden *relativen Östrogenüberschuss* treten häufig schmerzende Brüste und andere prämenstruelle Beschwerden, Stimmungsschwankungen, Depressionen, Erschöpfungszustände, Kopfschmerzen und Heißhunger auf.[3] Die Blutungen können unregelmäßig, auffallend stark oder schwach werden.

Da Progesteron die Wasserausscheidung fördert, kann es auf Grund seiner Abnahme zu vermehrten Wassereinlagerungen kommen. Prämenstruelle Migräne, Ängstlichkeit, Nervosität und auch Gewichtszunahmen sind auf den auftretenden Progesteronmangel zurückzuführen.

- Erst der *später folgende tatsächliche Östrogenabfall* kann die befürchteten Hitzewallungen auslösen. Haut und Schleimhäute werden trockener, Schlaf und Konzentration schlechter; depressive, zuweilen auch weinerliche Gemütslagen wechseln sich mit Reizbarkeit ab.
- Wie schon erwähnt, steigt der Testosteronspiegel bei manchen Frauen leicht an, bei einigen wenigen kann er dagegen etwas absinken. *Testosteronmangel* äußert sich in verminderter sexueller Lust, Antriebsschwäche und einer Ausdünnung der Schambehaarung. Ein *Testosteronüberschuss* führt zu verstärktem Wachstum der Haare im Gesicht und einer tieferen Stimme; er verstärkt die sexuelle Erregbarkeit.

Zum Zeitpunkt der letzten Blutung ist es den Eierstöcken – bedingt durch den eben erwähnten Gewebeumbau – nicht mehr in dem Ausmaß möglich, die während der fruchtbaren Jahre übliche Form des Östrogens, das Östradiol, zu bilden. Das bedeutet, dass wir nach der Menopause nicht nur sehr viel weniger, sondern schwerpunktmäßig auch ein anderes Östrogen bilden als zuvor: das Östron.

Die Gesamtheit der Hormonumstellungen ist die Ursache für eine Phase der Irritation, die manche Frauen sehr intensiv und andere als relativ problemlos erleben. Nach der letzten Blutung geht es für unseren Körper darum, ein neues hormonelles Gleichgewicht zu finden. Erst dann ist die Umstellung abgeschlossen. Wenn dieses Gleichgewicht erreicht ist, verschwinden auch die Zeichen der Wechseljahre. Ein Leben unter anderen hormonellen Vorzeichen beginnt.

## Mögliche Beschwerden in den Wechseljahren

Nicht alle Frauen haben Wechseljahresbeschwerden! Die meisten Frauen in unserem Kulturkreis jedoch klagen über Hitzewallungen. Allerdings sind bei vielen die Beschwerden so gering, dass sie relativ problemlos damit leben können. Vielleicht sind Sie dabei?

Bevor wir auf die verschiedenen möglichen Störungen eingehen, ist es wichtig festzuhalten, dass es biologisch gesehen nicht notwendigerweise zu Wechseljahresbeschwerden kommen muss. Interessant ist vielmehr, woran es liegt, dass trotz dieser Tatsache viele Frauen offensichtlich Schwierigkeiten in dieser Zeit haben. Über die Hintergründe erfahren Sie mehr im zweiten Teil des Buches.

> Es muss biologisch gesehen nicht notwendigerweise zu Wechseljahresbeschwerden kommen.

Bitte warten Sie nicht ängstlich auf mögliche körperliche Beschwerden! Nur etwa ein Drittel der Frauen leidet unter starken Wechseljahresbeschwerden, bei einem guten Drittel treten nur einige der möglichen Symptome auf, und der Rest ist gänzlich ohne Beschwerden.

Für diese offensichtlichen Unterschiede gibt es neben der individuellen gesundheitlichen Ausgangslage mehrere weitere Gründe:

- Zum einen spielen natürlich *erbliche Faktoren* für den Verlauf Ihrer persönlichen Wechseljahre eine große Rolle. Sprechen Sie mit Ihrer Mutter darüber, wie sie die Wechseljahre erlebt hat. Hatte sie wenig oder keine Probleme, sind Sie mit einer gewissen Wahrscheinlichkeit von Ihrer erblichen Anlage her gut positioniert. Berichtet Ihre Mutter jedoch von schwierigen Wechseljahren, könnte Ähnliches natürlich auch auf Sie zukommen. Machen Sie sich aber klar, dass Sie die Erfahrungen Ihrer Mutter nicht zwangsläufig wiederholen müssen. Im Laufe dieses Buches werden Sie wesentliche Einflüsse kennen lernen, die über die Konstitution hinaus bedeutsam für die Lebensqualität in den Wechseljahren sind.
- *Ihre persönliche Einstellung* zu dem bevorstehenden Wandel trägt maßgeblich dazu bei, wie die Wechseljahre für Sie sein werden. Akzeptieren Sie den Wechsel, werden Sie für sich stimmige Mittel und Wege finden, mit vorübergehenden Schwierigkeiten umzugehen und sie für Ihr Wachstum, Ihre persönliche Reifung und Erfüllung zu nutzen.
- *Soziale und kulturelle Faktoren* sowie *das persönliche Umfeld* sind in ihren Auswirkungen ebenfalls nicht zu unterschätzen. So leiden zum Beispiel japanische und chinesische Frauen nicht oder deutlich weniger an Hitzewallungen, die in unserem Kulturkreis wohl die bekannteste Begleiterscheinung der Wechseljahre sind. Wenn diese Frauen jedoch in Europa oder Amerika leben und sich den hiesigen bzw. dortigen Lebens- und Ernährungsgewohnheiten anpassen, reagieren sie ebenso wie westliche Frauen auf den Wechsel.

Bei den Wechseljahressymptomen handelt es sich wie gesagt um Anpassungs-
schwierigkeiten an die sich verändernde Hormonlage. Die Beschwerden, die
in dieser Zeit auftreten, sind eher *vorübergehend*. Es lässt sich generell schwer
etwas über ihre *Dauer* sagen. Neben der Stärke der Symptome sind hierbei viele weitere Faktoren ausschlaggebend, die das Leben auch sonst mitbestimmen.
Unter äußeren und inneren Belastungen werden Sie längere Zeit brauchen, um
zu einem neuen Gleichgewicht zu kommen, als ohne diese. Wechseljahresbeschwerden können ein bis zehn Jahre lang andauern. Im Durchschnitt halten
sie, unabhängig von ihrer Intensität, ungefähr fünf Jahre an. Einige Symptome wie Osteoporose, Harninkontinenz oder Scheidentrockenheit werden als
»postmenopausale Beschwerden« oder als Folgeerkrankungen des Wechsels
angesehen.

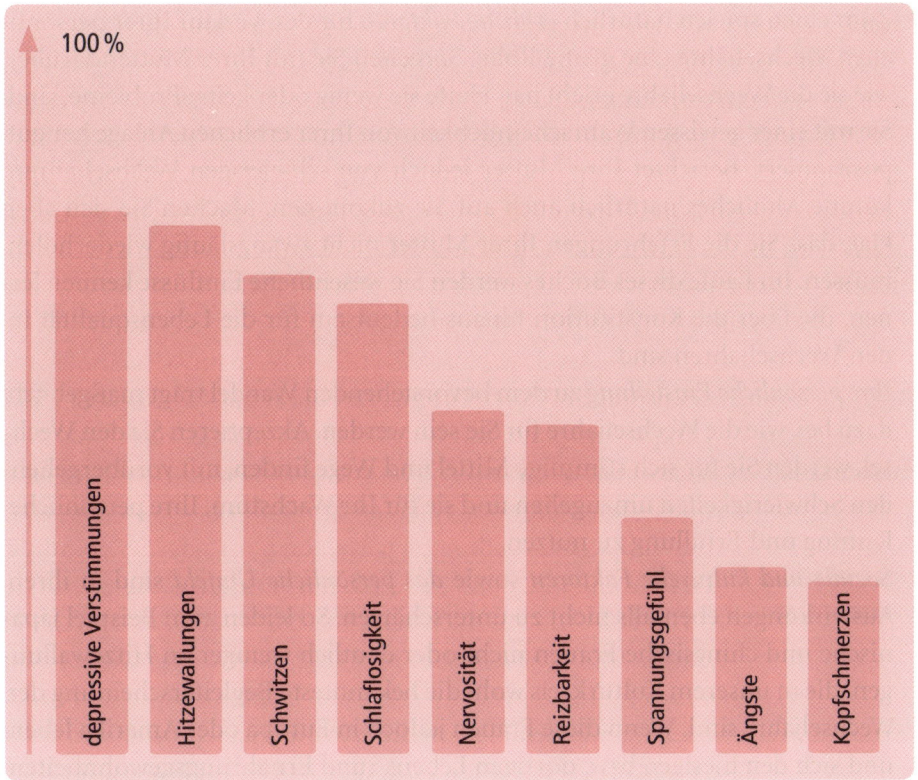

Typische Wechseljahresbeschwerden

Es ist möglicherweise interessant und wichtig für Sie, über die möglichen Varianten Bescheid zu wissen, um Ihre eigenen Beschwerden einordnen zu können. Dabei sind Sie den Veränderungen nicht hilflos ausgeliefert. Sie haben für den Ablauf Ihrer Wechseljahre sehr viel selbst in der Hand. Im dritten Teil des Buches finden Sie zu jedem der hier beschriebenen Symptome ausführliche Anregungen, wie Sie diese lindern oder auch völlig beseitigen können. Im Folgenden geht es zunächst darum, auf der Ebene, auf der unsere heutige westliche Welt die Wechseljahre begreift, einen groben Überblick über die Verlaufsmöglichkeiten der typischen Beschwerden zu bekommen.

### Hitzewallungen, nächtliche Schweißausbrüche und Schlafstörungen

Untrügliches Zeichen der hormonellen Umstellung sind sicherlich die Hitzewallungen. Sie treten bei etwa 65 bis 80% (je nach Quelle) der Frauen in unserem Kulturkreis auf. Die Intensität kann dabei sehr unterschiedlich sein: Von Hitzewallungen, die nur alle paar Tage auftreten, bis hin zu 10- bis 15-mal täglich gibt es viele Variationen!

Dabei handelt es sich um ein unangenehmes, vorübergehendes Hitzegefühl in den oberen Körperpartien, das von Schweißausbrüchen, Herzklopfen oder Übelkeit begleitet sein kann. Hitzewallungen können tagsüber und nachts auftreten. Meist wird ihr Kommen im Vorfeld gespürt. Sie beginnen typischerweise im Bauch und breiten sich wie eine Fontäne nach oben bis in den Kopf aus. Manche Frauen haben diese Hitzegefühle eher nachts und sind anschließend so nass geschwitzt, dass sie das Nachthemd wechseln müssen. Andere wachen zwar durch starke Hitzegefühle auf, schwitzen aber nicht. Hitzewallungen schränken die Lebensqualität manchmal drastisch ein und können zu Stimmungsschwankungen, Depressionen und schlaflosen Nächten führen. In der Prämenopause treten die Hitzewallungen gerne kurz vor oder während der Periode auf, weil dann die Östrogenwerte am niedrigsten und die FSH-Werte am höchsten sind. Die intensivsten Hitzewallungen und Schweißausbrüche sind kurz vor der Menopause und in den ersten zwei Jahren danach zu erwarten. Dann hören sie normalerweise auf. In ganz seltenen Fällen bleiben die Hitzewallungen bis ins hohe Alter bestehen. Besonders für diese Frauen sind Alternativen zur konventionellen Therapie sinnvoll, wollen sie nicht lebenslang Hormone nehmen.

> Hitzewallungen schränken die Lebensqualität manchmal drastisch ein und können zu Stimmungsschwankungen, Depressionen und schlaflosen Nächten führen.

Zusätzlich zu der Grundbereitschaft unseres Körpers, die Hormonumstellung durch Hitzewallungen »auszudrücken«, gibt es auch noch typische äußere Auslöser: Gefühle wie Angst und Anspannung, warme Räume, Kaffee und Alkohol sind Reize, die oft den Zeitpunkt oder die Häufigkeit von Hitzewallungen beeinflussen.
Schulmedizinisch betrachtet, wird die vom Gehirn gesteuerte Wärmeregulation durch die Schwankungen der Hormone gestört, Fehlmeldungen werden ausgelöst.

Wie bereits erwähnt, haben die unangenehmen Hitzeempfindungen häufig einen unerwünschten Einfluss auf unseren Schlaf. Manche Frauen schlafen in den Übergangsjahren jedoch auch dann schlecht, wenn sie nicht durch Hitze gestört werden. Sie beschreiben den Schlaf als weniger erholsam und tief, oft ist er auch durch nächtliche Wachphasen unterbrochen. Die westliche Medizin führt diese Schlafstörungen auf emotionale Belastungen und vegetative Dissonanzen zurück.

## Konzentrationsschwierigkeiten und Gedächtnisstörungen

Viele von uns kennen das Gefühl, sich nicht mehr so wie früher auf ihre Denkfähigkeiten verlassen zu können. Neueste Untersuchungen haben keinen direkten Zusammenhang zwischen Hormonschwankungen und der mentalen Gehirnleistung feststellen können. Trotzdem fallen diese »gehirnleeren« Zustände nicht selten in den Wechseljahren auf!
Da Östrogene generell aber einen so genannten psychotropen Effekt haben, wirken sich deren Schwankungen auf unsere Stimmungslage aus. Bei Konzentrationsmangel und schlechtem Gedächtnis handelt es sich damit eher um Folgeerscheinungen von unangenehmen Gefühlslagen auf Grund der Hormonumstellung und des körperlichen Unwohlseins. So kommt es vielleicht vor, dass Sie Kleinigkeiten vergessen, Dinge verlegen oder in den Keller gehen, um dann nicht mehr zu wissen, warum Sie dorthin gegangen sind. Auch längere Konzentrationsphasen verlangen eine bewusstere Anstrengung als früher. Bitte brechen Sie nicht in Panik aus – diese Phänomene haben im Regelfall nichts mit beginnender Altersvergesslichkeit oder Alzheimer zu tun! Es handelt sich nur um vorübergehende Stresssymptome Ihres Gehirns, weil Sie eine intensive Wandlung durchmachen. Ungeachtet dessen sind die Alzheimer-Krankheit und andere Demenzerkrankungen zu Recht gefürchtete Alterserscheinungen.

Ihre Ursachen sind zwar noch ungeklärt, jedoch werden sie von der Wissenschaft immer wieder mit der veränderten Hormonsituation bei der Frau in Verbindung gebracht (siehe auch »Hormonersatztherapie: Wissenschaftliche Untersuchungen«). Das hängt nicht zuletzt damit zusammen, dass mehr Frauen als Männer an diesen Krankheiten leiden.

### Zyklusstörungen

Bei vielen Frauen verringert sich die *Blutungsdauer* um ein bis zwei Tage – und damit auch die *Blutmenge* – sogar schon in ihren Dreißigern, also bereits viele Jahre *vor* dem Beginn der Wechseljahre. Das hat jedoch noch nichts mit den Wechseljahren zu tun!

Für den Beginn der Wechseljahre – also die Phase der Prämenopause – sind *unregelmäßig verkürzt auftretende Zyklen* (z. B. von 24 statt 28 Tagen) charakteristisch. Da immer weniger Follikel zur Reifung gelangen, sinkt die Progesteronmenge ab. Durch ausbleibende Eisprünge verkürzt sich die zweite Zyklushälfte. *Verlängerten Zyklen,* die ebenfalls häufig auftreten, liegt eine verzögerte Eireifung zu Grunde. Die Eierstöcke sind erschöpft. *Unregelmäßige Blutungen* im Abstand von 21 bis 35 Tagen sind daher ab 45 Jahren keine Seltenheit.

Auch ein *Ausbleiben der Blutung* für ein oder zwei Monate ist in dieser prämenopausalen Zeit nicht ungewöhnlich. Hohe Östrogenausschüttungen dagegen regen die Gebärmutter zu vermehrter Schleimhautbildung an – die Ursache für *starke Blutungen.* Da ein so genannter persistierender Follikel, der durch einen unterbliebenen Eisprung entstehen kann, weiter Östrogene produziert, kommt es durch den verstärkten Schleimhautaufbau auch zu *Zwischenblutungen.* *Dauerblutungen* ohne erkennbaren Anfang oder Schluss und eine starke Erschöpfung können die Folge sein. Starke oder anhaltende Blutungen sind ein Grund für eine sofortige gynäkologische Untersuchung. Können diese durch hohe Gaben von Gestagen (also synthetischem Progesteron) nicht gestoppt werden, wird üblicherweise eine Ausschabung (Abrasio) der Gebärmutter vorgenommen und anschließend eine Hormontherapie verordnet. In diesen Fällen gibt es jedoch auch alternative Therapiemöglichkeiten.

Die zeitweise erhöhten Östrogenwerte lösen bei manchen Frauen *Myombildungen* aus. Selbst wenn Myome nicht unbedingt operationsbedürftig sind, können sie doch recht groß werden. Fast immer schrumpfen sie nach der Menopause. Viele Frauen, die wissen, dass sie ein Myom haben, warten aus diesem Grund die Menopause ab. Myome können jedoch extrem starke Blutungen, ja richtiggehende Sturzblutungen verursachen, die zu einer *Anämie* führen können. In diesem Fall wäre eine operative Entfernung sinnvoll.

Bitte beachten Sie, dass Sie vor der Menopause immer noch *grundsätzlich fruchtbar* sind – trotz der vermehrt auftretenden anovulatorischen Zyklen (d.h. ohne Eisprung). Manche Frau wird in dieser Zeit ungewollt schwanger, weil sie fälschlicherweise annimmt, sie sei bereits unfruchtbar.

### Reizbarkeit und Depressionen

So wie manche Frauen vor der Periode gereizt, depressiv oder traurig werden, können solche Stimmungen auch in den Wechseljahren auftreten. Leider empfinden gerade die Frauen, die während ihrer fruchtbaren Jahre prämenstruelle Störungen hatten, die Stimmungsschwankungen während der Wechseljahre häufig intensiver. Anflüge von Depression, Schwere und Lustlosigkeit oder ein verringerter Antrieb bestimmen dann Phasen ihres Lebens.

Auch wenn die Hormonschwankungen so manche von uns gelegentlich in tiefe seelische Abgründe reißen kann, die nicht weiter ergründbar sind, so können damit auch bisher unbeachtete Probleme aufgedeckt werden. Wichtige, unser weiteres Leben bestimmende Themen können angesprochen sein, die bisherige Lebensentscheidungen in Frage stellen. Die häufig typische Grundbereitschaft von uns Frauen, viele Umstände zu dulden, auszuhalten oder zu unterstützen, die für uns schwierig oder anstrengend sind, kann sich in dieser Zeit grundlegend verändern. Konnten wir uns zuvor von prämenstruellen Störgefühlen schnell wieder distanzieren, ist dies in den Wechseljahren auf Grund der anhaltenden irritierenden hormonellen Situation nicht mehr so leicht. Alte, noch ungelöste Themen werden uns wieder aufs Neue präsentiert!

Es ist allerdings möglich, dass Sie – durch innere Wandlungsprozesse bedingt – nach der Menopause eine gewisse Labilität ablegen, mehr zu sich selbst und Ihren Bedürfnissen stehen und sich in einer ungekannten neuen Stabilität wiederfinden.

Waren Sie dagegen in Ihrem bisherigen Leben von psychischer Stabilität geprägt, wird sich diese Grundlage auch während der Wechseljahre nicht unbedingt ändern.

**Bruststörungen**

Ich kann mich noch sehr genau an meinen ersten deutlichen Östrogenüberschuss erinnern: Meine Brüste waren dermaßen gespannt, dass ich zunächst absolut sicher war, schwanger zu sein. Für die Erkenntnis, dass ich mich bereits in der Prämenopause befand, brauchte ich trotz des beruflichen Know-hows eine Weile ...

Als typische Erscheinungsform des prämenstruellen Syndroms kennen viele Frauen diesen Spannungszustand an der Brust. Die Spannungsgefühle können leicht sein oder auch so intensiv, dass die Brüste vor der Periode sogar berührungsempfindlich sind. Diese Zeichen können sich während der Prämenopause verstärken: Sie treten früher im Zyklus auf und halten länger an. Manche Frauen leiden sogar schon direkt nach der Periode unter den Brustspannungen. Dies hängt mit dem relativen Östrogenüberschuss in der Prämenopause zusammen. Die Brüste schwellen an und lagern mehr Wasser ein. Die Schmerzhaftigkeit der Brüste nimmt vor der Periode zu. Es kommt nicht selten zu Zystenbildungen, bereits bestehende Mastopathien verschlechtern sich.

Vor allem, wenn sich die Zyklen verkürzen und es zu keinem zyklischen An- und Abschwellen der Brüste kommt, ist es wichtig, etwas zu unternehmen, um die Gesundheit der Brüste zu unterstützen. Ich werde später auf die zahlreichen Möglichkeiten eingehen, die Sie haben, um die Brüste während der hormonellen Umstellung vor Überreizung zu schützen, falls Sie in diesem Bereich Probleme haben.

Eine gute Nachricht gibt es auch dabei: Nach der Menopause hören diese Beschwerden an der Brust allmählich auf.

**Libidoverlust**

Viele Studien belegen, dass das sexuelle Interesse sowohl bei Männern als auch bei Frauen zwischen Mitte 40 und Mitte 50 nachlässt.[4] Vordergründig scheint es sich also weder um ein menopausales noch um ein spezifisches Frauenthema zu handeln, wenn unsere Lust nachlässt – selbst wenn der Rückgang von Östrogen und Progesteron durchaus einen Einfluss auf unseren Lustpegel haben kann. Diese Studienergebnisse werden jedoch von der Tatsache mitbestimmt, dass es in dieser Altersgruppe viele allein stehende Frauen und Männer gibt. Neueste Untersuchungen in sechs europäischen Staaten haben ergeben, dass 80 % der Frauen im Alter über 50 eine erfüllte Sexualität nach der Menopause für wichtig halten.[5] 70 % von ihnen gaben an, sexuell aktiv zu sein. Nur 2 % hielten sich für behandlungsbedürftig. Anderen Studien zufolge lässt die Sexualität bei Frauen erst zwischen 55 und 65 Jahren, also in der Postmenopause, gegenüber jüngeren Frauen nach.[6]

Sollten Sie einen Mangel an Lust verspüren, kann eine Hormonuntersuchung auf Testosteron sinnvoll sein. Testosteron ist neben Östrogen und Progesteron ein Hormon, das unsere sexuelle Aktivität stark beeinflusst. Noch ungeklärt ist, warum bei manchen Frauen der Testosteronspiegel in der Zeit um die Menopause herum sinkt. Bei anderen wiederum steigt er.

Weitaus häufiger werden allerdings Unlust und Schwierigkeiten beim Sex mit der Trockenheit der Scheidenwände in Verbindung gebracht. Die Frauen klagen dann über Schmerzen beim Geschlechtsverkehr. Ob sich in diesem Symptom teilweise auch ein unbefriedigendes Sexualleben – mit anderen Worten Unlust – verbirgt oder ob immer allein die hormonelle Situation für die Trockenheit der Schleimhäute verantwortlich ist, sei dahingestellt.

Viele Frauen erleben jedoch die Befreiung von der Fruchtbarkeit durch die Menopause wie eine gelöste Bremse – vorbei ist die Angst vor ungewollten Schwangerschaften! Endlich können sie sich der Lust an der körperlichen Liebe einfach hingeben. Das Plus an Lebenserfahrung macht die reife Frau offener und selbstbewusster im Umgang mit der eigenen Sexualität.

## Scheidentrockenheit

Die Schleimhaut der Vagina reagiert bei manchen Frauen sehr sensibel auf die verringerte Bildung von Östrogen. Sie wird trockener, und so können leichter Einrisse und Entzündungen an der empfindlichen Scheidenschleimhaut entstehen. Dies ist ein schleichender Prozess, der schon in den Jahren der Perimenopause einsetzen kann. Dass dies ein störendes Problem ist, liegt auf der Hand. Regelmäßiger Sex und/oder Masturbation fördern die Durchblutung des Genitalbereiches und damit die Befeuchtung der vaginalen Schleimhäute. Manchmal ist diese Störung vorübergehend und löst sich nach der Menopause durch das neue Gleichgewicht der Hormone auf. Häufig besteht sie jedoch über die Postmenopause hinaus fort.

Abgesehen davon, dass die Scheidentrockenheit sowohl schulmedizinisch als auch naturheilkundlich gut zu behandeln ist, ist auch die Verwendung von Gleitmitteln möglich.

## Harninkontinenz

Wie die unteren Regionen der Scheidenwand ist auch der untere Teil der Harn-
röhre (Urethra) mit einer Hautschicht ausgekleidet, die empfindlich auf Ös-
trogenschwankungen reagiert. Eine Erschlaffung der Muskulatur in diesem
Bereich kann die Folge sein. Manche Frauen können deshalb während der
Wechseljahre den Urin nicht mehr so gut halten und verlieren, wenn sie hus-
ten, niesen oder lachen, ein paar Tröpfchen Urin. Dieses Phänomen nennt man
*Stressinkontinenz*. Auch ein vermehrt auftretender Harndrang, die so genannte
*Dranginkontinenz* und häufigere *Harnwegsinfektionen* treten gelegentlich auf.
Die Probleme können sich ebenfalls nach der Gewöhnung des Körpers an die
neue Hormonsituation geben. Da sie jedoch auch zum postmenopausalen Be-
schwerdebild gehören, ist eine prophylaktische Anwendung von Übungen und
Therapie gleich zu Beginn sehr wichtig.

## Haut und Haare

Während unseres Lebens haben Sie vielleicht bereits Phasen durchgemacht, in
denen Sie unter Haarausfall gelitten haben. Vor allem in und nach der Schwangerschaft kommen solche Intervalle gehäuft vor. Dass dies mit Hormonschwankungen zusammenhängt, ist offensichtlich. Wird durch Haarausfall nach der
Menopause das Haar dünn und hat es weniger Glanz, ist dafür meist der Ös-
trogenabbau verantwortlich. Die Bildung von Geheimratsecken oder Haarausfall am Hinterkopf dagegen führt man häufig auf einen Androgenüberschuss
zurück.

Östrogene unterstützen die Zellen in der Fähigkeit, Körperflüssigkeiten zu bewahren. Die Haut wird in den Wechseljahren trockener und spröder, die Haare verlieren an Elastizität. Der Kollagengehalt, der die Dicke und die Elastizität
der Haut bestimmt, nimmt nicht nur mit dem Alter, sondern auch durch die
zunehmende Hormonverschiebung ab. Dadurch wird die Haut dünner, emp-
findlicher für Verletzungen, und Falten entstehen schneller. Auch die Regene-
rationsfähigkeit der Haut lässt nach.
In welcher Weise die Haut auf die Hormonumstellung reagiert, hängt natürlich
von ihrem bisherigen Zustand ab. Ist unsere Haut bereits durch massive Son-
neneinstrahlung, Rauchen und Kaffee vorgeschädigt und dadurch ihrer natürlichen Feuchtigkeit beraubt, wird sich der kommende Östrogenmangel intensi-

ver auswirken. Auch die genetische Veranlagung spielt eine Rolle. Leicht fettige Haut neigt nicht so sehr zur Faltenbildung wie eine trockene Haut.

Auch wenn unser Schönheitsideal in Richtung Schlankheit geht, ist ein dickeres Unterhautfettgewebe im Gesicht letztlich optisch günstiger für das Hauterscheinungsbild reiferer Frauen.

## Osteoporose

Das Phänomen der Knochenentkalkung im höheren Alter hat in den letzten Jahren sehr an Bedeutung gewonnen. Von dieser Erkrankung sind viermal mehr Frauen betroffen als Männer. Physiologisch gesehen, baut sich der Knochen im Laufe unseres Lebens kontinuierlich auf und ab. Ebenso wie auch bei anderem lebenden Gewebe wird ständig alte Substanz abgebaut und durch neue ersetzt. Nur so sind die Knochen den ständigen Belastungen, denen der Bewegungsapparat ausgesetzt ist, gewachsen. Verantwortlich sind hierfür Spezialzellen: Osteoblasten, die den Knochen aufbauen, und Osteoklasten, die ihn abbauen.

Bei einem gesunden Menschen von ungefähr 35 Jahren ist der Knochen am stabilsten und dichtesten – er erreicht die »Spitzenknochenmasse«. Dieser Wert wird heute als normales Knochenmaß für die Untersuchungen angesetzt.

Ab etwa 50 Jahren nimmt bei allen Menschen die Knochenmasse ab. Die Tätigkeit der Osteoklasten überwiegt. Welche Konsequenzen dieser Vorgang hat, hängt nicht nur von der vorangegangenen größten Dichte des Knochens ab, sondern auch von der Geschwindigkeit des Abbaus. Inwieweit wir von einer gesunden Knochensubstanz ausgehen können, wird durch unsere genetische Veranlagung, unsere Ernährung in der Jugend und das Ausmaß an körperlicher Bewegung im gesamten Leben bestimmt.

Der Stoffwechsel des Knochens unterliegt einem komplizierten Wechselspiel von Hormonen, Vitaminen und Mineralstoffen. Vor allem die Nebenschilddrüsenhormone haben einen direkten Einfluss auf den Calciumstoffwechsel. Entscheidend für uns Frauen ist jedoch die indirekt hemmende Wirkung des Östrogens auf die abbauende Funktion der Osteoklasten. Damit sind Frauen nach der Menopause stärker osteoporosegefährdet als Männer. Leiden wir an einem verstärkten Knochenschwund, nimmt dadurch das Risiko zu, Knochenbrüche zu erleiden. Das Gefährliche an dieser Entwicklung ist ihr schleichender Verlauf. Es gibt lange keine spürbaren Symptome, erst später kommt es zu starken Schmerzen.

Geringe Belastungen können dann bereits zu Brüchen führen. Auch die unmerklichen Einbrüche von Wirbelkörpern sind gefürchtet. Oft wird der Knochenschwund erst bei einem Knochenbruch diagnostiziert. Da diese Krankheit nur vorbeugend beeinflusst werden kann, ist eine Therapie zu diesem Zeitpunkt nur noch sehr begrenzt möglich.

Damit fällt die Osteoporose wie auch die Harninkontinenz mehr in die Kategorie von Folgeerscheinungen, die sich erst in späten Jahren auswirken.

Eine klinische Untersuchung ist deswegen dringend nötig, falls Sie bestimmte Vorbedingungen mitbringen. Dazu gehören neben einer genetischen Veranlagung, schlechter Ernährung, einem zierlichen Körperbau und wenig Bewegung vor allem eine verfrühte Menopause und das Rauchen! Wie Sie dafür sorgen können, dass Sie trotz ungünstiger Faktoren nicht an Osteoporose erkranken, werden wir später sehen.

## Hormonmangelsyndrom?

Wenn Sie unter Wechseljahresbeschwerden leiden und nach Hilfe, Verständnis und Unterstützung suchen, müsste es schon sehr wundersam zugehen, wenn man Ihnen nicht den Vorschlag machen würde, Hormone zu nehmen. Dann sei der Spuk vorbei. Aus Sicht westlicher Ärzte gibt es zahlreiche Gründe, uns mit künstlich hergestellten Hormonen zu versorgen. Die Annahme, dass wir ab den Wechseljahren von der Natur vernachlässigt werden, also unter einem Hormonmangelsyndrom leiden, geht sogar so weit, dass Hormonpräparate an 70-jährige Frauen verschrieben werden. Allen Argumenten voran steht die Angst vor Osteoporose. Weitere Begründungen betreffen die Vorsorge für das Herz und hinsichtlich der Alzheimer-Krankheit. Auch Versuche, die Hormonpräparate nach den Wechseljahren wieder abzusetzen, scheitern häufig daran, dass die Symptome wieder auftreten.

Sehen wir uns an, was diese Hormone angeblich alles vermögen: Von der jugendlichen Haut über vitale Gehirnzellen, feste Knochen und das Ausbleiben von Herzinfarkten bis hin zum völligen Verschwinden von Hitzewallungen, Depressionen und Schlaflosigkeit wird alles geboten, was frau jetzt braucht. Das wirft natürlich Fragen auf: Wie können wir ohne künstlichen Hormonersatz überhaupt gesund bleiben? Wie soll das Leben ohne diese unersetzlichen Hormone weitergehen?

Hier zeigt sich die vorherrschende Meinung, dass die Wechseljahre von Frauen tendenziell ein krankhaftes Geschehen sind und man den damit einhergehenden Hormonmangel in den Griff bekommen muss. Man möchte uns glauben machen, dass wir ohne Hormone an Lebensqualität einbüßen, dass wir die Wechseljahre als Leidenszeit erleben werden und zusätzlich Gefahr laufen, Osteoporose zu bekommen oder gar einen frühen Tod durch Herzinfarkt zu erleiden; dass der Rückgang der Östrogenproduktion in den Wechseljahren ein ungesunder Mangel ist und dass er den Alterungsprozess beschleunigt.

> Die vorherrschende Meinung ist, dass die Wechseljahre von Frauen tendenziell ein krankhaftes Geschehen sind und man den damit einhergehenden Hormonmangel in den Griff bekommen muss.

Eins ist klar: Im Verlauf der Wechseljahre werden Östrogene nicht mehr in demselben Umfang gebildet wie zuvor. Dazu sinkt auch das Progesteron, und zwar deutlich früher und insgesamt stärker als das Östrogen. Die Hormone FSH und LH steigen dagegen an und halten die höheren Werte bis zum 65. bis 70. Lebensjahr. Erst danach beginnt das so genannte Alter. Was der Anstieg von FSH und LH tatsächlich bedeutet, konnte bisher noch nicht umfassend geklärt werden.

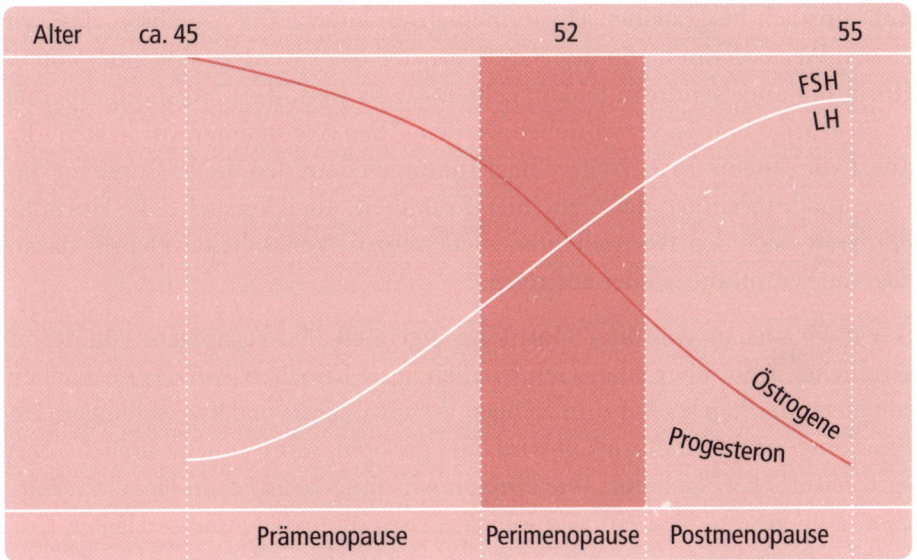

Hormone vor und nach der Menopause

Aber auch selbst dann reichen die Hormonmengen bei einer gesunden Frau dafür aus, dass sie nach der Menopause jahrzehntelang vital und kraftvoll leben kann! Denn neben den Eierstöcken, die auch weiterhin kleine Mengen an Östradiol produzieren, gibt es noch andere Regionen in unserem Körper, die weibliche Hormone bilden.

Unser Körper stellt also auch weiterhin weibliche Hormone her, er verändert während der Wechseljahre lediglich das Ausmaß der Hormonproduktion. Diese völlig natürlichen Veränderungen müssten jedoch nicht zu unnatürlichen, lebenseinschränkenden Beschwerden führen. Wenn viele Frauen dennoch unterschiedlich starke Beschwerden haben, muss es also weitere Faktoren geben, die bewirken, dass die eine Frau trotz erniedrigter Werte problemlos durch den Wechsel kommt, die andere sich bei ähnlichen Werten aber herumplagt.

> Neben den Eierstöcken, die auch nach der Menopause kleine Mengen an Östradiol produzieren, gibt es noch andere Regionen in unserem Körper, die weibliche Hormone bilden.

Im zweiten Teil des Buches werden Sie sehen, dass es im Rahmen der chinesischen Medizin möglich ist, die gesuchten Gründe aufzufinden. Sie führen langfristig – vermittelt durch bestimmte energetische Störungsmuster – zu ganz realen Problemen, wie es die Wechseljahresbeschwerden sind. Entgleiste Hormonwerte werden dabei allenfalls *als Symptom, nicht aber als Ursache* der Störung angesehen.

So viel sei hier schon gesagt: Diese Störungen haben viel mit unserem persönlichen Leben zu tun – mit dem bisherigen wie dem aktuellen und zukünftigen. Oder provokativ ausgedrückt: Eine Frau, die ihr Leben und ihre Potentiale voll auslebt, die im Allgemeinen gesund ist und aus ihrer Mitte heraus handelt, wird keine oder nur geringe Wechseljahresbeschwerden haben. Eigentlich gibt es immer eine nichthormonelle Ursache für die Befindlichkeitsstörungen in den Wechseljahren. Es lohnt sich, diese zu suchen und sie zu beheben.

Übergangsbeschwerden in dieser Lebenszeit sind damit für die Frau eine Herausforderung und letztlich auch ein Geschenk: Einerseits wird sie mehr oder weniger dazu gezwungen, alle Aspekte des eigenen Lebens gründlich zu untersuchen, die ureigenen Bedürfnisse neu zu entdecken und für deren Erfüllung einzustehen – andererseits erschließt sich ihr dadurch langfristig ein neuer Zugang zu sich selbst und damit auch neue und andere Ebenen des Lebensgefühls. Der Körper ist nur einer der Bereiche, die jetzt mehr Beachtung und Rücksichtnahme einfordern!

Auch wenn die heutige Medizin uns Frauen für substitutionsbedürftig hält – das heißt, wir sollten die »fehlenden« Hormone einnehmen – und die Pharmaindustrie mit dem schon fast normal gewordenen Einsatz von künstlichen Hormonen ein sehr gutes Geschäft macht: Zumindest wir selbst sollten uns darüber im Klaren sein, dass die Wechseljahre Durchgangsjahre sind, hin zu einer neuen, kraftvollen Lebensphase. Diese Sichtweise schließt den Einsatz von Ersatzhormonen nicht grundsätzlich aus, stellt aber die Selbstverständlichkeit ihres Einsatzes in Frage.

> Wechseljahre sind Durchgangsjahre, hin zu einer neuen, kraftvollen Lebensphase.

## HORMONERSATZTHERAPIE (HRT) – DIE WESTLICHE LÖSUNG

### Ersatzhormone und ihre Nebenwirkungen

Hormone werden häufig bereits vor der Menopause dann eingesetzt, wenn die ersten Wechseljahresbeschwerden auftreten. Normalerweise wird ein Östrogenersatz zusammen mit einem Gestagen (für das Progesteron) verordnet. Für die Frau in den Wechseljahren bilden diese beiden Hormonarten den Grundstock der Hormonersatztherapie, die kurz auch als HRT bezeichnet wird (engl.: hormone replacement therapy).

### Östrogenersatz

Das körpereigene Östrogen wird hier zu Lande am häufigsten durch ein sogenanntes »*natürliches*« Östradiol, seltener durch *synthetisches Östradiol* (Mestranol, Ethinylestradiol) ersetzt. Lassen Sie sich von dem Attribut »natürlich« bitte nicht täuschen: Es handelt sich hier um Hormone, die zwar in ihrer Molekularstruktur mit dem körpereigenen Östradiol identisch sind, die aber entweder aus pflanzlichen oder aus synthetischen Stoffen stammen. Damit sind sie bestenfalls *bioidentisch*. Hormone wachsen uns nun mal nicht von den Bäumen in den Mund.[7]

Neben diesen beiden kommen auch *konjugierte Östrogene* zum Einsatz. Es handelt sich um das aus dem Harn trächtiger Stuten gewonnene Östrogenpräparat mit dem Namen *Presomen*. Die konjugierten Östrogene werden ebenfalls gerne als »natürlich« verkauft, das beruhigt die Sorgen vieler Frauen. Da Frauen aber keine Stuten sind, ist auch Presomen nicht natürlicher als die anderen Hormonpräparate. Wir haben es dabei mit zwei Pferdeöstrogenen zu tun, die im menschlichen Körper überhaupt nicht vorkommen. Dabei entstehende Abbauprodukte sind sogar biologisch stärker wirksam als die Pferdeöstrogene selbst. Sie belasten die Leber. Zudem liegen die Östrogenwerte bei regelmäßiger Einnahme dann wesentlich höher als der natürliche Normalwert in dem entsprechenden Alter. Dadurch erhöht sich eventuell das schon erwähnte Risiko einer Krebserkrankung. Allerdings werden konjugierte Östrogene bei uns nicht in demselben Ausmaß eingesetzt wie in den USA.

Unabhängig von der Herkunft ist Östradiol ein äußerst intensiver Wirkstoff, der Gebärmutterkrebs hervorrufen kann. Dies ist seit mehr als 20 Jahren bekannt.

Um die Einnahme des risikobehafteten Östradiols zu umgehen, verschreiben manche Ärzte das für die Ersatztherapie eher ungebräuchliche Hormon *Östriol*.[8] Es ist relativ nebenwirkungsarm und daher das ungefährlichste aller Östrogene. Außerdem schützt es vor Brustkrebs. Da es vom Körper bei Bedarf in Östradiol umgewandelt werden kann, ist es eine relativ sichere Alternative zu der sonst üblichen Östradioleinnahme. Allerdings muss es für eine Hormontherapie in den Wechseljahren in hohen Dosen verschrieben werden.

Östriol wird üblicherweise nur lokal bei urogenitalen Symptomen wie häufigem Harndrang und Verdünnung der Vaginal- und Blasenschleimhaut angewandt und ist dort nachweislich sehr effektiv. Von unserem Körper wird es nur in Zeiten der Schwangerschaft vermehrt in der Gebärmutter hergestellt.

Es gibt noch eine weitere Variante des Östrogenersatzes, die bisher jedoch relativ selten verwandt wird. Es ist die so genannte *Tri-Est-Verschreibung* an Stelle der Verordnung eines einfachen Östradiolersatzes.[9] Es geht dabei um eine Hormonkombination, die von manchen Apotheken hergestellt wird. Der Unterschied zur konventionellen Hormontherapie liegt darin, dass hier versucht wird, die drei Östrogene unseres Körpers – Östradiol, Östriol und Östron – im Verhältnis von 1:8:1 so zusammenzustellen, wie sie natürlicherweise vor den Wechseljahren in unserem Körper vorkommen. Der Denkansatz entspricht jedoch letztlich dem der konventionellen HRT. Diese Mischung wird als Gel auf die Haut aufgetragen. Nichts kann allerdings darüber hinwegtäuschen, dass es sich hier um bioidentische und damit künstlich hergestellte Hormone handelt. Die Einnahme muss wie sonst auch mit einem bioidentischen Progesteron ergänzt werden. Trotzdem ist – auf dem jetzigen Stand der Wissenschaft – die Tri-Est-Verschreibung bei schweren Symptomen den üblichen reinen Östradiolpräparaten vorzuziehen, wenn die Gabe von Östriol sich als nicht ausreichend erweist oder nicht vertragen wird.

## Gestagene

Das Krebsrisiko auf Grund des Östradiols soll durch die zusätzliche Einnahme von Gestagenen verhindert werden. Ein *Gestagen* ist ein progesteronähnliches Präparat, das *synthetisch hergestellt* wird (Dehydrogesteron, Medroxyprogesteronacetat, Norethisteronacetat, Norgestrel). Mit dem körpereigenen Progesteron ist es also nicht identisch.

Gestagene haben eine ungünstige Wirkung auf die Gefäße, das Herz und die Brust. Neueste Untersuchungen bestätigen, dass Gestagene das Brustkrebsrisiko deutlich steigern. Außerdem führen sie zu Kopfschmerzen, Depressionen, verringerter Libido, Gewichtszunahmen und Wassereinlagerungen. Damit sind sie nebenwirkungsreiche Substanzen trotz ihres Nutzens für die Gesundheit der Gebärmutter. Da manche Gestagentypen sehr schlecht vertragen werden, stellen die Gestagene oft ein Problem in der HRT dar.

Wesentlich verträglicher ist *das aus der Yamswurzel gewonnene »natürliche« Progesteron*. Der dafür entscheidende Pflanzenbestandteil ist Diosgenin, eine Vorläufersubstanz für das menschliche Progesteron. Diese Vorstufe wird durch einen synthetischen Prozess in eine Substanz umgewandelt, die mit dem körpereigenen Progesteron chemisch identisch ist.

Bei oraler Aufnahme verliert das Progesteron über den Darm schnell seine Wirkung. Deshalb wird es in Form einer Salbe verkauft und an weichen Gewebestellen der Haut aufgetragen. Durch die Haut gelangt es direkt in die Blutbahn. Die Anwendungsbreite dieses Progesteronpräparats ist groß: Osteoporose, Mastopathien, Hitzewallungen, prämenstruelles Syndrom, Depressionen, Libidoverlust und weitere Beschwerden der Wechseljahre werden positiv beeinflusst. Ein Nachteil ist die Tatsache, dass hinsichtlich dieser Salbe noch keine Langzeitstudien vorliegen. Manchen Frauen wird sehr heiß, wenn sie die Progesteronsalbe verwenden.

Trotz noch ungeklärter Fragen ist diese Salbe dem Einsatz von Gestagenen unbedingt vorzuziehen. Vor allem zu Beginn der Wechseljahre sollte man an sie denken, da zu dem Zeitpunkt nur das Progesteron vom Körper vermindert produziert wird. Das »natürliche« Progesteron ist jedoch auch eine Alternative, um das synthetische Gestagen zu ersetzen, das Sie vielleicht bisher genommen haben. Es muss ärztlich verschrieben werden. Von manchen Ärzten wird es als NHRT (engl.: natural hormone replacement therapy) bezeichnet.

Weitere auf dem Markt erhältliche Progesteronpräparate sind *Utrogest* und *Progestogel*, beide bioidentische Substanzen. Utrogest zeichnet sich durch ein besonderes Herstellungsverfahren aus: In winzige Progesteronpartikel zerstäubt, kann es oral aufgenommen werden.

Eigentlich müsste hier ein Abschnitt über *Phytohormone in Nahrungsmitteln und Heilkräutern* folgen, denn sie erfreuen sich zunehmender Beliebtheit und können Übergangssymptome deutlich lindern. Ihre Verwendung entspricht im Wesentlichen ebenfalls dem westlichen Ansatz der Hormonsubstitution. Da alle therapeutischen Maßnahmen, die Sie selbstständig umsetzen können, im dritten Teil des Buches beschrieben sind, finden Sie ausführliche Informationen über diese pflanzlichen Hormone dort.

## Dauer, Dosierung und Verordnung der HRT

Ursprünglich wurde die Hormonersatztherapie ausschließlich mit Östrogenpräparaten durchgeführt. Nachdem man aber herausfand, dass dies zu einem gehäuften Auftreten von Gebärmutterkrebs führte, wird diese Art der Therapie heutzutage nur Frauen verordnet, deren Gebärmutter bereits entfernt wurde. Dennoch ist von einer *Dauerbehandlung* – also über länger als vier Jahre – mit reinem Östradiol abzuraten, weil bei längerer Einnahme auch das Brustkrebsrisiko steigt.

Gestagene verringern wie gesagt zwar das Risiko, auf Grund von Östradiolgaben an Gebärmutterkrebs zu erkranken, indem sie ein übermäßiges Wuchern der Schleimhaut verhindern. Sie wirken sich allerdings äußerst ungünstig auf das Brustkrebsrisiko und die Gefäße aus. Auch diese Therapiekomponente sollte daher nicht länger als vier Jahre, wenn möglich sogar kürzer, angewandt werden.

Zu den Risiken kommen bei der Hormontherapie im Allgemeinen auch Nebenwirkungen wie Migräne, Tröpfelblutungen, Übelkeit, Gewichtszunahmen, Depressionen oder Blähungen, die oft dazu führen, dass Frauen Hormonpräparate eigenmächtig absetzen.

Östradiol und Gestagen werden entweder – in Nachahmung des weiblichen Zyklus – *biphasisch* verschrieben, was zu einer Regelblutung führt; oder beide werden *monophasisch,* das heißt durchgehend verordnet. Die erste Art der Einnahme imitiert das hormonelle Geschehen *vor* der Menopause, während sich die zweite an die Situation in der Zeit *nach* der Menopause anlehnt, in der ja keine zyklischen Hormonveränderungen mehr auftreten. Beide Verordnungsweisen orientieren sich jedoch an dem durchschnittlichen Hormonniveau aus der Zeit *vor* den Wechseljahren. *In* den Wechseljahren ist ein solches Niveau aber völlig unnatürlich!

> Die Hormonersatztherapie orientiert sich an dem durchschnittlichen Hormonniveau aus der Zeit vor den Wechseljahren.

Hormonpräparate werden meistens in Form von *Pillen* und *Pflastern* verordnet. Auch *Cremes, Gels, Spritzen* und *Sprays* sind auf dem Markt. Eine Aufnahme über die Haut ist dabei grundsätzlich eher zu empfehlen, da der belastende Stoffwechselabbau über die Leber entfällt. Die Hormone werden so direkt in den Blutkreislauf aufgenommen.

Man hat aus den vielen Jahren an Erfahrungen mit der HRT immerhin einiges gelernt. Bei einem kompetenten und verantwortlichen Arzt können Sie mittlerweile erwarten, dass er die *Dosierung* der Hormone so gering wie irgend möglich hält. Weitere größere Veränderungen im Umgang mit den Ersatzhormonen sind zu erwarten. So sollen beispielsweise die Beipackzettel deutlicher als bisher auf die Risiken hinweisen.

Noch immer wird vor einer Verordnung häufig nicht genau untersucht, wie hoch Ihre Östrogenwerte tatsächlich sind. Diese Praxis ist noch nicht allgemein üblich, der Ansatz jedoch grundsätzlich bekannt. Bei Schilddrüsenerkrankungen wird auch erst nach genauer Messung der tatsächlichen Hormonsituation über die Höhe der Thyroxingabe entschieden. Trotzdem wird aus Sparsamkeitsgründen – Hormonuntersuchungen werden von den Kassen nicht erstattet – immer noch häufig der von der Pharmaindustrie vorgegebene Mittelwert für den Östradiolspiegel einer Frau (ungefähr 100 pg/ml) zu Grunde gelegt und entsprechend verschrieben. Und leider wird ebenso oft routinemäßig Östradiol zusammen mit dem Gestagen verordnet, auch wenn zu Beginn der Wechseljahre vielleicht nur ein Progesteronmangel besteht, ein Östrogen also gar nicht zusätzlich gegeben werden müsste.

Trotz aller Bemühungen auf diesem Gebiet liegt in der Dosierung ein großes Problem der Hormonersatztherapien. Denn es ist kaum festzustellen, welche individuelle Hormonmenge Sie idealerweise brauchen. So werden letztlich die Beschwerden, die Sie persönlich äußern, für die Dosierung entscheidend sein. Und nur ein ziemlich hoher Östradiolspiegel – fast so als wären Sie noch vor den Wechseljahren – kann die Resultate bringen, die man sich von einer HRT verspricht.

## Wissenschaftliche Untersuchungen

Unabhängig davon, dass Hormonpräparate vor allem gegen Wechseljahresbeschwerden eingesetzt werden, wurden in den letzten Jahren weitere spezielle Erwartungen an ihre Einnahme geknüpft: Nicht nur gegen das Risiko von Osteoporose, sondern auch als Wundermittel gegen Herzinfarkt und Demenzen sollten die Hormongaben wirken. Viele wissenschaftliche Untersuchungen wiesen zunächst darauf hin.

Eine groß und langfristig angelegte *Studie der Woman's Health Initiative (WHI)* in den USA hat jedoch im Jahr 2002 diesen Vorstellungen ein Ende gesetzt: Nach fünf Jahren wurde sie abgebrochen, weil die Risiken bei mehrjähriger Hormoneinnahme die positiven Effekte bei weitem überwogen. Ziel der Studie war, die Hormontherapie als Prophylaxe für die Zeit nach der Menopause zu überprüfen. Zum Einsatz kamen konjugierte Östrogene zusammen mit einem synthetischen Gestagen. Sie wurden an 50- bis 79-jährigen Frauen getestet, die bereits in der Postmenopause waren. Die Vergleichsgruppe in dieser Doppelblindstudie nahm keine Hormone, sondern ein Placebopräparat.
Bei den Frauen, die Hormone nahmen, wurden zwar 33 % weniger Hüftbrüche, 37 % weniger Dickdarmkrebs und 17 % weniger Endometriumkrebs festgestellt, doch auf der Negativseite tauchten 100 % mehr Thrombosen, 41 % mehr Schlaganfälle, 29 % mehr Herzinfarkte und 26 % mehr Brustkrebs im Vergleich zu der Placebogruppe auf.
Fazit nach fünf Jahren – dreieinhalb Jahre vor dem geplanten Ende der Studie: Als Medikamente zur Risikosenkung lassen sich Hormonpräparate so grundsätzlich nicht einsetzen. Man hatte natürlich auf eine Bestätigung für die Hormontherapie gehofft und wurde nun enttäuscht. Die Verschlimmerung war größer als der Nutzen – ein Schlag für die Pharmaindustrie!

Die Hormonersatztherapie ist bei uns jedoch dadurch nicht vom Tisch, denn die Ergebnisse werden aus mehreren Gründen angezweifelt: Zum einen werden die in der Studie verwendeten konjugierten Östrogene in Deutschland wenig verschrieben (in Kombination mit Gestagen nur bei etwa 6,5 % der HRT-Verordnungen). Zum anderen waren die teilnehmenden Frauen in einem Durchschnittsalter von 63 Jahren zuvor nicht ausreichend auf bestehende Risiken untersucht worden.

Dennoch: Auch bei uns werden Gestagene (sogar etwas höher dosiert) routinemäßig eingesetzt. Die Studienergebnisse zeigten zudem, dass Frauen, die nur Östradiol einnahmen, weniger zu einer Entwicklung von Brustkrebs neigten als die, die Kombinationspräparate einnahmen[10]. Gestagen ist damit entgegen den Erwartungen – schließlich wurde es zur Minderung von Gebärmutterkrebs eingesetzt – ein Hormonersatz, der die Entwicklung von Brustkrebs eher fördert. Es ist nicht davon auszugehen, dass die in unseren Praxen am häufigsten verschriebenen Präparate – Östradiol und synthetisches Gestagen – verträglicher oder wirksamer sind.

Eine im Jahr 2003 veröffentliche Studie *(Million Women Study)* aus Großbritannien wertete Daten von über einer Million britischer Frauen zwischen 50 und 64 Jahren aus. Die Resultate bestätigen die Schädlichkeit der auch hier bei uns verwendeten Kombinationspräparate: Man stellte eine signifikante Erhöhung des *Brustkrebs*risikos fest. In absoluten Zahlen gesprochen: Die Forscher berechneten, dass in Großbritannien innerhalb der letzten zehn Jahre etwa 20.000 Brustkrebsfälle auf die HRT zurückzuführen sind.[11]

Wurde zuvor behauptet, dass der durch Ersatzhormone verursachte Brustkrebs schneller zu erkennen und leichter zu behandeln sei als auf andere Art entstandener Brustkrebs, so hat sich diese Annahme als falsch herausgestellt. Die unter Hormontherapie entstandenen Tumore waren sogar größer und bösartiger – sie wiesen eine größere Streuungstendenz auf – als die Tumore von Frauen, die keine Hormone nahmen.[12]

Es wurden interessanterweise keine Risikounterschiede bezüglich der Einnahmeform festgestellt: Ob Pflaster, Pille oder Gel – das Risiko für die Entwicklung von Brustkrebs blieb davon unbeeinflusst.

Das Erkrankungsrisiko für Brustkrebs sinkt allerdings nach Beendigung der HRT innerhalb von fünf Jahren wieder auf das normale Maß ab, so als hätten Sie nie Hormone genommen.

Eine andere Studie erbrachte außerdem schlechte Ergebnisse in Bezug auf Demenz. Die Anzahl der Fälle verdoppelte sich bei der Einnahme von Kombinationspräparaten aus Östrogen und Gestagen.[13] Um Demenzerkrankungen vorzubeugen, ist die HRT-Verschreibung also – anders als lange behauptet – denkbar ungeeignet.

Die Resultate dieser und ähnlicher Studien werden sich voraussichtlich in den kommenden Jahren gravierend auf den Umgang mit den Hormonen auswirken.

## Leitfaden zur Entscheidungsfindung

Ob Sie sich für die Einnahme künstlicher Hormone entscheiden oder dagegen, ist eine sehr persönliche Angelegenheit jeder Frau. Auch ich kann Ihnen diese Entscheidung nicht abnehmen. Sie sollten aber die wichtigsten Informationen zur Verfügung haben, damit Sie überhaupt einen Spielraum haben. Die Versprechungen, die an eine Hormonersatztherapie gebunden sind, verlocken zahlreiche Frauen, sich zumindest für einige Zeit darauf einzulassen. Bei häufigen Hitzewallungen und Stimmungstiefs sowie bei einem erhöhten Osteoporoserisiko kommt die HRT am häufigsten zur Anwendung.

Hier noch einmal wichtige Aspekte in Kürze:

- Unter normalen Umständen ist die Anwendung einer HRT ausgeschlossen, wenn Sie schon im Vorfeld von folgenden *Risikofaktoren* betroffen sind: Herz-Kreislauf-Erkrankungen, Schlaganfall, venöse thromboembolische Komplikationen (dazu gehört auch ein schlecht eingestellter Diabetes) und Krebsrisiken, vor allem an Brust, Eierstöcken und Gebärmutter. Auch als Raucherin fallen Sie in die Risikogruppe! Falls Sie dennoch eine Hormontherapie erwägen, rate ich Ihnen dringend, sich noch einmal gründlich über Pro und Contra mit Ihrem Arzt oder Ihrer Ärztin zu beraten. Ziehen Sie eventuell auch weitere Spezialisten zu Rate, denn die genannten Risikofaktoren werden durchaus kontrovers eingeschätzt.
  Meiner Meinung nach sollten im Vorfeld alle Möglichkeiten einer *alternativen Therapie* – wie der traditionellen chinesischen Medizin, Homöopathie, Phytotherapie oder der orthomolekularen Medizin – in vollem Maß ausgeschöpft werden, bevor Sie sich einer hormonellen Ersatztherapie zuwenden.
- Sollten Sie gute Gründe für eine Hormonersatztherapie haben, bestehen Sie bitte auf einer *möglichst niedrigen Dosierung*. Reicht diese nicht aus, Ihre Symptome zu lindern oder zu beseitigen, können Sie immer noch höher dosieren. Allerdings braucht der Organismus mehrere Wochen, um sich auf die

Hormongaben einzustellen. Kalkulieren Sie deswegen ein halbes Jahr ein, um eine optimale Einstellung in Bezug auf Menge und Präparat zu finden. Die Grundregel heißt immer: So wenig und so kurz Östrogene einnehmen wie möglich! Brustspannungen und -vergrößerungen, Blutungsstörungen, Wassereinlagerungen und Venenschmerzen weisen immer auf eine Überdosierung hin.

- Ein ausführlicher *Hormonspiegel* sollte als Grundlage für die Verschreibung dienen.

> Brustspannungen und -vergrößerungen, Blutungsstörungen, Wassereinlagerungen und Venenschmerzen weisen immer auf eine Überdosierung von Hormonen hin.

- Versuchen Sie es zunächst mit *Östriol und »natürlichem« Progesteron*, bevor Sie die konventionelle Hormontherapie in Erwägung ziehen. Das reicht bei vielen Frauen aus. Der Einsatz anderer Hormone mit ihren Risiken ist möglichst zu meiden.
- Des Weiteren sollten Sie auf eine *möglichst kurze Anwendungszeit* achten, auf keinen Fall länger als vier Jahre. Bedenken Sie, dass das Brustkrebsrisiko bei einer Therapiedauer von über vier Jahren ansteigt. In der beschriebenen WHI-Studie stieg außerdem im zweiten Beobachtungsjahr das Schlaganfallrisiko an und blieb für Jahre erhöht.[14]
- Präparate, die *über die Haut aufgenommen* werden, sind den Hormonen in Pillenform vorzuziehen: Die Belastung der Leber ist geringer, die Hormondosierung niedriger.
- Wie Sie bereits wissen, wird die Hormonersatztherapie nicht nur gegen aktuelle Wechseljahressymptome eingesetzt, sondern auch zur Vorbeugung. Bevor Sie sich – ohne eigentlich Beschwerden zu haben – aus prophylaktischen Gründen für eine Hormontherapie entscheiden, klären Sie Erfolgsaussichten und Risiken ab. Das stärkste Argument für eine vorbeugende Hormonersatztherapie stützt sich auf die Fähigkeit der Östrogene, einen Knochenabbau zu verhindern. Gegen Osteoporose – sowie auch gegen Scheidentrockenheit – *wirken die Hormone jedoch auch nur so lange, wie Sie sie nehmen.* Und das bedeutet eine Anwendungszeit über viele, viele Jahre!

Falls Sie aber deutlich *osteoporosegefährdet* sind, ist meiner Meinung nach die Anwendung des »natürlichen« Progesterons noch eine mögliche Alternative, bevor Sie gar nichts tun. Eine *Neigung zu Herzerkrankungen* wird durch künstliche Hormongaben nicht unbedingt positiv beeinflusst. Die oft behauptete vorbeugende Wirkung gegen *Demenz* wurde, wie bereits erwähnt, durch neueste Studien widerlegt.

- Nehmen Sie bereits über mehrere Jahre Hormone ein, und möchten Sie sich nun von ihnen lösen? Haben Sie dabei Angst vor erneuten Symptomen? Dann können die Hormone Schritt für Schritt abgesetzt werden, während Sie Ihren Körper mit alternativen Heilmethoden unterstützen. Suchen Sie sich eine Ärztin oder einen Heilpraktiker, der für Ihr Anliegen Verständnis hat und Sie bei diesem Vorhaben begleitet.
- Bevor Sie Ihre Entscheidung treffen, lesen Sie bitte außerdem den Abschnitt »Hormontherapie aus chinesischer Sicht« am Ende von Teil 2.
- Und zu guter Letzt: Die Risiken einer Hormontherapie müssen *nicht Sie* betreffen! Es gibt auch viele Frauen, die eine HRT gut vertragen.

## Kann man die Wechseljahre messen?

Eine relativ zuverlässige Methode zur Feststellung der Hormonsituation und damit des Eintritts in die Wechseljahre ist die Aufzeichnung einer so genannten *Basaltemperaturkurve.* Sie wird von vielen Frauen ohnehin zur Empfängnisverhütung geführt. Ich lasse in meiner Praxis ergänzend zu einer Hormonuntersuchung häufig Temperaturkurven zeichnen, um Aufschluss über die Hormonlage zu bekommen. Dabei fällt immer wieder auf, wie ähnlich einander die Verläufe der drei Kurven sind, die in einem Vierteljahr entstehen. Sichtbar werden auch kleine Eigenheiten, die offensichtlich zu dem individuellen Zyklus der betreffenden Frau gehören. Ein schon abgesunkener Progesteronspiegel und ausgefallene Eisprünge lassen sich dabei sehr schnell feststellen. Die dazu notwendigen Kurvenblätter bekommen Sie in jeder Apotheke oder bei Ihrer Ärztin.

Gemessen wird möglichst regelmäßig morgens um die gleiche Zeit, noch im Bett vor dem Aufstehen. Ob Sie die Temperatur unter der Zunge, vaginal oder anders abnehmen, ist weniger wichtig als das Beibehalten der einmal gewählten Methode. Der folgenden Abbildung können Sie sowohl den typischen als auch den Verlauf entnehmen, wenn der Progesteronspiegel sinkt oder ein Eisprung ausfällt. Der typische Eisprung stellt sich in einer um 0,5 °C schnell erhöhten (also nicht in Kletterstufen) Basaltemperaturkurve dar. Sackt die Kurve nach ihrem Anstieg in der zweiten Zyklushälfte um 0,2 bis 0,3 °C ab, zeigt das ebenso eine Schwäche des Gelbkörpers an – das heißt einen abgesunkenen Progesteronspiegel – wie eine verkürzte (kürzer als 10 bis 11 Tage) Dauer der erhöhten Temperatur. Steigt die Kurve um die Zyklusmitte gar nicht an, kann man von einem Zyklus ohne Eisprung ausgehen. Weitere Details können Sie mit Ihrer Behandlerin besprechen.

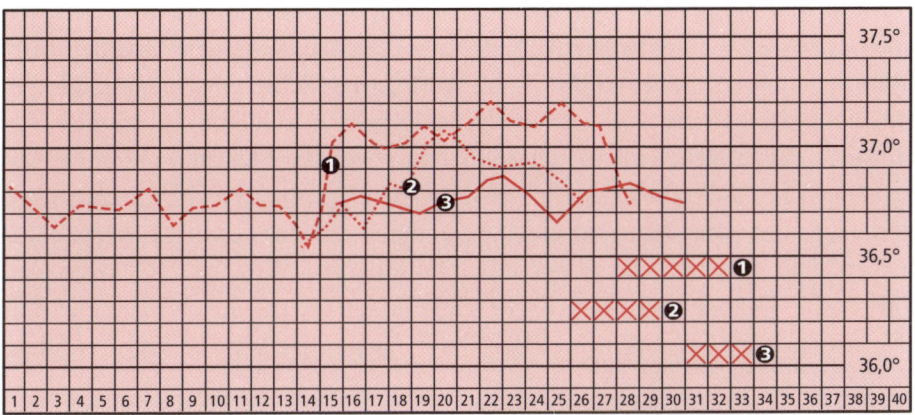

Basaltemperaturkurven

❶ - - - - - normaler Verlauf
❷ ............ Gelbkörperhormonschwäche
❸ ────── kein Eisprung
× × × × Blutung

Labortechnische Untersuchungen, die Prozesse messbar machen, sind auch aus einer Naturheilpraxis nicht mehr wegzudenken. Mit Hilfe der Basaltemperatur-kurve und einer *Hormonuntersuchung aus dem Blutserum oder dem Speichel* las-sen sich einigermaßen konkrete Aussagen über den Hormonspiegel machen. Zu empfehlen sind Messungen von Östradiol, Östron, Progesteron, Prolaktin, LH, FSH und den Schilddrüsenhormonen, weil Sie damit einen guten Über-blick über Ihre augenblickliche hormonelle Situation bekommen. Zusätzlich könnte auch ein DHEA- und ein Testosteronspiegel interessant sein.
Die weiblichen Hormone unterliegen ständigen Schwankungen. Am besten misst man in der Zeit vom 20. bis 22. Zyklustag. Zu diesem Zeitpunkt befindet sich der Progesteronspiegel normalerweise auf seinem Höchststand. Ausschlag-gebend für eine möglichst genaue Diagnostik ist die Messung der freien Hor-mone, allein diese sind biologisch wirksam. Nur spezielle Blutuntersuchungen lassen diese Unterscheidung zu. Noch günstiger ist jedoch eine Messung aus dem Speichel. Sie wird allerdings nicht in allen Labors durchgeführt. Ihre Vor-teile: Mit dieser Methode werden nur die freien, ungebundenen Hormone ge-

messen, und Sie können zu Hause in Ruhe (am besten morgens früh) eine Messung vornehmen, indem Sie fünf Minuten lang Speichel im Mund sammeln. Da Hormone einer ausgeprägten Tagesrhythmik unterliegen, sollte bei Wiederholungsmessungen die Uhrzeit und der Zyklustag beibehalten werden.

LH und FSH steigen bei und nach der Menopause auf höhere Werte an. Da auch diese Werte stark schwanken, kann es durchaus sein, dass Sie noch Ihre Blutungen haben, während Ihnen die Werte bereits einen postmenopausalen Hormonzustand anzeigen. Der Prolaktinspiegel kann in diesem Fall zusätzliche Hinweise darauf geben, ob Sie tatsächlich kurz vor der Menopause stehen. Als Faustregel gilt: Sinkt der Östradiolspiegel zu den Zeitpunkten vor, um und nach dem Eisprung unter 30 pg/ml und steigen dabei die FSH- und LH-Werte deutlich an, geht man von einem postmenopausalen Stadium aus. Die Werte von FSH und LH haben also nur im Verhältnis zu den Östrogenwerten eine wirkliche Aussagekraft darüber, in welcher Phase der Wechseljahre Sie sich befinden.

| In den fruchtbaren Jahren | | Nach der Menopause |
|---|---|---|
| **Östradiol** | | |
| vor dem Eisprung | 50 – 150 pg/ml | |
| um den Eisprung | 150 – 300 pg/ml | |
| um den 22. Zyklustag | 80 – 100 pg/ml | postmenopausal 6 – 35 pg/ml |
| **Progesteron** | | |
| 22. Zyklustag | 10 – 30 µg/l | postmenopausal 0,2 – 2,0 µg/l |
| **Testosteron** | | |
| 22. Zyklustag | 0,2 – 0,9 ng/ml | (diese Werte sinken erst ab 60 Jahre leicht ab) |
| **Luteinisierendes Hormon (LH)** | | |
| 22. Zyklustag | 1,5 – 20 U/l | postmenopausal 20 – 95 U/l |
| **Follikelstimulierendes Hormon (FSH)** | | |
| 22. Zyklustag | 3 – 8 U/l | postmenopausal 19 – 130 U/l |

Hormonwerte im Blutserum[15] (Es handelt sich um Referenzwerte, die von Labor zu Labor unterschiedlich angegeben werden können)

*Knochendichteuntersuchungen* sind dann sinnvoll, wenn Sie durch bestimmte Risikofaktoren zu einer Osteoporoseerkrankung neigen (siehe »Die Jahre des hormonellen Wandels: Osteoporose«). Dabei ist eine zweite Untersuchung nötig, um eine Verlaufskontrolle zu haben. Sie sollte mindestens sechs Monate nach der ersten Aufnahme erfolgen. Die Messungen können am Hüftknochen und der Wirbelsäule mit verschiedenen Verfahren durchgeführt werden. Mit dem DXA-Verfahren (Dual-Röntgen-Absorptiometrie) lassen sich gute Vorhersagen über eine Knochenbruchgefährdung machen.[16] Es gibt noch andere Knochendarstellungsverfahren wie die QCT (Quantitative Computertomographie), die zwar sehr präzise arbeitet, jedoch eine hohe Strahlenbelastung mit sich bringt; oder eine bestrahlungsfreie Messung mit Ultraschall, die noch in der Diskussion ist.

Für laufende Kontrollen und um die Aktivität Ihrer Knochen zu überprüfen, ist ein *24-Stunden-Sammelurin-Test* sehr aufschlussreich. Hier wird untersucht, ob Sie vermehrt Calcium über den Urin ausscheiden. Eine laborchemische Untersuchung über die Pyridinolin-Crosslinks im Urin gibt Auskunft darüber, welchen Grad eine etwaige Osteoporose erreicht hat. Anhand der Blutserumwerte lassen sich zusätzlich die Aktivitäten von Osteocalcin, vom Parathormon der Schilddrüse, von Calcitonin und anderen Parametern messen, die eine genaue Eingrenzung der an der Erkrankung beteiligten Faktoren erlauben. Insbesondere für Verlaufskontrollen ist dieser Urintest sehr geeignet und außerdem leicht durchzuführen. Ob eine Therapie erfolgreich ist, lässt sich schon nach kurzer Zeit anhand der Messwerte feststellen.

## DIE SEELISCHE KRISE

Der seelische Transformationsprozess während der Wechseljahre fällt zeitlich meistens mit der so genannten Midlife-Crisis zusammen. So wird die Lebensphase bezeichnet, die uns die Begrenztheit unserer Lebenszeit vor Augen führt. In diesem Lebensabschnitt, der um die 40 einsetzt, wird eine tiefe Reflexion über unser bisheriges Leben ausgelöst. Kommen die Wechseljahre ab Mitte 40 hinzu, ergibt sich aus diesen beiden Impulsen häufig eine neue Ausrichtung, die von einem starken Wunsch nach einer erfüllten Zukunft geprägt ist.

Dadurch erleben viele Frauen eine intensive Phase, die oft als Umbruch bezeichnet wird. Je nachdem wie unser bisheriges Leben verlaufen ist, treten häufig Unzufriedenheit oder die Sehnsucht nach neuen Inhalten auf. Zunehmend macht sich die Erkenntnis breit, dass wir die erste Lebenshälfte nun wirklich hinter uns haben. Jede von uns hat bestimmte Träume und Vorstellungen als junge Frau gehabt, wie sie ihr Leben führen wollte. Manche haben ihre Träume verwirklicht, dabei aber feststellen müssen, dass nicht alles Gold ist, was glänzt. Oder sie haben Kompromisse gemacht, um bestimmte Ziele erreichen. Bei vielen anderen ist das Leben einfach nicht so gelaufen, wie sie es sich gewünscht haben. Aber auch wenn das Leben bisher erfüllend war, stellt sich die Frage, ob wir die bisherige Gestaltung für den Rest unseres Lebens beibehalten wollen. Das leitet häufig einen Prozess ein, mit dem wir dem Leben eine neue Richtung geben wollen – vor allem dann, wenn wir bestimmte Träume noch wahrmachen möchten! Gründe, die uns von unseren Zielen abgehalten haben, werden in Frage gestellt. Es erscheint uns plötzlich sehr dringlich, das Leben neu zu ordnen und uns aus Abhängigkeiten zu befreien.

Die Kraft und Energie, mit der wir unbefriedigende Zustände ertragen und uns über Kompromisse hinwegtäuschen konnten, lässt nach. Unstimmige Lebensumstände erfüllen uns mit einer größeren Unzufriedenheit als je zuvor. Druck baut sich auf. Und damit die Entschlossenheit, etwas in unserem Leben zu unserer größeren Zufriedenheit zu verändern!

Unabhängig von der Verschiedenartigkeit der Lebensläufe tritt dieser Impuls sicherlich bei fast allen Frauen irgendwann in diesem Zeitabschnitt auf.

Auch wenn diese inneren Wandlungsprozesse durch die Erkenntnis eingeleitet werden, die Lebensmitte überschritten zu haben, hat die Hormonumstellung unseres Körpers darauf einen entscheidenden Einfluss. Denn ab jetzt nehmen wir deutlicher wahr, dass wir altern. Nicht nur die Lebenszeit wird knapp, auch unsere gewohnte Identität als Frau gerät dadurch ins Wanken! Selbst wenn manche Frauen zu diesem Zeitpunkt noch jünger wirken und in keiner Weise mit der herkömmlichen Vorstellung von einer 40- oder 45-Jährigen übereinstimmen – längst hat eine unmerkliche Bewusstseinsveränderung in den meisten von uns

52

Fuß gefasst, die sich nun in einer offensichtlichen Identitätskrise oder bereits in einem beginnenden Wandel der Identität zeigt.

Symptome psychischer oder körperlicher Natur, die vielleicht auf unangenehme Weise den kommenden Wechsel ankündigen, fordern zu einem neuen Umgang mit dem Leben auf. So entsteht in vielen Frauen eine innere Notwendigkeit, sich von alten Bildern ihres Selbst zu verabschieden. Eine gereifte Umsetzung bisheriger Lebenserfahrungen ist gefragt.

Auch äußere Lebensumstände kommen meistens zu diesem ansonsten eher im Inneren ablaufenden Prozess hinzu:

- Unsere Kinder brauchen uns nicht mehr so, sind unabhängiger und hinterlassen häufig eine Lücke in unserem Leben. Freiräume, die dadurch entstehen, tun sich auf und wollen gefüllt werden.
- Die Beziehung zu unserem Partner tritt durch das Heranwachsen unserer Kinder wieder mehr in den Vordergrund. Wo die Beschäftigung mit den Kindern und die Bewältigung des Alltags über Probleme in der Partnerschaft hinweggeholfen haben, stehen Auseinandersetzungen mit dem Partner an. Die Ehe muss neue Inhalte bekommen, neue Kommunikationsformen müssen vielleicht erst noch entwickelt werden. Nicht selten gehen Partnerschaften in dieser Zeit auseinander.
- Frauen, für deren Identität die Bestätigung, gebraucht zu werden, bisher entscheidend war, erleben in den Wechseljahren eine Müdigkeit bezüglich dieses Lebensmusters. Hier findet nicht selten eine Rückbesinnung auf die Notwendigkeit statt, sich selbst ins Zentrum des Lebens zu stellen. Allein die Anstrengung, mit den eigenen Kräften hauszuhalten – Überbelastungen sind jetzt nicht so mehr so leicht zu verkraften –, wirft die Frage auf, in wen wir in Zukunft unsere Energien investieren wollen – in andere oder in uns selbst.
- Wenn wir kinderlos sind und immer noch geglaubt hatten, eine Familie mit Kindern gründen zu können, kommt jetzt der Zeitpunkt, diesen Traum loszulassen, so schmerzhaft es für manche von uns auch ist.
- Sind wir von Arbeitslosigkeit betroffen oder bedroht, so bekommen viele von uns spätestens jetzt die mangelnde Wertschätzung zu spüren, die der erfahrenen, reiferen Frau im Allgemeinen in unserer Arbeitswelt und auch oft in der Gesellschaft entgegengebracht wird (siehe in Teil 2 »Energieflüsse in den Wechseljahren: Weitere Einflussfaktoren«).

Diese und andere Szenarien unseres persönlichen Lebens werden uns in der Zeit der Wechseljahre komprimiert bewusst und rufen zu Veränderungen auf. Wenn wir uns dieser Phase bewusst stellen, können wir die Wechseljahre konstruktiv nutzen und aus ihnen gestärkt und mit einem neuen Selbstbewusstsein hervorgehen.

Verweigern wir uns dagegen diesem Prozess der Reifung, ziehen wir in der Regel den Kürzeren. Wir alle kennen Männer und Frauen über 50 (vielleicht sehen wir dies sogar bei uns selbst!), die die Konsequenzen und den Nutzen aus manchem wichtigen Erlebten nicht ziehen wollen, die eigene Begrenztheiten lieber nicht wahrnehmen möchten und damit auch kaum zur eigenen Kraft und Authentizität finden können. Oder die lieber krampfhaft jung bleiben wollen, statt anzuerkennen, an welchem Punkt ihres Lebens sie tatsächlich stehen.

Gehen wir aber bewusst in diese herausfordernde Durchgangsphase hinein, warten spannende Themen auf uns, die uns den Weg zu neuen Ufern öffnen.

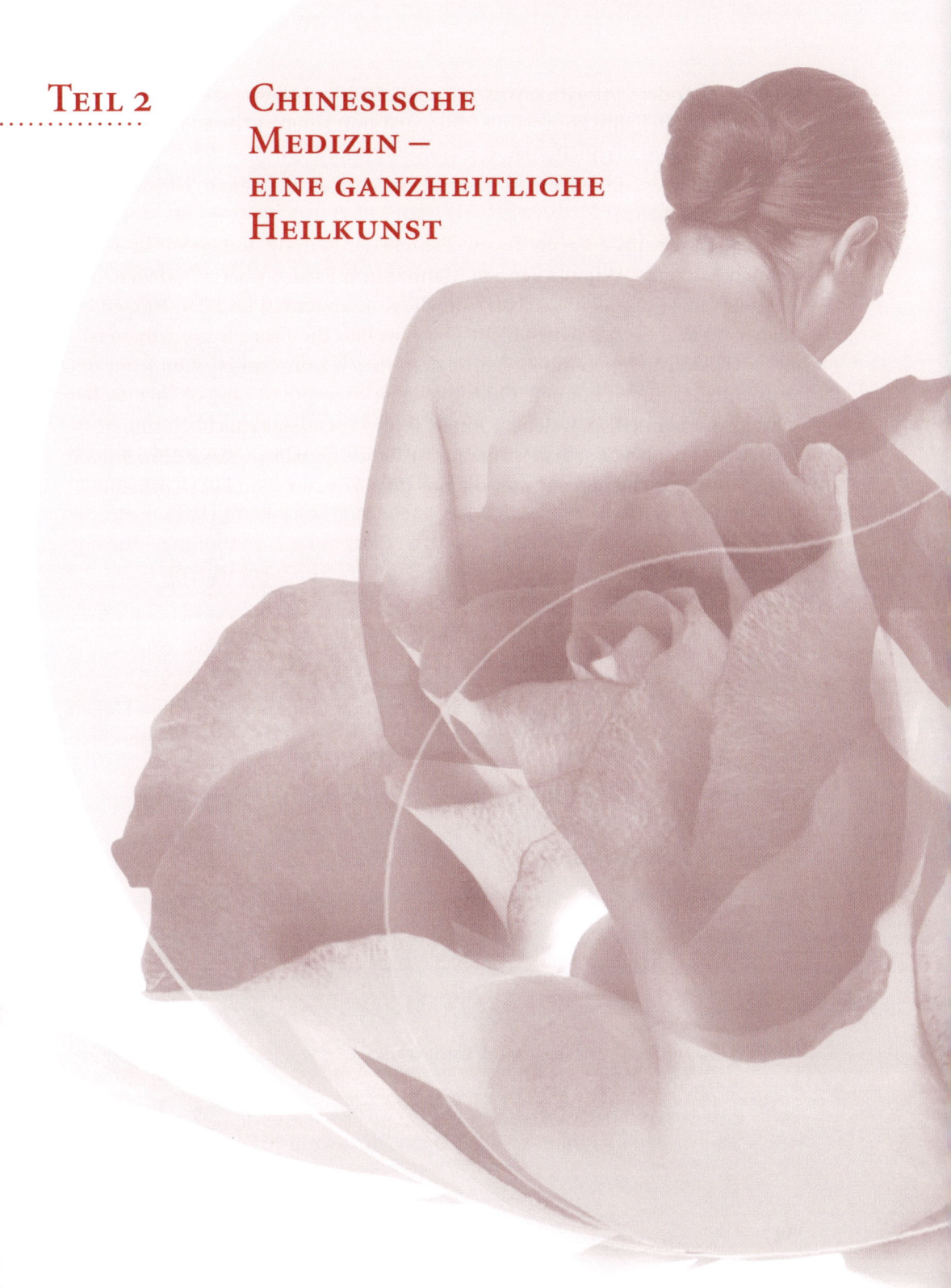

# TEIL 2

## CHINESISCHE MEDIZIN –
### EINE GANZHEITLICHE
## HEILKUNST

Im folgenden Teil des Buches lernen wir den Wandlungsprozess der Wechseljahre aus einer ganz anderen Blickrichtung kennen. Die natürliche Veränderung der Energieflüsse im Körper kann Anpassungsstörungen mit sich bringen, die wir zum einem körperlich, zum anderen auch psychisch erleben. In der traditionellen chinesischen Medizin (TCM) trennt man diese beiden Bereiche nicht. Die fernöstliche Herangehensweise deckt auf diese Weise interessante Zusammenhänge zwischen unserem Körper und der Psyche auf, die mit unserem bisherigen Leben, unseren Gewohnheiten und Lebensmustern verbunden sind.

> Die Wechseljahre sind fernöstlich betrachtet eine intensive Verdichtung und Konsequenz unseres bisherigen Lebens.

Die Wechseljahre sind fernöstlich betrachtet eine intensive Verdichtung und Konsequenz unseres bisherigen Lebens. Finden wir auf der Ebene der Lebensführung Lösungen, verändern sich nicht nur körperliche Beschwerden, sondern auch Verstimmungen und andere Begleiterscheinungen, die bei sehr vielen Frauen die Jahre des Wechsels begleiten. Aber auch umgekehrt kann Heilung auf der körperlichen Ebene – beispielsweise durch Akupunkturbehandlung – die notwendigen Veränderungen im seelischen Bereich oftmals erleichtern.

Durch die Wechseljahre ausgelöst, vollzieht sich in vielen Frauen eine Wandlung, die so manche ihrer gewohnten Lebensmuster auf einmal fragwürdig werden lässt. Oft wird das Ganze von dem Gefühl begleitet, mit diesen Themen ziemlich allein dazustehen. Wenn Leidensgenossinnen über Ähnliches klagen, hilft diese Pseudogemeinschaft häufig auch nicht weiter und bietet letztendlich kaum einen Trost. Das liegt daran, dass Frauen jetzt mehr als zuvor eine tatsächliche Veränderung in ihrem Leben herbeiführen wollen und diese konkret anpacken wollen. Frauen in diesem Wandlungsprozess sind oft besonders offen für neue Wege und Lösungen.

Hören wir beim Gynäkologen Erklärungen wie »Ja, das sind nun die Wechseljahre, aber das geht vorbei« und Vorschläge wie »Ich empfehle Ihnen Hormone, das wird Ihnen helfen«, dann fühlen viele von uns sich nicht wirklich verstanden und spüren irgendwie, dass es nicht nur um das Aufrechterhalten des Hormonspiegels gehen kann.
Wir ahnen vielleicht, dass die Art und Weise, wie wir jetzt die Wechseljahre erleben, in einem tieferen Zusammenhang mit unserem persönlichen Leben steht; dass viele der Beschwerden ihren Ursprung in unserer Lebensweise haben – und in den Gefühlen und geistigen Einstellungen uns selbst, anderen

Menschen und unserer Umwelt gegenüber. Dadurch sind wir zunehmend bereit, uns selbst wirklich zu unterstützen – und das auch auf der körperlichen Ebene. Nicht wenige sind heute daran interessiert, das Thema an der Wurzel anzugehen, anstatt mit Hilfe von Hormonen jahrelang eine Täuschung aufrechtzuerhalten und so zu tun, als würde sich nichts ändern.

Wenn wir einen Blick in die Vergangenheit werfen, sind die medizinischen Erkenntnisse, auf die wir uns im Westen heute stützen, in der Regel nicht älter als maximal 100 Jahre, die meisten sogar bedeutend jünger. Dabei ist im Allgemeinen der direkte Zugang zu unserem Körper, zu unserer eigenen Weisheit weit gehend verloren gegangen. Und gerade diesen brauchen wir jetzt dringend.

Im letzten Jahrhundert hat uns die wissenschaftliche Denkweise in hohem Maße aus den natürlichen Zusammenhängen herausgelöst. Der Wissensdrang entsprang dabei nicht zuletzt auch dem tiefen Bedürfnis des Menschen, das Leben so lange wie möglich im vollen Besitz der eigenen geistigen und körperlichen Kräfte zu genießen. Dies hat die westliche Wissenschaft in immer tieferes Detailwissen geführt. Labortechnische Untersuchungen öffnen einerseits neue Welten und bringen faszinierende Erkenntnisse, fördern jedoch eine zunehmende Spezialisierung in der Medizin. Das Verständnis für den Menschen in seiner Ganzheit kommt dabei zu kurz.

*Viele möchten heute das Thema Wechseljahre an der Wurzel angehen, anstatt mit Hilfe von Hormonen jahrelang eine Täuschung aufrechtzuerhalten und so zu tun, als würde sich nichts ändern.*

Was nun uns Frauen angeht und die unseren Zyklus betreffenden Geheimnisse, so ist den meisten von uns – bei allem medizinischen und wissenschaftlichen Fortschritt – der ureigene Zugang zu diesen Prozessen in unserem Körper abhanden gekommen. Die Tendenz der modernen Medizin, alles in Hieroglyphen zu verschlüsseln, macht es schwer, die Verbindungen zwischen Körper, Seele und Geist aufzufinden.

Es ist absehbar, dass im 21. Jahrhundert zunehmend wieder andere Denksysteme zum Tragen kommen, die uns – genauso fundiert wie die auf dem kausalen Denken basierende Wissenschaft – diese vorhandenen komplexen Verbindungen erklären. Der Ansatz der westlichen Medizin ist sicherlich wertvoll, und viele ihrer Methoden sind unersetzlich. Sie bedarf aber dringend einer Erweiterung.

In der traditionellen chinesischen Medizin finden wir eine hervorragende Ergänzung. Sie beruht auf einer ganzheitlichen Sicht der Welt und des Menschen sowie auf einer sehr langen Tradition und Erfahrung. Ihre jahrtausendealten Erkenntnisse über energetische Störungen oder die Wirkungen von Heilkräutern sind bis in die Gegenwart gültig. Heutige Forschungen über chinesische Heilkräuter belegen deren Nutzen auch aus biochemischer Sicht. Wenn sie richtig – das heißt von einem Fachmann oder einer Fachfrau – verordnet werden, haben sie außerdem nahezu keine Nebenwirkungen.

Die traditionelle chinesische Medizin beruht auf einer ganzheitlichen Sicht der Welt und des Menschen sowie auf einer sehr langen Tradition und Erfahrung.

Mit Hilfe der chinesischen Medizin können wir aus unserem täglichen Leben heraus Erkenntnisse über die Ursachen unserer Beschwerden gewinnen. Und damit auch wieder die Verantwortung für uns selbst übernehmen. Wir brauchen eine anschauliche und sinnhafte Medizin, gerade in einer Zeit, die der wir als Frauen im Wechsel manchmal meinen, dass wir den Sinn des Lebens in der Jugend zurückgelassen haben.

Grundlage der traditionellen chinesischen Medizin ist die Beobachtung natürlicher Vorgänge in der Natur und am Menschen. Den Menschen im Ganzen zu betrachten, sowohl seine Individualität als auch sein Umfeld und seine Lebensweise mit einzubeziehen – dies sind die wesentlichen Voraussetzungen, um die Mechanismen erkennen zu können, die zur Entgleisung energetischer Gleichgewichte und damit zu Beschwerden führen. Häufig lassen sich Störungen bereits im Vorfeld erkennen. Dadurch können wir sie prophylaktisch behandeln, bevor sie sich zu handfesten Krankheiten auswachsen.

Mit den Methoden der TCM ist es möglich, Ursachen für Wechseljahresbeschwerden zu erkennen, sowohl auf körperlicher als auch auf seelisch-geistiger Ebene.

Hier finden wir auch eine Verständnisgrundlage, die wir in den Wechseljahren wirklich brauchen: Mit den Methoden der TCM ist es möglich, Ursachen für Wechseljahresbeschwerden zu erkennen, sowohl auf körperlicher als auch auf seelisch-geistiger Ebene. Dabei kann es durchaus vorkommen, dass bei zwei verschiedenen Frauen das äußerlich gleiche Krankheitsbild mit identischen Symptomen auf Grund einer detaillierten Untersuchung zu zwei völlig verschiedenen Diagnosen führt – und damit auch zu unterschiedlichen Behandlungsformen.

Die chinesische Medizin ist von ihren Grundgedanken her sehr einfach, im Detail aber dennoch äußerst komplex. Sie umfasst die therapeutischen Bereiche

Akupunktur, Kräuteranwendungen, Diät-Therapie, Qi-Körperübungen und Meditation. Ihre Heilungsansätze sind oft von überraschender Einfachheit und von Pragmatismus bestimmt.

Um die Gedankenwelt der chinesischen Heilkunde nachvollziehen und therapeutische Entscheidungen verstehen zu können, ist eine Einführung in die Begriffswelt der Chinesen unverzichtbar. Zunächst werden wir die Bedeutungen der wichtigsten Energieaspekte beleuchten, bevor wir uns typischen energetischen Störungsmustern zuwenden, die häufig auch in den Wechseljahren auftreten.

## Das Energiepotential

Anders als die westliche Medizin versteht die chinesische Heilkunde den lebendigen Körper nicht als Ansammlung von Stoffen, die in biochemischen Prozessen miteinander verknüpft sind, sondern als ein Zusammenspiel verschiedener Energien. Dort, wo unsere Medizin über Substitution versucht, dem Körper Stoffe künstlich zuzuführen oder Körperfunktionen auf chemischem Weg zu beeinflussen, greift die chinesische Medizin meist energetisch in die Funktionsabläufe ein. Ihr Ziel ist es, die normalen Vorgänge im Vertrauen auf die natürlichen Selbstheilungskräfte des Körpers wieder zu aktivieren.

Der Ansatz der chinesischen Medizin ist *rein energetisch*. Wir betreten damit eine ganz andere Welt, die von einer für uns ungewohnten Sichtweise geprägt ist. Beide Wahrnehmungsebenen – die westliche wie die fernöstliche – haben ihre Berechtigung. Im ersten Teil des Buches betrachteten wir den weiblichen Körper in den Wechseljahren wie auf einer »Landkarte aus schulmedizinischer Sicht«. Mit dem Blick der chinesischen Medizin sehen wir auf eine völlig andere Karte. Selbst die Sprache, die Bedeutung der Begriffe und die Symbolik sind anders. Wir können diese Landkarte nur entschlüsseln, wenn wir uns auf diese andere Sprache einlassen und uns weit gehend von westlichen Vorstellungen lösen. Wenn Ihnen das gelingt und Sie dieser anderen Art der Wahrnehmung unvoreingenommen eine Chance geben, werden sich Ihnen neue Wege und ein neuer Zugang zu Ihrem Körper eröffnen.

> Der Ansatz der chinesischen Medizin ist rein energetisch.

> Wenn Sie einer neuen Art der Wahrnehmung unvoreingenommen eine Chance geben, werden sich Ihnen durch die chinesische Medizin neue Wege und ein neuer Zugang zu Ihrem Körper eröffnen.

Aus der Sicht der chinesischen Medizin gibt es mehrere Aspekte von Energie, die sich gegenseitig bedingen und sämtliche Vorgänge im Körper regeln. Grundlage unserer Gesundheit ist – von den Grundkräften *Yin und Yang* ausgehend – ein geschmeidiger Energiefluss und eine Harmonie im Gleichmaß verschiedener Kräfte. Dazu gehören auch die vier Energieaspekte *Qi, Blut, Säfte* und *Essenz.* Ein balancierter Energiehaushalt ist die Voraussetzung für einen problemlosen Übergang in den Wechseljahren, so dass Sie ohne Hormonsubstitution auskommen können. Solch ein natürlicher Übergang setzt Kräfte für einen inneren Prozess frei, der es uns ermöglicht, dass wir anschließend über mehr Klarheit und ein stärkeres weibliches Bewusstsein verfügen.

## Yin und Yang

Das übergeordnete Ziel der chinesischen Medizin ist die Harmonisierung von Yin und Yang, den zwei Energieaspekten, die sich polar gegenüberstehen. *Yang* ist die Dynamik und die Kraft, die sich in der Entfaltung, der Erwärmung und in allen Bewegungen und Aktivitäten des Körpers ausdrücken. *Yin* ist das bewahrende, kühlende und eher materielle Prinzip. Sind diese beiden Kräfte im Einklang, dann – so die Philosophie der Chinesen – ist der Mensch in Harmonie, im Gleichgewicht der Kräfte und damit geistig, seelisch und körperlich gesund. Sinnbildlich betrachtet, ist Yang dem Feuer und Yin dem Wasser zugeordnet. Das Feuer, heiß und dynamisch, steht ganz im Gegensatz zum kühlenden und aufnehmenden Wasser. Diese Polarität finden wir als Gesetzmäßigkeit überall in der Natur, im Menschen und im ganzen Universum wieder.

> Die beiden Energieaspekte Yin und Yang sind gleichberechtigte Teile eines Ganzen.

Diese beiden Energieaspekte sind gleichberechtigte Teile eines Ganzen. Auf diesem Prinzip gründet sich auch unsere Sehnsucht nach dem anderen Geschlecht, die den Fortbestand der menschlichen Existenz sichert. Auch wenn man allgemein davon ausgeht, dass Frauen Yin sind und Männer Yang, gibt es in jeder Frau und in jedem Mann sowohl Yin als auch Yang. Nur ein relatives Gleichgewicht dieser Kräfte sichert unsere Gesundheit. In der Monade, dem bekannten Symbol von Yin und Yang, wird das Zusammenspiel der beiden Aspekte deutlich. Die Basis vom Yin und Yang unseres Körpers liegt in der Niere. Deswegen spricht man auch von der *Wasser*- und der *Feuer-Niere.* Vor den Wechseljahren sind Frauen meistens mehr vom

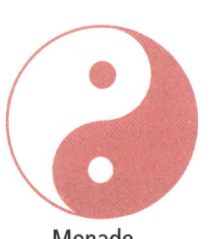

Monade

Yin regiert. Ihre Qualität liegt eher im Empfangen und Bewahren. Männer sind in jüngeren Jahren meistens dem Yang-Prinzip näher und tendieren eher als Frauen dazu, »Macher« zu sein. Erst seit einiger Zeit findet zunehmend eine Verschiebung statt: Frauen schlagen häufiger aktive berufliche Laufbahnen ein, und Männer sehnen sich danach, ihre traditionelle Rolle als Versorger abzulegen. In jedem Menstruationszyklus durchlaufen Frauen jedoch beide Zustände: eine Phase, die eher vom Yin, und eine, die mehr vom Yang geprägt ist.

Bei Yin und Yang handelt es sich immer um *relative* Zustände. Nur im Vergleich miteinander lassen sich Yin oder Yang erkennen. Einen absoluten Zustand gibt es nicht. So wie Licht an sich nicht hell sein kann ohne die Anwesenheit von Dunkelheit, ist die Dunkelheit nur dunkel in Anwesenheit von Licht. Dabei sind Yin und Yang immer im Wandel. Ähnlich wie Tag und Nacht allmählich ineinander übergehen, wandelt sich Yin in Yang und Yang in Yin.

> Die Basis vom Yin und Yang unseres Körpers liegt in der Niere.

## Qi, Blut und Säfte

Ebenso wie Yin und Yang aufs engste verbunden sind, sind auch unsere wichtigsten körperlichen Energieaspekte – Qi, Blut und Säfte – in ihrem Wirken eng miteinander verknüpft.

*Qi* ist eine nicht materielle, unsichtbare Energie. Qi ist das Leben selbst, das sich in uns und unserem Körper durch alle aktiven physischen, psychischen und geistigen Prozesse ausdrückt. Körperliche Bewegung, die Anspannung jedes einzelnen Muskels, die Aktivitäten unserer inneren Organe, die Umwandlung der Nahrung oder auch unsere Gedanken und Gefühle – alle diese Vorgänge sind aktive Energieprozesse und damit Funktionen des Qi.

*Blut* im energetischen Sinne wird im Chinesischen *Xue* genannt und ist ein mehr nährender Aspekt von Energie. Es ist dichter als Qi und damit der Materie näher. Die uns bekannte *Blutflüssigkeit* ist jedoch nur ein kleiner Teil dieses Energieaspektes.

Das Blut und die *Säfte* entspringen derselben Quelle: Beide werden aus der Nahrung gewonnen, durch eine der vielen Aktivitäten des Qi. Leiden wir als Frauen unter einem chronischen »Blut-Mangel«, dann betrifft das auch die Säfte.

Betrachten wir Qi und Blut unter dem Aspekt von Yin und Yang, entspricht Qi mehr dem Yang (aktiv) und Blut mehr dem Yin (aufnehmend).

Stellen Sie sich einen quirligen Bach vor, der kraftvoll und lebendig durch die Landschaft plätschert. Das Wasser des Baches, die Substanz und Flüssigkeit, entspricht in diesem Bild dem Blut. Die Bewegung des Wassers, die Wirbelbildung, das Plätschern und Rauschen des Baches sind das Qi. So sind auch in unserem Körper Blut und Qi untrennbar miteinander verbunden. Die Chinesen sagen: Das Blut ist die Mutter des Qi, weil das Blut das Qi ernährt. Gleichzeitig gilt Qi als der Erzeuger des Blutes. Es bildet Blut aus der aufgenommenen Nahrung und bewegt und zirkuliert es in seinen Bahnen durch den Körper.

> Die Chinesen sagen: Das Blut ist die Mutter des Qi, weil das Blut das Qi ernährt. Gleichzeitig gilt Qi als der Erzeuger des Blutes.

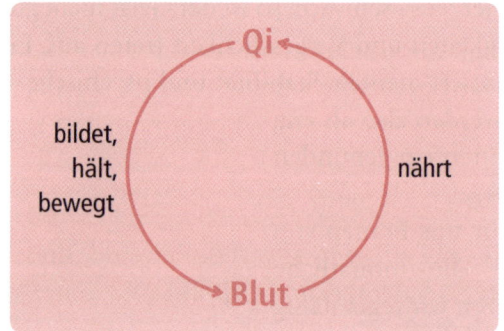

Qi-Blut-Kreislauf

Erschöpft sich die Energie Qi, kann sie nur noch wenig Blut erzeugen. Auch die Kraft, das Blut durch den Körper zu bewegen, lässt dann nach. Der Bach in unserem Bild fließt träge vor sich hin. Das Blut hat keinen dynamischen Fluss mehr und »verliert seine Richtung«, wie die Chinesen sagen. Als Folge kann es das Qi und die Organe nicht mehr ausreichend ernähren.
Wird andererseits das Blut schwach oder ist es erschöpft – wir werden später sehen, wie das nicht selten bei uns Frauen geschieht –, leidet auch das Qi darunter, ähnlich wie der Bach, wenn er zu wenig Wasser führt.

Die Aufgaben des *Qi* sind umfangreich und vielfältig. Ihm unterliegt die Bewegung und Verteilung nicht nur des Blutes, sondern auch der Säfte und damit sämtlicher Nährstoffe im Körper. Es reguliert die Körpertemperatur und ermöglicht darüber alle aktiven Vorgänge, auch den Schutz vor eindringenden Erregern. Das Qi stabilisiert unsere inneren Organe gegen die Schwerkraft, hält das Blut in den Gefäßen und Leitbahnen (Meridianen) und reguliert die Ausscheidung von Stuhl, Schweiß und Urin. Kurz: Unser gesamtes Aktivitätspotential, unsere *Lebensenergie,* wird von der Kraft und Qualität unseres Qi bestimmt. Ausreichende, vitalstoffreiche Ernährung, frische Luft und Ruhe vermehren die Kraft und Regulationsfähigkeit von Qi.

Da *Blut* die Grundlage für die Ernährung des Qi bildet, ist es die eigentliche Grundlage für alle physiologischen Prozesse im Körper. Es ernährt nicht nur die inneren Organe und die Körperstrukturen, sondern befeuchtet auch die Gewebe und hält sie damit elastisch. Ungewohnt für uns ist die Gewohnheit der Chinesen, das Blut als Trägersubstanz für unsere *Gefühle* und unseren *Geist* anzusehen. Es ist sozusagen deren Wohnstätte.

> Unser gesamtes Aktivitätspotential, unsere Lebensenergie, wird von der Kraft und Qualität unseres Qi bestimmt.

Wird das »Blut des Herzens« schwach, so ist der Geist nicht gut verankert: Konzentrationsschwierigkeiten und Vergesslichkeit treten auf. Eine ausreichende Menge an Blut garantiert mentale Stabilität und psychische Ausgeglichenheit.

Gefühle und Geist werden also als eng an die physischen Energien gebunden verstanden.

Das ist besonders für uns Frauen von Bedeutung. Durch die monatliche Menstruation verlieren wir regelmäßig Blut. Aus diesem Grund muss im weiblichen Körper weitaus mehr neues Blut gebildet werden als im männlichen. Auch wenn wir durch den Blutverlust in den Genuss einer monatlichen Reinigung kommen, ist die Gefahr für Frau-

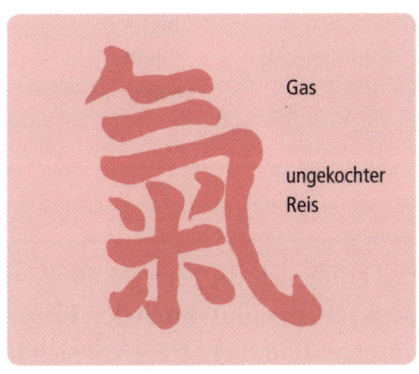

Gas

ungekochter Reis

Das chinesische Zeichen für Qi

en, einen so genannten »Blut-Mangel« zu entwickeln, größer als für Männer. Männer dagegen tendieren mehr zu einem »Qi-Mangel« und damit langfristig zu einer »Blutstagnation«. Diese Störungsmuster werden im nächsten Kapitel ausführlich erläutert.

Zu den Yin-Energien gehören auch die *Säfte.* Darunter versteht die chinesische Medizin Flüssigkeiten, welche die Haut befeuchten, die Haare ernähren, die Gelenke schmieren und die Organe benetzen. Auch der Speichel, die Tränen, der Schweiß und der Urin zählen zu den Säften. Sie sind jedoch nicht so edel wie Blut. Blut als Energie ist wesentlich bedeutsamer für den Körper, vor allem weil es durch mehr Kraft, Tiefe und Nährfähigkeit charakterisiert ist.

Ein typisches Zeichen für den Säfte-Mangel ist ebenso wie beim Blut-Mangel eine trockene Haut. Trockene Lippen, Augen und Schleimhäute, aber auch Ödeme (Wasseransammlungen) deuten auf ein Ungleichgewicht im Säftehaushalt hin.

## Essenz – die Ahnenenergie

Der wohl unergründlichste Energieaspekt im Zusammenspiel der Energien ist die Essenz. Keine der bisher erwähnten Energien ist so tief und geheimnisvoll wie diese. Wie die Bezeichnung *Ahnenenergie* schon sagt, wird uns diese Energie durch unsere Vorfahren übertragen. Ihre Menge und Qualität wird im Moment der Zeugung festgelegt und ist damit unveränderlich. Sie wird in der Niere gespeichert und im Chinesischen als *Jing* bezeichnet.

Menge und Qualität der Essenz bestimmen bei jedem Menschen auf einzigartige Weise maßgeblich seine mehr oder weniger starke Konstitution und Vitalität. Die Essenz ist die stofflich dichteste Energieform unseres Körpers. Sie bildet die materielle Grundlage für unseren Geist und ist die Basis unserer sexuellen Kraft. Von der Substanz her Yin, vom Aktivitätspotential her Yang, vereinigt diese Energie die beiden Grundprinzipien in sich und bringt Yin und Yang, Blut und Qi hervor. Wir können auch von der Grundmatrix des Menschen sprechen. Die Essenz ist die Wurzel aller Energien und damit des Lebens.

> Die Essenz-Energie ist die Wurzel aller Energien und damit des Lebens.

Alle körperlichen Prozesse werden letztlich durch die Essenz gesteuert. Sie begleitet alle langfristigen Transformationen des Menschen von der Geburt bis zum Verfall.[17] Starke körperliche Veränderungen wie die Pubertät, die Schwangerschaft und die Wechseljahre sind Phasen der Wandlung auch für die Essenz. Dabei ist sie vorgegebenen Zeitzyklen unterworfen, die sich bei Mann und Frau unterscheiden: Frauen wandeln sich in Sieben-Jahres-Zyklen, Männer dagegen im Rhythmus von acht Jahren.

Wie das Wachs einer Kerze von der Flamme verzehrt wird, so wird die Essenz im Laufe des Lebens langsam oder schnell aufgebraucht. Am Ende stirbt der Mensch. Tatsächlich beschreiben die Chinesen die Essenz als ein besonderes Elixier, das wie ein äußerst kostbarer Nektar in geringen Mengen im Blut durch den Körper zirkuliert. Frauen verlieren durch die monatliche Blutung also auch Essenz. Die Männer dagegen verlieren sie durch das Ejakulat beim Orgasmus.

Die Unveränderlichkeit der Essenz wird durch eine wichtige Tatsache gemildert: Während des Schlafes können wir überschüssige Energien aus Atmung und Nahrung sowohl in Blut als auch in die so genannte *nachgeburtliche Essenz* umwandeln. Sie fügt der angeborenen *vorgeburtlichen Essenz* in der Niere weitere Kraft und Energie hinzu. Wir können diese damit schützen und erhalten. Verbrauchen wir unsere Essenz jedoch frühzeitig durch unkluge Lebensführung oder schwierige Umstände, beschleunigen wir den Prozess des Alterns. Damit beeinflussen wir als Frauen natürlich auch unsere Lebensqualität in und nach den Wechseljahren! Bemühen wir uns, Menge und Qualität der Essenz so lange wie möglich

> Verbrauchen wir unsere Essenz frühzeitig durch unkluge Lebensführung oder schwierige Umstände, beschleunigen wir den Prozess des Alterns.

zu bewahren, bereiten wir den Boden für ein langes und gesundes Leben vor. Alle im Rahmen der Anti-Aging-Therapie angewandten Konzepte zielen, chinesisch betrachtet, auf die Erhaltung dieses Energieaspektes.

Etwa ab dem 36. Lebensjahr jedoch lässt die Fähigkeit des Körpers, Überschüsse zu bilden, allmählich nach, und ein sanft beginnender Abbau der Kräfte beginnt (siehe »Energieflüsse in den Wechseljahren: Energetische Veränderungen in der Lebensmitte«). Umso wichtiger sind ab Mitte 30 eine balancierte Lebensweise, eine gesunde Ernährung und ein bewusster Umgang mit unserer Kraft. Auf diese Weise schützen wir die Essenz und erhalten unsere Lebensqualität in der zweiten Lebenshälfte.

## Shen – der Geist

*Shen* ist eigentlich nicht übersetzbar. Begriffe wie Geist oder Bewusstsein kommen seiner Bedeutung am nächsten.

Stellen wir uns vor, dass die Essenz (Jing) als Quelle des Lebens Ausdruck instinktiver Prozesse ist, Qi eine Umsetzung in Aktivität und Bewegung, dann beschreibt Shen den menschlichen Geist, der diese beiden Energieaspekte durchdringt und belebt. Essenz und Qi sind die Basis für den Shen. Diese Energieform findet sich nur in uns Menschen. Sie macht unsere höchst individuelle Prägung aus und erlaubt uns, zu denken, zu unterscheiden und aus dem Leben zu lernen. Außerdem kann uns der Shen die Erfahrung des Einsseins mit dem Kosmos und dem Göttlichen vermitteln.

Ist die Essenz von ihrer Qualität her am meisten Yin und in materieller Hinsicht der dichteste Energieaspekt, so ist der Shen Yang: leicht, fein und aktiv. Gemeinsam mit dem Qi, das etwa in der Mitte zwischen beiden einzuordnen wäre, werden diese Energieformen von den Chinesen als die *Drei Schätze* bezeichnet. Damit wird deren Kostbarkeit hervorgehoben, die es zu pflegen gilt.

Nach Auffassung der Chinesen »wohnt der Shen im Herzen«, genauer gesagt *im Blut des Herzens.* Hier kann er zur Ruhe kommen. Im westlichen Verständnis sind wir dagegen gewohnt, uns den Geist im Kopf lokalisiert vorzustellen. Auch wenn der Shen die feinste Energieform des Menschen ist, weist er als Energiesubstanz dennoch einen materiellen Aspekt auf.

Hier wird das unterschiedliche Denken zwischen Ost und West besonders deutlich: Geist und Materie (Shen und Essenz) sind bei den Chinesen untrennbar verbunden. Kurz gesagt: Eine Trennung von Körper und Geist existiert bei ihnen nicht! Sind die Essenz und das Qi stark, kann sich auch der Shen ungehindert ausdrücken. Wir sind dann von kräftiger Gestalt, haben eine positive Ausstrahlung, und die Augen glänzen. Vor allem an den Augen erkennt man in der chinesischen Medizin den Zustand des Shen.

> Geist und Materie sind bei den Chinesen untrennbar verbunden.

Ist der Shen gestört, macht sich das durch Konzentrationsschwierigkeiten, durch die Unfähigkeit, klar zu denken, oder durch manifeste Bewusstseinstörungen bemerkbar. Bei allen psychischen Erkrankungen ist der Shen beteiligt. Er kann über den Herz-Meridian beeinflusst werden.

## ENERGETISCHE DISHARMONIEN

Sind die Energieaspekte untereinander in einem relativen Gleichgewicht, sind wir gesund. Zwangsläufig ergeben sich im Laufe unseres Lebens durch verschiedene Auslöser Ungleichgewichte in unseren Energien – *Energiemuster* unterschiedlicher Ausprägung entstehen. Die meisten auftretenden Störungen haben mit den Grundsubstanzen Qi und Blut zu tun, jedoch auch Yin und Yang können ins Ungleichgewicht kommen. Halten die Probleme für längere Zeit an, graben sie sich in die Materie ein und werden manifest. Dann sprechen wir von Krankheiten. Störungen in der Essenz sind das Ergebnis von lang andauernden Prozessen und entsprechend schwieriger und langwieriger zu behandeln.

Die chinesische Medizin ordnet mögliche Ursachen für die Entstehung von energetischen Disharmonien in drei Kategorien ein:

- von außen kommende, klimatische Faktoren wie Kälte, Hitze, Feuchtigkeit, Trockenheit und Wind,
- von innen kommende Faktoren, die auf die *sieben Emotionen* zurückgeführt werden, und
- sonstige, weder innere noch äußere Faktoren, die durch unsere Lebensweise, die Konstitution und Ernährung, Traumata und den Umgang mit unserer Sexualität auf unseren Körper einwirken.

Bezogen auf den Verlauf der Wechseljahre spielen meistens nur die zweite und dritte Kategorie eine Rolle.

Unter den *inneren Faktoren* versteht man vor allem nicht ausgedrückte oder übermäßig ausgelebte Emotionen. Zu ihnen gehören nach der Philosophie der Chinesen sieben Grundgefühle: *Wut, Freude, Nachdenklichkeit, Besorgnis, Traurigkeit, Angst und Schock.* Dass wir alle tagtäglich mit einer ganzen Gefühlspalette konfrontiert sind, dass wir mal heiter, gelassen, fröhlich oder mal wütend sind, gehört zum natürlichen Ausdruck des menschlichen Seins. Werden Gefühle jedoch über lange Zeit angestaut und finden sie kein Ventil oder sind sie über Jahre in einer Richtung sehr intensiv, kann dies die Ursache für eine Erkrankung sein. Häufig sind unsere Beziehungen ein Nährboden für die Entwicklung solch einseitiger und konfliktreicher Gefühle.

Auch unsere *Konstitution,* die *Gewohnheiten,* wie wir leben und uns versorgen, das *Milieu,* in dem wir uns bewegen, und *weitere Faktoren* haben einen nicht unbedeutenden Einfluss auf die Wechseljahre und können Antworten auf die Frage sein, wieso manche Frauen mehr unter dieser Lebensphase leiden und andere weniger.

> Werden Gefühle über lange Zeit angestaut und finden sie kein Ventil oder sind sie über Jahre in einer Richtung sehr intensiv, kann dies die Ursache für eine Erkrankung sein.

## Das chinesische Organsystem und die sieben Emotionen

Gestörte Energiemuster wirken sich entweder auf die Dynamik unseres Energieflusses allgemein oder – wenn sie tiefer gehen – auf die Ebene der Organe aus. Das chinesische Organsystem umfasst *fünf innere Organe: Herz, Niere, Leber, Lunge und Milz.* Sie werden auch *Yin-Organe* genannt. Mit den westlichen Organen sind sie jedoch nicht identisch, sondern sie übernehmen als *Funktionskreise* beziehungsweise *Energiesysteme* auf den ganzen Körper bezogen umfassende Aufgaben, und zwar nicht nur körperliche.

Zusätzlich sind sie auch Träger unserer Emotionen. Jedes unserer Gefühle hat Auswirkungen auf die Funktionen, auf das Qi eines Organs. Ärger und Wut lassen das Qi nach oben steigen und haben einen Einfluss auf die Leberenergie. Wir alle haben schon gesehen, wie jemand in Wut und Rage einen roten Kopf bekam.

Jedes unserer Gefühle hat Auswirkungen auf die Funktionen, auf das Qi eines Organs.

Ein Mangel oder zu viel an Freude, Depressionen und Negativität stören den Fluss der Herzenergie und irritieren den Shen. Übermäßiges Nachdenken und viele Sorgen verknoten das Qi der Milz und wirken sich verringernd auf die Blutbildung aus. Traurigkeit und Kummer lösen die Energie der Lunge auf, Angst senkt die Energien nach unten zu der Niere ab, und Schock zerstreut vor allem die Energien der zentralen Organe Herz und Niere. Schließlich beherbergen die Organsysteme auch noch geistig-spirituelle Aspekte. Shen im Herzen ist einer davon.

Damit unterscheidet sich die chinesische Medizin gravierend von weiten Teilen der westlichen Medizin, bei denen auch heute noch – trotz zunehmend psychosomatischer Sichtweise – die emotional-geistigen Aspekte nicht grundsätzlich als gleichberechtigte Ursachen für organische Störungen anerkannt werden.

Energetische Störungen in einem Organ, die nicht aus Emotionen, sondern aus anderen Gründen entstanden sind, können sich andersherum auch in bestimmten Gefühlen ausdrücken. Der emotionale Ausdruck und die Gefühlslage sind immer ein integrierter Bestandteil der Diagnose in der chinesischen Medizin. Sind Sie zum Beispiel von Ihrer Grundhaltung her angespannt, aufbrausend oder gereizt, weist dies auf eine Störung im Lebersystem hin. Oder betrachten wir die Niere: Sie ist zwar auf der körperlichen Ebene für die Ausscheidung von Wasser, für die Knochen und andere physische Funktionen zuständig. Zu ihr gehört jedoch auch das Gefühl der Angst, der instinktive Lebenswille und die geistige Willenskraft. Eine Störung im Nierensystem wird sich auf mindestens einer dieser drei Ebenen – Körper, Seele, Geist – ausdrücken.

## Fülle und Leere

Energiestörungen werden grob in *Fülle-* und *Leere-Zustände* unterschieden. Diese Unterscheidung ist ein wichtiges diagnostisches Kriterium. Leere-Zustände werden synonym als *Mangel-,* zuweilen auch als *Schwäche-Zustände* bezeichnet. Leiden Sie an einer Mangel-Symptomatik, müssen Energien zugefügt oder die Aktivität bestimmter Energien angeregt werden. Bei einer Fülle jedoch geht es mehr um Ausleitung oder Zerstreuung der betreffenden Energie (siehe auch Glossar im Anhang). Manchmal ist auch ein Mangel die Grundlage für die Entstehung einer Energiestörung, die von Fülle geprägt ist. Unter diesen Umständen treten beide Muster gemeinsam auf. Ziel ist immer, eine relative Balance und einen harmonischen Energiefluss wiederherzustellen.

In den folgenden Abschnitten beschreibe ich die Grundformen der am häufigsten vorkommenden Energiestörungen. Beim Durchlesen dieser Energiemuster werden Sie mit ziemlicher Wahrscheinlichkeit auf Übereinstimmungen mit Ihrem persönlichen Zustand treffen. Vielleicht haben einige von Ihnen sogar das Gefühl, dass alles irgendwie auf Sie zutrifft. Seien Sie in diesem Fall nicht beunruhigt, das kommt häufiger vor. Energiemuster greifen leicht ineinander über, überlappen sich und folgen aufeinander. Entscheidend ist, wie tief sich die Muster eingegraben haben.

Jedes dieser Energiemuster begünstigt eine individuell ausgeprägte Energiekonstellation, mit der wir irgendwann in die Wechseljahre eintreten.

### Qi- und Yang-Mangel

Qi und Yang sind die aktiven Elemente in unserer Körperdynamik. Lebensfreude und Vitalität, die Fähigkeit, nach außen zu gehen, Kontaktbereitschaft und die Lust zu leben drücken sich in einem kräftigen Qi und Yang aus.

Haben wir uns kurzzeitig extrem angestrengt und wenig gegessen, kennen wir alle die üblichen Erschöpfungssymptome: Wir sind müde, antriebslos und hungrig. Das ist ein *Qi-Mangel.* Wenn wir dann essen und schlafen, fühlen wir uns wieder dynamisch und fit. Bei Symptomen wie allgemeiner Schwäche, Antriebslosigkeit, spontanem Schwitzen, Unlust, sich zu bewegen oder zu sprechen, verbunden mit blasser Zunge und blassem Gesicht, können wir davon ausgehen, dass es sich um einen *generellen Qi-Mangel* handelt.

> Eine gute Ernährung, Bewegung an der frischen Luft, leichte körperliche Übungen oder Sport und ein ausreichender, tiefer und entspannender Schlaf sind die wichtigsten Schlüssel zum Aufbau von Qi.

In der japanischen Variante der chinesischen Medizin, der Kanpo-Medizin, spricht man nur dann von einem erstklassigen Arzt, wenn er die Krankheiten mit gezielter Ernährung heilen kann. Bei einem Qi-Mangel ist dies noch möglich. Eine gute Ernährung, Bewegung an der frischen Luft, leichte körperliche Übungen oder Sport und ein ausreichender, tiefer und entspannender Schlaf sind die wichtigsten Schlüssel zum Aufbau von Qi.

Bezieht sich der Qi-Mangel auf ein *bestimmtes Organ,* treten organspezifische Anzeichen auf. Atemnot tritt zum Beispiel als Zeichen einer Lungen-Qi-Schwäche auf, loser und breiiger Stuhl bei einer Schwäche der Milz. Hier sind dann gezieltere Therapieansätze erforderlich, um die Organe selbst zu kräftigen.

Das so genannte *Wahre Qi,* das in den Leitbahnen (Meridianen) zirkuliert, wird aus drei verschiedenen Quellen erzeugt: aus dem *Atem-Qi* der Lunge, dem *Nahrungs-Qi* der Milz und dem *Yuan-Qi,* dem aktiven Aspekt der Nieren-Essenz.
Lassen Sie uns genauer anschauen, wie die Qi-Bildung vor sich geht: Aus der im Magen aufgenommenen Nahrung gewinnt die Milz das Nahrungs-Qi. Dieses steigt nach oben zur Brust. Dort verbindet es sich in der Lunge mit dem *Atem-Qi,* das diese aus der Atemluft gebildet hat. Erst das Yuan-Qi, das von der Niere hinzukommt, bewirkt die Umwandlung aller drei Energien zum Wahren Qi.
Ein Teil des Wahren Qi, das *Ying-Qi,* fließt ins Innere unseres Körpers, um die Organe zu ernähren, während ein anderer Teil, das *Wei-Qi,* die äußeren Schichten des Organismus versorgt, die Poren der Haut reguliert und uns so vor den von außen eindringenden Klimafaktoren wie zum Beispiel Hitze und Kälte schützt.

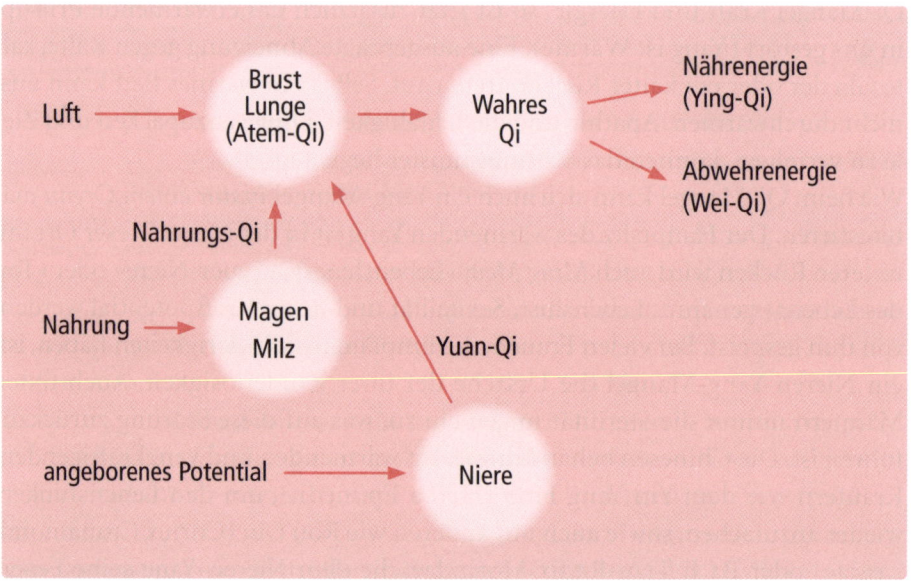

Qi-Bildung

Die gesunde Qi-Bildung kann an verschiedenen Punkten unterbrochen sein, was dann zu einem Qi-Mangel führt. Frische Luft, vitalstoffreiche Ernährung und ein erholsamer Schlaf sind aus diesem Grund wesentliche Aspekte beim Bemühen um eine Kräftigung unseres Energiesystems.

Die Milz ist das innere Organ, das Umwandlung und Transport der aufgenommenen Nahrung reguliert. Das Energiesystem Milz entspricht am ehesten dem Teil des Verdauungsbereiches, zu dem in der westlichen Medizin Milz, Bauchspeicheldrüse und Leber gehören. Zusammen mit dem Magen wird die Milz oft als *Mitte* bezeichnet. Hier werden die Speisen und Getränke durch feine Destillationen in (Nahrungs-)Qi und Blut umgewandelt und das *Reine* vom *Unreinen* getrennt. Das Unreine wird über den Darm und die Blase ausgeschieden. Eine weitere wichtige Aufgabe der Milz ist die Umwandlung von *Feuchtigkeit.* Ist das Milz-Qi geschwächt, lagert sich die Feuchtigkeit in den Geweben ab. Feuchtigkeit führt zu schweren Beinen, Ödemen, Übergewicht, schwachem Bindegewebe und anderen Symptomen.

> Zusammen mit dem Magen wird die Milz oft als Mitte bezeichnet.

Ein *Yang-Mangel* greift wesentlich tiefer in die Körperdynamik ein als ein Qi-Mangel und wird daher als dessen Steigerung angesehen. Fehlten bei einem Qi-Mangel Kraft und Energie, so ist jetzt zusätzlich das erwärmende Prinzip in uns gestört (Yang ist Wärme). Eine ausgeprägte Abneigung gegen Kälte, kalte Glieder oder ein kalter Rücken treten auf. Selbst ein warmes Bett kann uns nicht durchwärmen. Apathie und die Unfähigkeit, Dinge anzupacken und Ziele zu verfolgen, können das Störungsmuster begleiten.

Wie beim Qi-Mangel kann sich auch ein Yang-Mangel *in nur einem Organ* manifestieren. Der Hauptsitz des wärmenden Yang ist in der Niere. Dieser Ort im unteren Rücken wird auch *Ming Men*, »Lebensfeuer«, »Feuer-Niere« oder »Tor des Lebens« genannt. Lebenslust, Sexualität und unser Kraftpotential werden von ihm gespeist. Bei vielen Frauen, die Empfängnisschwierigkeiten haben, ist ein Nieren-Yang-Mangel die Ursache der ihrer Kinderlosigkeit. Auch unter Männern nimmt die Sterilität ungemein zu, was auf diese Störung zurückzuführen ist. Die Chinesen behandeln sie mit wärmenden und yangkräftigenden Kräutern wie dem Yin Yang Huo (Herba Epimedii), um den Lebensfunken wieder anzufachen, sowie auch mit anderen wie Rou Gui (Cortex Cinnamomi cassiae) oder Ba Ji Tian-Radix Morindae, die dem Nieren-Yang seine Feuerkraft zurückgeben.

### Blut- und Yin-Mangel

Bei Blut und Yin befinden wir uns im Bereich der kühlenden und nährenden Energien. Blut und Yin sind die Elixiere für die Frau. Sie stellen Energien dar, die uns Stabilität, Ruhe und Besonnenheit verleihen. Allein durch unsere monatliche Blutung verbrauchen wir tendenziell diese beiden Aspekte in stärkerem Maß als Männer.

Blut und Yin sind die Elixiere für die Frau.

Leiden Sie chinesisch betrachtet an einem *Blut-Mangel* (auch als *Blut-Leere* bezeichnet), kann Ihr Blutbild, wie es sich im Labor zeigt, noch alle Werte im Normbereich aufweisen. Das liegt daran, dass der Blutaspekt aus chinesischer Sicht weitaus mehr umfasst als die rote Flüssigkeit, die in unseren Gefäßen zirkuliert. Erst wenn der Blut-Mangel gravierend ist, werden Sie zum Beispiel durch einen Mangel an Erythrozyten oder Hämoglobin in der westlichen Medizin auf eine *Anämie* aufmerksam.

Ein Gefühl von Benommenheit, Herzklopfen, Schlaflosigkeit, trockene Haut sowie Haare, die spröde und ohne Spannkraft sind, die dünn werden und ausfallen, begleiten ein tiefes Gefühl von Erschöpfung. Diese Zeichen beeinflussen direkt auch unser Selbstverständnis als Frau: Das Selbstwertgefühl kann geschwächt werden, und das Vertrauen in unser Leistungsvermögen nimmt ab. Schneller als gewohnt sind wir überfordert und reagieren mit Hilflosigkeit oder Schwäche. Dabei müssen nicht alle Symptome gleichzeitig auftreten.

Nach schwierigen Geburten mit einem starken Blutverlust haben Frauen häufig einen Blut-Mangel. Eine Wochenbettdepression weist ebenfalls auf diese Störung hin. Anstrengende Lebensphasen, die tiefe Emotionen verursachen, konsumieren ebenfalls das Blut. Ein unerfüllter Sehnsuchtszustand blockiert nach der chinesischen Medizin sogar unsere Fähigkeit, neues Blut zu bilden. Übermäßiges Grübeln erschöpft die Milz und damit auch das Blut, ebenso wie eine schlechte Ernährung.

Nahrung und Getränke, die wir zu uns nehmen, werden von der Milz in Essenzen umgewandelt, die als wesentliche Bausteine zur Neubildung des Blutes beitragen. Im Zeitalter von McDonald's ist häufig eine schwache Milz, die Nahrung in Qi und Blut umwandeln soll, die Ursache für einen Blut-Mangel. Der Blutaufbau findet einfach nicht ausreichend statt. Bei magersüchtigen Frauen, deren gestörtes Essverhalten die Wurzel des Milz-Qi angegriffen hat, hört die monatliche Blutung manchmal einfach auf.

Auch die Niere stellt zur Bildung von Blut kleine Mengen an Essenz zur Verfügung.

Das *Nahrungs-Qi* aus der Milz und die *Essenz* der Niere verbinden sich in einem Umwandlungsprozess im Herzen zu Blut.[18] Für den Transport des Nahrungs-Qi spielt die Lunge eine wichtige Rolle. Die Milz ist jedoch die Hauptquelle des Blutes, während aus Sicht der Chinesen das Herz dem Blut seine rote Farbe verleiht.

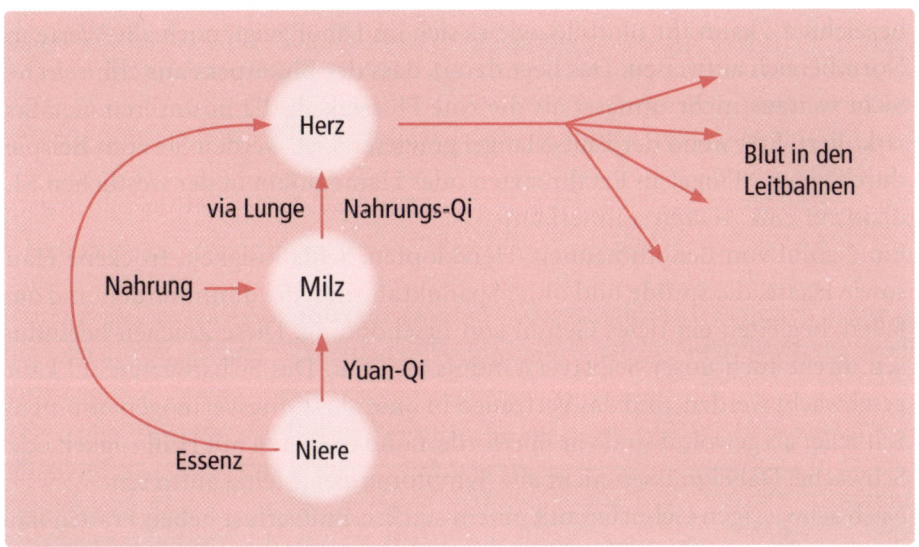

Die Bildung von Blut

Herz, Milz und Leber sind die Organe, die physiologisch die stärkste Verbindung zum Blut aufnehmen: Vereinfacht gesagt, bildet die Milz das Blut. Das Herz als »Herrscher des Blutes« pumpt es durch den Körper, um diesen zu nähren. Die Leber schließlich speichert chinesisch betrachtet das Blut.

> Frauen, die vor der Periode niedergeschlagen, depressiv und nahe am Wasser gebaut sind, leiden meistens an einem Leber-Blut-Mangel.

Tritt der Blut-Mangel *organspezifisch* auf, sind die damit verbundenen Symptome an die spezielle Tätigkeit des Organs gebunden: Herzklopfen oder Depression sind Zeichen bei einem Blut-Mangel im Herzen; Sehstörungen und Muskelkrämpfe bei einem Blut-Mangel in der Leber. Frauen, die vor der Periode niedergeschlagen, depressiv und nahe am Wasser gebaut sind, leiden meistens an einem Leber-Blut-Mangel.

Bei einem *Yin-Mangel* lässt die Wirkung der kühlenden, Ruhe gebenden Substanzen nach. Diese Energiestörung wird ähnlich wie der Yang-Mangel als tiefer greifende energetische Entgleisung betrachtet. Yin und Yang geraten dabei ins Ungleichgewicht. Da das Yin vermindert ist und das Yang in seinem Aktivitätspotential nicht mehr gebremst wird, kann dieses sich stärker entfalten. Stellen Sie sich vor, Sie gehen durch einen kleinen Fluss. Ist der Wasserspiegel hoch (Yin), spüren Sie Widerstand bei Ihrer Bewegung (Yang). Sinkt er dagegen stark ab, können Sie sich nahezu ungehindert bewegen. So ähnlich ist es, wenn ein *Leere-Feuer,* auch *Leere-Hitze* genannt, entsteht, das auf einem Yin-Mangel beruht (siehe »Energieflüsse in den Wechseljahren: Die Feuerkraft der Frau«). »Das Yin nimmt das Yang nicht mehr auf«, sagen die Chinesen hierzu, oder: »Das Wasser kontrolliert das Feuer nicht mehr.«

Auf Grund unserer Lebensweise findet man diese Konstellation sehr häufig. Überforderung im Alltag, Hetze und Zeitdruck, langes Arbeiten und spätes Zu-Bett-Gehen zehren das Yin auf. Kaffeegenuss und Rauchen verstärken dieses Muster, denn beides erhitzt den Körper und regt ihn kurzfristig zu vermehrter Leistung an. Innere Unruhe und nächtliches Schwitzen sind die Schlüsselsymptome für einen Yin-Mangel. Schlaflosigkeit, Nervosität und diffuse Angst kommen manchmal hinzu. Diese Zeichen erinnern nicht umsonst an Beschwerden in den Wechseljahren. Ein ausgeprägter Yin-Mangel begleitet leider häufig die Jahre des Wechsels. Vielfach jedoch tritt in dieser Zeit der *Yin-Mangel gemeinsam mit einem Yang-Mangel* auf. Darauf gehe ich im Abschnitt »Energieflüsse in den Wechseljahren: Erschöpfung und Verlust der Vitalität« genauer ein.

### Qi-Stagnation

Für unsere Kreativität, unsere Visionen fürs Leben, unsere konkreten Pläne und deren Umsetzung ist die Leber zuständig.

Ein geschmeidiger und gleichmäßiger Energiefluss ermöglicht innere Zufriedenheit, die Entfaltung unserer Lebensenergie und die Verwirklichung unserer Potentiale. Für die Harmonisierung des gesamten Qi-Flusses ist die *Leber* zuständig. Die Bewegung der Leberenergie ist nach außen, auf Ziele und in die Zukunft gerichtet. Für unsere Kreativität, unsere Visionen fürs Leben, unsere konkreten Pläne und deren Umsetzung ist die Leber zuständig. Darum bezeichnen die Chinesen die Leber oft als »Heerführer der Energie«. Abgesehen von dieser Aufgabe speichert die Leber Blut und beherbergt gemäß der chinesischen Sichtweise *Hun*, den »ätherischen Seelenaspekt« des Menschen. Dieser verlässt den Körper in der Nacht und taucht in die Traumwelt ein. Inspiration und Weitsicht sind die Fähigkeiten, die an einen »gut genährten« Hun gebunden sind.

Ein freier Energiefluss ist also wichtig für die Entfaltung unserer kreativen Energie. Er wird häufig durch äußere Umstände behindert: Unbefriedigende und einschränkende Lebensbedingungen machen uns die Umsetzung unserer Träume und Ziele schwer. Konfrontiert mit einem Nein durch unsere Umwelt reagieren wir dann oft enttäuscht, mit Wut, Trauer und einem hohen Maß an Frustration. Das blöde Leben läuft mal wieder überhaupt nicht so, wie wir wollen. Die Folge: Der freie Energiefluss ist gebremst, unsere Energie stagniert. Kreative Impulse sind dadurch ebenfalls blockiert. Haben wir zum Beispiel durch Arbeitsüberlastung kaum noch Zeit für uns selbst, verlieren wir unseren Job oder sind wir im Rentenalter unausgefüllt, findet unser Energiefluss keine Ausdrucksmöglichkeiten mehr – typische Situationen, in denen eine Leber-Qi-Stagnation auftreten kann.

An die Stelle von gelöster Dynamik ist angestrengte Anspannung getreten! Charakteristische Symptome auf körperlicher Ebene sind verspannte Muskeln, ein schmerzhafter Nacken, Druckgefühle im Oberbauch, die kommen und gehen, sowie Beschwerden im Verdauungsbereich wie Blähungen und Magenschmerzen. Typisch ist das spontane Auftreten und Verschwinden der Symptome. Auch der Ort der Beschwerden wechselt häufig. Viele, die eine Leber-Qi-Stagnation haben, beschreiben, dass sie zwar ausreichend schlafen, sich morgens aber trotzdem zerschlagen fühlen.

Gleichzeitig sind wir niedergedrückt, leicht depressiv, auf Grund fehlender Motivation gelangweilt, irritiert bis gereizt und können sehr schnell wütend werden. Der kleinste Anlass kann zu unangemessenen Reaktionen führen. Die Kraft und der Mut, dem Leben eine Richtung zu geben, das klare Nach-vorne-Streben – all dieses löst sich auf, und Frust, Enge und Sinnlosigkeit treten an ihre Stelle.

Bei einer Qi-Stagnation handelt es sich immer um einen *Fülle-Zustand*. Meist ist Energie reichlich vorhanden. Sie wendet sich jedoch unter dem äußeren oder auch inneren Druck gegen sich selbst und kann deswegen nicht frei fließen. Neben den bereits beschriebenen von außen verursachten, mentalen und emotionalen Faktoren, die eine Leber-Qi-Stagnation hervorrufen können, gibt es noch andere Gründe, die den freien Fluss unserer Energien erschweren: Qi-,

Blut- und Yin-Mangel; Zustände also, die durch ein *Defizit an Energie* gekennzeichnet sind. Denn nur eine ausreichende Masse an Energiesubstanz ermöglicht ein gutes Fließen. Wie bei einem Flussbett, das in einer Dürreperiode nur in Mulden Wasser führt, anstatt einen Fluss zu bilden, ist ein zusammenhängender Energiefluss bei einem Mangel an Energie nicht mehr hinreichend möglich. Auch wenn die Qi-Stagnation als langfristige Reaktion auf einen Mangel entstanden ist, handelt es sich dabei am Ende stets um ein Fülle-Syndrom.

Unabhängig von der Ursache bleiben die Ausdrucksformen grundsätzlich ähnlich: Wenn wir im Auto hinter jemandem herfahren, der aus unerklärlichen Gründen sehr langsam fährt, reicht das in der Regel schon für viele von uns aus, in einen leicht genervten Zustand zu geraten. Sind wir zudem unter Termindruck und sowieso spät dran, so kann dies – wenn wir bereits unter einer Leber-Qi-Stagnation leiden – durchaus zu einem abrupten Stimmungswechsel führen und das Gefühl von großem Druck erzeugen.
Bei einer Qi-Stagnation versucht das System, sich intern zu entlasten. So dringt überschüssiges Qi gerne in den Magen, in den Darm und in die Gebärmutter ein. Magenschmerzen, Geschwüre, Reizdarm und Zyklusbeschwerden sind die Folge.

Wir alle erleben gelegentlich Lebensphasen, in denen nichts mehr zu gehen scheint. In dieser Situation ist es zwecklos, zielgerichtet aktiv zu sein. Abwarten, loslassen und vertrauen, bis sich neue Perspektiven zeigen: Das sind die einzigen Möglichkeiten, die uns bleiben. Gelingt uns eine solche Haltung nicht, baut sich noch mehr innerer Druck auf und legt sich auf unseren Energiekörper.
Eine Änderung der Lebensumstände von außen oder eine entspanntere innere Haltung im Umgang mit unbefriedigenden Situationen ist oft schwierig zu erreichen. Viele von uns sehen nur geringe Möglichkeiten, sich aus familiären oder beruflichen Verpflichtungen heraus in stressfreiere Zonen zu begeben, auch wenn das die Lösung wäre. Häufig entsteht ein Teufelskreis von chronischer Unzufriedenheit, innerem Druck und einem tiefen Gefühl von Sinnlosigkeit. Der eigene Perfektionismus, Leistungsdruck und Ehrgeiz stehen der Möglichkeit loszulassen im Wege. Wir suchen verkrampft nach Auswegen, uns zu befreien, und können Chancen, die uns aus dem Dilemma hinausführen würden, oft nicht erkennen.
Um das Qi in den Leitbahnen wieder in Fluss zu bringen, sind körperliche Bewegung und Dehnungsübungen ideal, den Körper und den Geist aus seiner

Starre zu lösen. Wichtig dabei ist, dass Sie dafür eine Form wählen, die Ihnen Spaß macht. Auch schöpferische oder kreative Tätigkeiten unterstützen die Seele und den Geist, sich aus scheinbar festgefahrenen Situationen zu befreien. Tai Ji Quan und Qi Gong sind hervorragende Methoden, die den Qi-Aspekt in seiner Kraft und Beweglichkeit optimal fördern. Zusätzlich kräftigt eine gezielte Qi aufbauende Ernährung die Mitte und verhindert so, dass ein gestautes Leber-Qi auf Magen und Milz übergreift und die Nahrungs- und Feuchtigkeitsumwandlung stört.

Langfristig geht es natürlich darum, sich von Anspannung, Stress, krank machendem Ehrgeiz und unrealistischen Zielsetzungen zu lösen. Denn solche Zustände sind meistens die Wurzel des Geschehens. Vor allem Menschen, die sich selbst unter starken Leistungsdruck stellen, leiden unter einem gestauten Qi.

> Tai Ji Quan und Qi Gong sind hervorragende Methoden, die den Qi-Aspekt in seiner Kraft und Beweglichkeit optimal fördern.

## Gestautes Blut

Stagnieren unsere Qi-Energien über einen langen Zeitraum hinweg, kommt es zwangsläufig zu Auswirkungen auf das Blut. Qi bewegt das Blut; und ist das Qi gestaut, wird auch das Blut nicht mehr ausreichend bewegt. Blutstagnation entsteht. In einem Prozess über mindestens mehrere Monate oder auch über Jahre kann sich die Blutstagnation allmählich entwickeln. Neben einer Leber-Qi-Stagnation gibt es noch vielfältige andere Ursachen. So kann Blutstagnation nach einer langen Phase entstehen, in der sich unsere Energien erschöpft haben, durch einen Blut-Mangel oder durch körperliche Verletzungen, die eine Stagnation im Energiefluss zur Folge haben.

Wenn Sie sich durch einen Unfall eine Prellung zuziehen, haben Sie eine lokale Blutstagnation. Auch der Eintritt von Kälte in den Körper führt zu einer Verlangsamung des Energieflusses von Qi und Blut und damit zu einer Stagnation des Blutes. Prellungen oder verfrorene Finger sind schmerzhaft. Jede Form der Blutstagnation, sei sie lokal oder systemisch, ruft Schmerzen hervor. Meistens sind es bohrende oder schneidende Schmerzen, die an einer Stelle fixiert auftreten.

Blutstagnation ist ein Geschehen, das tiefer als alle bisher besprochenen Energiemuster in die Materie eingreift. Japanische Forschungen haben ergeben, dass sich bei dieser Störung die festen Bestandteile der Blutflüssigkeit tatsächlich langsamer bewegen und deshalb zu Verklebungen neigen. Somit kommt es zu einer Ansammlung verschiedener Energiesubstanzen, die zu Neubildungen (Neoplasien) führen können.

Alle Knoten, Tumore und Schwellungen im Körper haben zumindest einen Aspekt von Blutstagnation in sich, wenn sie nicht sogar vollständig auf diesem Muster beruhen. Blutstagnation ist ein Energiemuster, das sich häufig im Unterleib von Frauen findet. Scheiden Sie Klümpchen mit Ihrem Periodenblut aus, die aussehen wie kleine Leberstückchen, ist das der materielle Ausdruck von gestautem Blut. Manche Frauen in meiner Praxis berichten von Blutklümpchen von 3 bis 5 Zentimeter Durchmesser. Das ist nicht selten. Myome zum Beispiel sind ein klassischer Ausdruck von Blutstagnation. Starke Menstruationsblutungen können dann die Folge sein.

Stellen Sie sich noch einmal den Bach in unserem Beispiel vor. In seinem Verlauf kommt es an einer Stelle durch riesige Felsblöcke und angeschwemmtes Gestrüpp zu einem Engpass. Dieser stellt die Blutstagnation in einer Leitbahn im Unterleib dar. Um die Stelle zu überwinden, muss das Wasser seinen vorgegebenen Weg verlassen. Es tritt über die Ufer. Stagniert das Blut also in den Gefäßen, verlässt es seine Bahnen, läuft über und »verliert seine Richtung« – es kommt zu starken Periodenblutungen. Die Folge ist nicht nur ein Verlust von Blut, sondern auch von Essenz, da die Essenz gemeinsam mit dem Blut durch den Körper zirkuliert. Oberste Priorität ist dann, die zu starken Blutungen zu stoppen.

Blutstagnation muss behandelt werden, selbst wenn die Anzeichen noch so gering sind. An den Verknotungen der Energie sammeln sich Substanzen und Energien an, die nun auch zu körperlichen Verhärtungen oder Knotenbildungen führen können. Die Knoten selbst sind oft harmlos. Schlimmer ist, dass durch die Blutstagnation das Blut sich selbst bei der Neubildung von Blut behindert. Der Teufelskreis ist geschlossen.

Anders als bei den vorher besprochenen Energiemustern, die Sie immerhin durch Lebensumstellungen mit beeinflussen können, sind Sie hier ganz eindeutig auf therapeutische Hilfe angewiesen. Sie selbst können nur etwas zur Auflösung der damit verbundenen Qi-Stagnation beitragen: Bewegung und sportliche Aktivitäten sind hier unterstützend.

## Ansammlung von Feuchtigkeit

Feuchtigkeitsbildende Nahrungsmittel muss der Körper erst umwandeln, damit sie nutzbar werden. Diese Aufgabe übernimmt die Milz, indem sie die Flüssigkeiten als »Dampf« zur Lunge hochsteigen lässt. Bei einem geschlossenen Topf, der über dem Feuer hängt und in dem die Flüssigkeit verdampft, kondensiert der Dampf am kalten Deckel. Entsprechend fängt die Lunge den emporgestiegenen »Dampf« auf und führt die so transformierten Säfte und Flüssigkeiten der Haut und den Geweben zu. Ist die Milz zu schwach, lagert sich die Feuchtigkeit unverwandelt im Gewebe ab. Auch hierbei handelt es sich um eine Fülle-Symptomatik.

Bei der heute vielfach üblichen sitzenden Lebensweise und der Menge an Milchprodukten, kalten Salaten und Süßigkeiten, die wir zu uns nehmen und die sehr feuchtigkeitsbildend sind, ist es nicht verwunderlich, dass Feuchtigkeitsmuster in der Bevölkerung weit verbreitet sind. Zusätzlich wird das Milz-Qi durch zu viel Grübelei oder pausenlose mentale Aktivität geschwächt. Feuchtigkeit entspricht einer Yin-Fülle. Sie führt zu einem Qi-Mangel und damit zu einem verlangsamten Stoffwechsel. Schweregefühle in den Extremitäten, unerwünschte Gewichtszunahmen, Zellulitis und allgemeine Trägheit machen sich breit. Wenn Sie ernsthaft versuchen abzunehmen, stellen Sie nicht selten mit Entsetzen fest, wie schwer es ist, auch nur ein paar Pfunde loszuwerden. Feuchtigkeit hat die Eigenschaft, nach unten abzusinken; dies zeigt sich dann in weiß-gelbem Ausfluss.

Halten wir uns mit Vorliebe an fettige, gebratene Speisen, an Alkohol oder andere Speisen, welche die Leber erhitzen, dann wandelt sich die kalte Feuchtigkeit in *feuchte Hitze* um. Die abgelagerten trüben Säfte dicken unter der Einwirkung von Hitze ein und nehmen an Klebrigkeit zu. Feuchte Hitze zeigt sich beispielsweise in einem bitteren Geschmack im Mund, Völlegefühl im Oberbauch, Juckreiz an der Haut und gelbem, riechendem Ausfluss.

Generell liegt bei Feuchtigkeits-Mustern durch die Trägheit des Energieflusses eine geringe Reaktionsbereitschaft im Körper vor. Chronische Krankheiten sind häufig von Feuchtigkeit begleitet und lassen sich nur über einen längeren Zeitraum erfolgreich behandeln.

Wenn Sie Feuchtigkeit im Körper haben, kommen Sie bei der Behandlung nur zu einem guten Ergebnis, wenn sie parallel dazu – und zwar langfristig – Ihre Ernährung umstellen. Mehr darüber finden Sie im vierten Teil dieses Buches.

# Das Himmlische Wasser

Anders als die westliche stellt die chinesische Medizin durchaus begründete Prognosen auf bezüglich des individuellen Verlaufs der Wechseljahre. Das *Himmlische Wasser* oder der *Mondfluss* – so bezeichnen die Chinesen die Menstruation – weist im Vorfeld bereits deutlich auf mögliche energetische Störungen hin. Anhand bestimmter Zeichen bei unserer Menstruation lassen sich Rückschlüsse auf Energiemuster ziehen, die wir vielleicht schon lange mit uns herumtragen.

Bevor es darum gehen soll, in welcher Weise sich solche Energiestörungen auf die Wechseljahre auswirken können, wenden wir uns zunächst dem fernöstlichen Verständnis von der Gebärmutter und dem weiblichen Zyklus mit seinen energetischen Zusammenhängen zu.

## Die Gebärmutter und die inneren Organe

Der Uterus, das Zentrum unserer Periode und Fruchtbarkeit, ist mit allen inneren Organen – den fünf Yin-Organen – im Körper verbunden. Wie in einem Netzwerk ist die Gebärmutter an deren Aktivitäten angeschlossen. Beschwerden bei der Periode spiegeln deshalb auch Störungen in den Energieströmungen dieser Organsysteme wider.

Die Gebärmutter nimmt wie das Gehirn, das Mark und die Knochen eine spezielle Stellung im chinesischen System der Organe ein. Sie gehört zu den *Wunder-* oder *außerordentlichen Organen*. In ihrer Sonderposition vereint die Gebärmutter Yin und Yang: Äußerlich ist sie ein Hohl- und damit ein Yang-Organ. Sie sammelt das alte Blut und scheidet es aus. Ihre besondere Fähigkeit jedoch, Substanzen wie Blut und Essenz zu speichern und in der Schwangerschaft das Kind zu nähren, macht sie gleichzeitig zu einem Yin-Organ. Mit Begriffen wie *Blutkammer*, *Blutsee* oder *Palast des Kindes* werden im Chinesischen die spezifischen Eigenschaften dieses Organs gewürdigt.

> Wundermeridiane stellen die Verbindungen zwischen den inneren Organen und der Gebärmutter her.

Ein Teil der *außerordentlichen Leitbahnen* stellt die Verbindungen zwischen den inneren Organen und der Gebärmutter her. Die chinesische Medizin nennt die außerordentlichen Meridiane auch *Wundermeridiane*. Diese mit Essenz, Blut und Qi gefüllten Leitbahnen dienen als Ausgleichsgefäße. Sie haben ihren

Ursprung in der Niere und können energetische Störungen absorbieren oder einen Mangel auffüllen. Im Gegensatz zu den »normalen« Meridianen treten sie nicht paarig auf und verteilen die kostbare Essenz über den gesamten Körper.

- Der *Ren Mai,* das *Gefäß der Empfängnis,* ist überwiegend mit Essenz und Qi gefüllt.
- Der *Chong Mai,* das *Gefäß des kräftigen Aufsteigens,* enthält vor allem Essenz und Blut.
- Der *Bao Mai* stellt eine spezielle Verbindung vom Herzen zum Uterus her. Auch wenn er einen eigenen Namen hat, ist er ein Teil des *Chong Mai.*
- Die kleineren Gefäße zwischen Gebärmutter und Niere werden *Bao Luo* genannt.

Wie über einen Filter wird die Gebärmutter als Wunderorgan über diese Meridiane mit den reinsten Energien aus den inneren Organen versorgt. Die außerordentlichen Leitbahnen füllen die Gebärmutter vor der Periode mit Blut, bis der »Blutsee« überfließt und es zur Menstruation kommt. Sie sind also an der Periode und der Fruchtbarkeit zentral beteiligt. Sind sie in ihrer Kapazität überfordert, sind sie gestaut, »leer« oder in ihrem freien Fluss behindert, können sie ihre Funktionen – zum Beispiel des Ausgleichens – nicht mehr erfüllen. Dies führt zu Störungen bei der Periode und unter Umständen sogar zu Unfruchtbarkeit.
Auch beim Mann sind die Fortpflanzungsorgane mit außerordentlichen Leitbahnen verbunden.

Als Stätten der Blut- und Energiegewinnung übernehmen die Yin-Organe Niere, Leber, Milz, Lunge und Herz wichtige Aufgaben bezogen auf den Zyklus und die Fruchtbarkeit. Daher lassen sich bei Besonderheiten der Periode auch Rückschlüsse auf das stark vernetzte System dieser fünf Organe ziehen. Umgekehrt gilt das Gleiche: Das Ende der Blutungen, die Menopause, wirkt sich ebenfalls auf die Yin-Organe aus. Deshalb wird in der TCM bei einer anamnestischen Befragung großer Wert auf alle Zeichen und Beschwerden bei der Periode gelegt. Schmerzen bei der Periode zum Beispiel werden nicht als isolierter Spannungszustand der Gebärmutter betrachtet, sondern als Ausdruck einer angespannten Leberenergie.

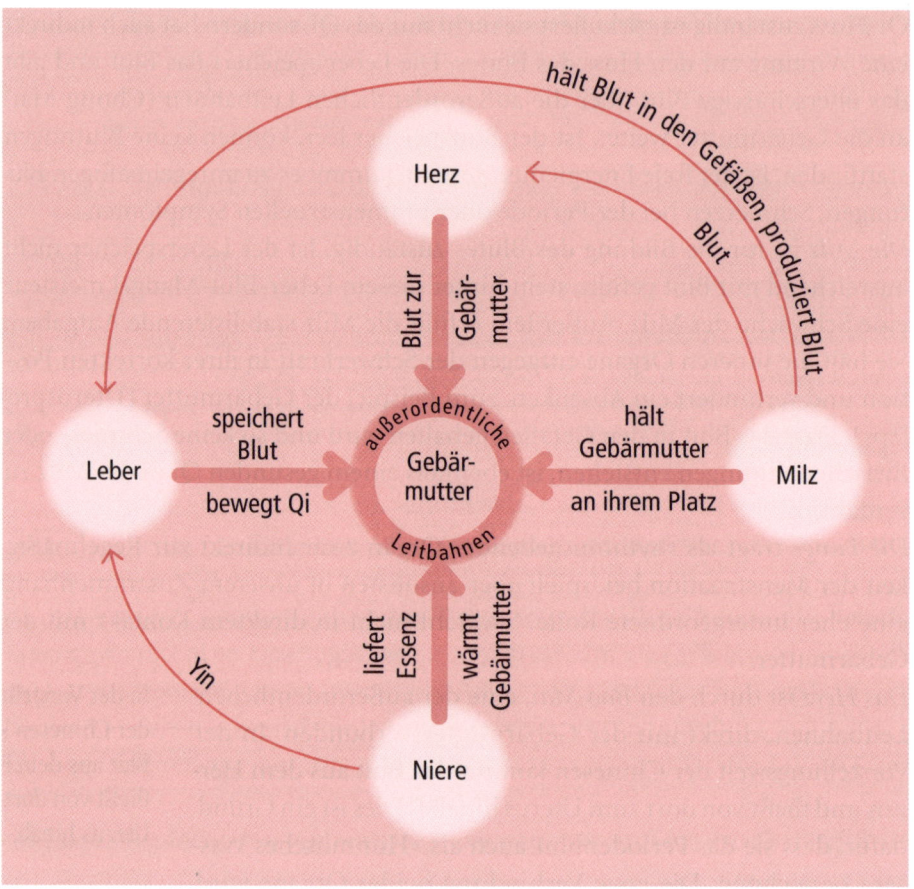

Die Gebärmutter in Verbindung zu den Yin-Organen

*Die Niere* ist, wie Sie bereits wissen, die Basis für das Yin und das Yang im gesamten Körper. Als Speicher der Essenz liefert sie auch die materielle Grundlage zur Bildung des Blutes. In ihrem Yin-Aspekt (Bewahrung und Speicherung wertvoller Energien) ist sie mit der Leber über eine gemeinsame Wurzel verbunden. Ist die Nieren-Yin-Energie geschwächt, schwächt das die Yin-Fähigkeit der Leber, das Blut zu speichern. In ihrem Yang-Aspekt wärmt die Niere den Uterus und hält mit dieser Aktivität die Fruchtbarkeit und die Lust auf Sexualität aufrecht.

*Die Leber* ist noch stärker als die anderen Energiesysteme in den menstruellen Zyklus eingebunden. Indem sie für einen harmonischen und gleich bleibenden

Qi-Fluss zuständig ist, zirkuliert sie nicht nur das Qi, sondern hat auch indirekt eine Wirkung auf den Fluss des Blutes. Die Leber speichert das Blut und gibt das überschüssige Blut über die außerordentlichen Leitbahnen (Chong Mai) an die Gebärmutter weiter. Ist der Blutspeicher leer, können keine Blutungen stattfinden. Ist der freie Energiefluss gestaut, kommt es zu unregelmäßigen Blutungen, Schmerzen bei der Periode oder prämenstruellen Symptomen.

*Die Milz* ist für die Bildung des Blutes zuständig. Ist der Leberspeicher nicht ausreichend mit Blut gefüllt, steht hinter diesem Leber-Blut-Mangel meistens eine Schwäche der Milz. Außerdem erfüllt die Milz stabilisierende Aufgaben: Sie hält die inneren Organe entgegen der Schwerkraft in ihrer korrekten Position und verhindert ein Absenken, zum Beispiel der Gebärmutter (Uterusprolaps). Dass das Blut in den Gefäßen gehalten wird und so keine Schmier- oder Zwischenblutungen entstehen, ist ebenfalls einem gesunden Qi in der Milz zu verdanken.

*Die Lunge* trägt als rhythmusgebendes Organ zwar indirekt zur Regelmäßigkeit der Menstruation bei, spielt aber ansonsten in unserem Zusammenhang eine eher untergeordnete Rolle. Sie steht nicht in direktem Kontakt mit der Gebärmutter.

*Das Herz* ist durch den *Bao Mai,* eine der außerordentlichen Leitbahnen, direkt mit der Gebärmutter verbunden. In der Vorstellungswelt der Chinesen kommt das Blut aus dem Herzen und fließt von dort zum Uterus hinab.[19] Dies ist ein Grund dafür, dass sie das Periodenblut auch als »Himmlisches Wasser« bezeichnen. Die enge Verbindung beider Organe wird vor allem dann deutlich, wenn durch einen emotionalen Schock die Periode plötzlich aufhört. Umgekehrt ist es möglich, die Blutung durch eine Akupunktur des Herz-Meridians wieder in Fluss zu bringen. Bei einer Patientin blieb allerdings die Menstruation nach einer traumatischen Trennung von ihrem Partner sehr plötzlich und für immer weg. Unsere emotionale Beteiligung beim Sex findet in der Herz-Uterus-Verbindung auch ihre physische Bestätigung. Man sagt uns Frauen nach, dass wir erst dann zu körperlicher Intimität und Sexualität mit einem Partner bereit sind, wenn wir unser Herz für ihn geöffnet haben. Männer öffnen angeblich ihr Herz eher erst nach dem Sex. Auch wenn man daraus keine allgemein gültige Regel machen kann, hängen solche Beobachtungen sicherlich mit der starken energetischen Verbindung von Herz und Gebärmutter zusammen.

> In der Vorstellungswelt der Chinesen kommt das Blut aus dem Herzen und fließt von dort zum Uterus hinab.

## Vom Mädchen zur Frau – die Öffnung der außerordentlichen Meridiane

Voraussetzung für den Eintritt in die Zeit der Fruchtbarkeit ist eine gewisse Reife unserer Essenz in der Niere. Die Fähigkeit der Yin-Organe, regelmäßig überschüssige Energien zu bilden, muss sich zunächst stabilisieren. Vor allem ein starkes Verdauungssystem macht diesen Energieüberschuss möglich. Je stärker und gesünder besonders die Organe der Mitte sind, umso mehr überschüssige Energie wird gebildet. Die Überschussbildung beginnt beim Mädchen im Alter von etwa sieben Jahren. Sie ermöglicht das allmähliche Auffüllen der außerordentlichen Leitbahnen und hat so bei uns Frauen direkt mit der Menstruation zu tun.

Der *Bao Mai*, die Herz-Uterus-Verbindung, öffnet sich mit dem Beginn der Pubertät und stellt ab jetzt eine wichtige Verbindung zwischen Brust und Gebärmutter her. Später, während einer Schwangerschaft, hat er die Aufgabe, Milch zur Brust zu bringen. Zunächst jedoch beginnen die Brüste zu knospen. Etwa ein Jahr später tritt die erste Blutung ein – ein Zeichen dafür, dass auch die anderen, an unserer Fruchtbarkeit beteiligten Wundermeridiane mit Energien gefüllt sind und ihre Funktionen bereits übernommen haben.

Es wird nun so viel überschüssiges Blut und Qi gebildet, dass die Gebärmutter, der »Blutsee«, in der Lage ist, überzufließen und das Blut bei der Menstruation auszuscheiden.[20] Damit beginnen die Jahre der Fruchtbarkeit. Nicht selten dauert es einige Zeit, bis sich ein regelmäßiger Rhythmus eingefunden hat. Das kann unter anderem daran liegen, dass die Fähigkeit, überschüssiges Blut zu bilden, sich noch nicht gefestigt hat. Es ist in jedem Falle gut, ruhig zwei Jahre abzuwarten, ob sich die Schwankungen von alleine geben. Kommen jedoch bestimmte andere Zeichen hinzu, wäre über eine Behandlung zur Kräftigung des Nierensystems nachzudenken.

Die Chinesen bezeichnen den Zeitpunkt der ersten Blutung (Menarche) als *Ankunft des Tian Gui, des Himmlischen Wassers*. Diese setzt beim Mädchen nach alter chinesischer Weisheit mit zweimal sieben Jahren ein. Diese Altersangabe stimmt zwar mit unseren heutigen Erfahrungen nicht überein (Mädchen bekommen ihre Periode meistens mit zwölf Jahren, tendenziell sogar früher); die Sieben-Jahres-Zyklen der Frau haben jedoch zuvor über Jahrtausende ihre Gültigkeit bewahrt. Diese Diskrepanz zeigt auf, mit welcher Geschwindigkeit sich unsere Gesellschaft aus eigentlich natürlichen Rhythmen herausbewegt.

Die Öffnung der außerordentlichen Leitbahnen leitet nicht nur die Blutungen ein, sondern mit ihnen auch innere Prozesse, die uns allmählich unsere Weiblichkeit erschließen. Eine neue Dimension kommt ins Leben: die Selbstwahrnehmung als sexuelles Wesen, die Verbindung mit dem eigenen Unterleib.

Das langsame Nachlassen der Tätigkeit der außerordentlichen Meridiane nach der Lebensmitte bringt den »Tanz der Energien« allmählich zu einem Ende und begleitet einen ebenso intensiven Prozess, der uns die Chance gibt, in unserem Selbstverständnis als Frau ein weiteres Mal auf eine höhere Ebene vorzudringen. Nicht umsonst sehen viele Autorinnen, wie beispielsweise Susan Love, im Prozess der Wechseljahre eine Parallele zur Pubertät.

## Der weibliche Zyklus: »Tanz der Energien«

So wie sich das Meer regelmäßig in Ebbe und Flut hin und her bewegt, so durchläuft der weibliche Körper während der fruchtbaren Jahrzehnte das Auf und Ab, das Mehr und Weniger von Yin und Yang im Zyklus. Von diesem Rhythmus sind wir als Frauen geprägt, ob wir es spüren oder nicht.

Die erste Zyklushälfte ist dabei vom zunehmenden Yin bestimmt, die zweite Zyklushälfte nach dem Eisprung vom zunehmenden Yang: Vielleicht haben Sie selbst schon bemerkt, dass Sie im Laufe der zweiten Zyklushälfte aktiver, tatkräftiger und zielgerichteter werden.

> Die erste Zyklushälfte ist vom zunehmenden Yin bestimmt, die zweite Zyklushälfte nach dem Eisprung vom zunehmenden Yang.

Sind Ihre Energien allerdings im Ungleichgewicht, spült das Yang, das aktive Prinzip, die vorhandenen Störungen gerade in dieser Zeit wie auf einer Welle nach oben. Besonders deutlich spüren es diejenigen, die prämenstruelle Störungen oder Kopfschmerzen vor der Periode haben.

Nach der chinesischen Medizintheorie findet der Zyklus in vier Phasen statt: Die Blutung selbst ist die *erste Phase*. Kurz vor dem Einsetzen der Periode wird das Blut in der Gebärmutter gesammelt, bis der »Blutsee« überfließt. Ist die Blutung nur schwach, tritt sie erst viel später auf oder bleibt sie ganz aus, liegt ein Blut-Mangel vor. Der Körper ist dann nicht in der Lage, ausreichend Blut zu bilden. Nach der Menstruation befindet sich der Körper im Zustand eines *relativen Blut-Mangels*.

In der *zweiten Phase* aktiviert der Körper seine Energiesysteme, um Blut und Yin zu ergänzen. Die durch die Periode entstandene Leere wird aufgefüllt. Am Ende dieser Phase sind Qi und Blut wieder im Gleichgewicht.

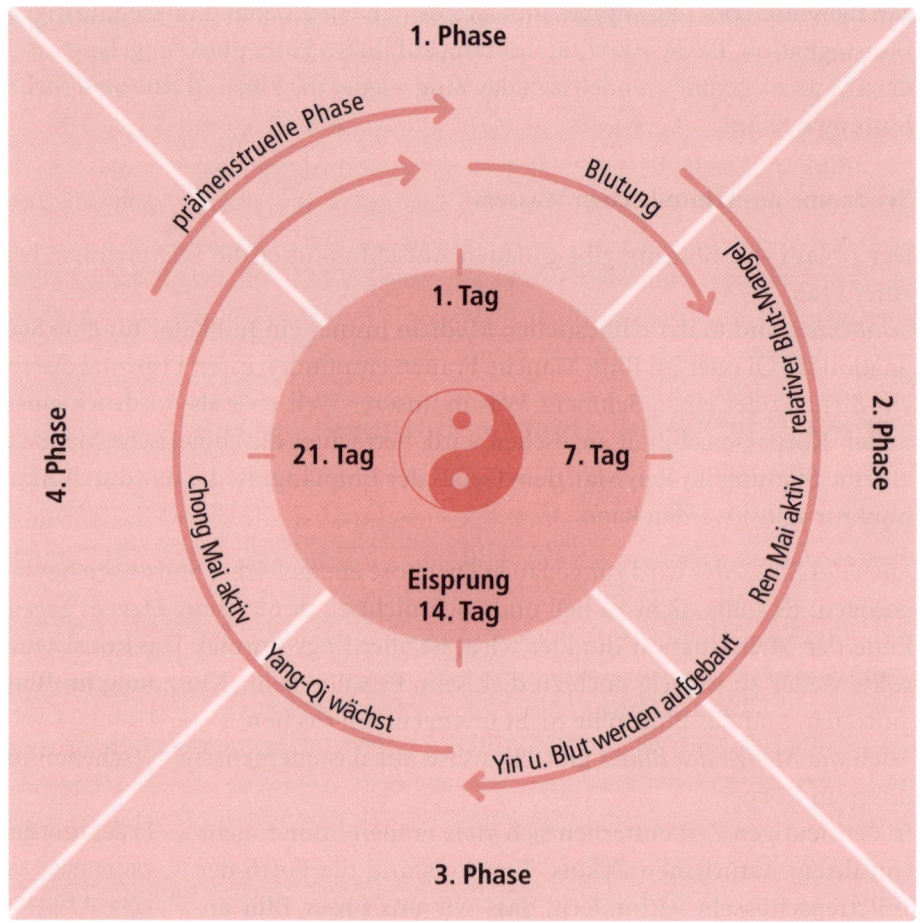

Der weibliche Zyklus aus chinesischer Sicht

Die *dritte Phase* entspricht der Zeit um den Eisprung. Blut- und Yin-Energien sind nun in Fülle und an ihren Höhepunkt angelangt. Sie beginnen, sich ins Yang zu transformieren. Der Wendepunkt ist der Eisprung.

Jetzt beginnt die *vierte Phase*. Qi und Yang bringen das Blut zum Uterus. Ein harmonischer Energiefluss des Qi sorgt für eine beschwerdefreie prämenstruelle Phase. Haben wir zu dieser Zeit Beschwerden in den Brüsten, Stimmungsschwankungen oder vor Einsetzen der Periode Schmerzen, fließt die Energie nicht frei. Ist das Qi gestaut, leiden wir unter prämenstruellen Symptomen (PMS). Auch der Blutfluss selbst kann davon beeinträchtigt werden: Dickes, zäh fließendes oder klumpiges Blut ist Zeichen einer behandlungsbedürftigen Blutstagnation. Ist die Aktivität des Yang auf ihrem Höhepunkt angelangt und der »Blutsee« gefüllt, wandelt sich das Yang wieder ins Yin, und eine neuerliche Blutung beginnt.

### Syndrome des Himmlischen Wassers

Der Ablauf der Blutung gibt genauen Aufschluss über die Energieflüsse bei einer Frau.

*Schmerzen* sind in der chinesischen Medizin immer ein Indikator für eine Stagnation im Qi oder im Blut. Manche Frauen empfinden ihren Eisprung durch ein Ziehen oder einen Schmerz. Was in unserer Welt eher als Ausdruck einer hohen Körpersensibilität angesehen wird, betrachtet die chinesische Medizin als eine Stauung im Ren Mai, dem Gefäß der Empfängnis, die nur durch Akupunktur gelöst werden kann.

Auch *das Blut selbst* wird zur genauen Diagnose energetischer Störungen herangezogen: Es sollte nicht zu hell und auch nicht zu dunkel sein. Dass es gegen Ende der Menstruation dunkler wird, ist allerdings normal. Die Konsistenz sollte weder zu wässrig noch zu dick sein. Es sollte keine Klumpung im Blut auftreten, und das Blut sollte nicht unangenehm riechen.

Auch *die Menge des Blutes* gibt Hinweise auf das energetische Geschehen in unserem Körper.

In der heutigen Zeit entfernen sich viele Frauen immer mehr von ihrem natürlichen Zyklus. Tampons und die Form der Toilettenschüsseln verhindern, dass wir uns unser Blut anschauen können.

> In der heutigen Zeit entfremden sich viele Frauen von ihrem natürlichen Zyklus.

Neueste Entwicklungen auf dem Gebiet der *Empfängnisverhütung,* Hormonimplantate und Hormonspiralen, unterdrücken den Fluss des Blutes. Die Periode verschwindet bis hin zu einem Minimum – ein typischer Ausdruck unserer Zeit, in der menschliche Ausflüsse weit gehend unerwünscht sind und in der auch Frauen jederzeit gleichmäßig funktionieren sollen und wollen. Die dadurch entstehende Blutstagnation wird einfach ignoriert.

Die *Blutungsintervalle* sollten nicht kürzer als 26 und nicht länger als 35 Tage sein. Blutet eine Frau aber von ihrer Menarche an alle 35 Tage, so ist das eben ihr individueller Zyklus. Treten jedoch irgendwann Abweichungen auf – plötzlich oder über einen gewissen Zeitraum –, können Störungen im Energiefluss dafür verantwortlich sein. Häufig ist es sinnvoll, diese zu beheben, bevor sich diese Störung tiefer in die Materie eingräbt.

Entscheidend für den Ablauf unserer Blutung ist immer, in welchen Energiezustand wir in den »Mondfluss« eintreten. Wenn wir energetisch ausgeglichen sind, wird die Menstruation reinigend, klärend und beschwerdefrei sein.

Bei Naturreligionen wird die Periode als eine Zeit der weiblichen Kraft und Besinnung angesehen. In unserer Kultur dagegen sind viele Menschen stattdessen davon überzeugt, dass Beschwerden und Schmerzen zur Menstruation dazugehören. Die chinesische Medizin kann uns zeigen, welche Ungleichgewichte dahinter stehen, und uns so frühzeitig auf entstehende Störungen aufmerksam machen.

### Das prämenstruelle Syndrom (PMS)

Das prämenstruelle Syndrom, kurz auch PMS genannt, ist die am häufigsten vorkommende Störung im Zusammenhang mit der Menstruation. Die wesentliche Ursache ist eine *Leber-Qi-Stagnation.* Vor dem Beginn der Periode wird diese bei uns Frauen besonders deutlich spürbar. Gespannte Brüste, gereizte Stimmung, Kopfschmerzen, ziehende Schmerzen vor dem Einsetzen der Blutung, Blähungen, Durchfall und Einlagerung von Wasser zeigen diese Störung oft sehr unangenehm an.

> Vor dem Beginn der Periode wird bei uns Frauen eine bestehende Leber-Qi-Stagnation besonders deutlich spürbar.

Vor allem Frauen, die unter einem sehr ausgeprägten PMS leiden, kennen das folgende Phänomen sehr gut: Ganz plötzlich sind sie mit körperlichen Beschwerden und intensiven Gefühlen konfrontiert – von tiefer Traurigkeit und Depression bis hin zu heftigen aggressiven Stimmungen. Nach Eintreten der Menstruation ist alles wie weggeblasen. Die Anspannung des Leber-Qi entweicht durch den Beginn der Blutung wie aus einem Luftballon, in den man ein Loch gestochen hat. Der innere Druck verschwindet. Nicht wenige Frauen erleben dies sogar bereits einen Tag vor Einsetzen der Periode. Die Energie des Yang ist auf ihrem Höhepunkt und fängt bereits an, sich ins Yin umzuwandeln.

*Störungen vor Beginn der Periode,* seien sie psychisch oder körperlich, deuten wie gesagt üblicherweise auf eine Leber-Qi-Stagnation hin. Je früher und heftiger sie einsetzen, umso tiefer und stärker ist die Stagnation.

Manchmal ist allerdings auch eine *Stagnation des Blutes* beteiligt. Dies äußert sich gerne zusätzlich durch *Schmerzen am dritten oder vierten Tag* der Periode.

Entscheidend für das Auftreten prämenstrueller Störungen und für deren Erscheinungsformen ist also meistens die grundlegende Energiesituation in der *Leber* der jeweiligen Frau. Die Yang-Energie steigt mehrere Tage vor dem Beginn der Menstruation deutlich an. Über die außerordentlichen Meridiane wird das Blut zur Gebärmutter gebracht. Die Leber als Blutspeicher ist an diesem Geschehen stark beteiligt. Der Anstieg der Yang-Energie verschärft die Stagnation des Leber-Qi. Meist liegen persönliche Ursachen vor, die zu der Grundstörung geführt haben: Stress und Druck im Alltag, Unzufriedenheit, Verzweiflung oder unterdrückte Gefühle – all dies trägt nicht nur zu einer Qi-Stagnation bei, sondern es kann sie auch allein verursachen.
Das angesammelte Leber-Qi sucht nun nach Auswegen. So dringt es zur Entlastung in den Darm ein und verursacht Durchfall, es steigt in den Kopf und löst Kopfschmerzen aus oder in die Gebärmutter, wo es zu Schmerzen vor oder zu Beginn der Periode führt.

Wenn *außerdem Blut nicht in notwendigem Maß vorhanden* ist, wird die harmonisierende Funktion der Leber noch zusätzlich eingeschränkt. Denn der Fluss des Qi ist abhängig von einer ausreichenden Menge an Blut und Yin. Kann das Qi nicht frei fließen, stagniert sein Fluss, der Körper tendiert in der Folge zur Bildung von Hitze. Deutliche Gereiztheit und Neigung zu Ärgergefühlen, starke Kopfschmerzen oder auch Migräne vor der Menstruation deuten auf eine solche Hitze-Entwicklung in den Leitbahnen hin.

Leidet eine Frau unter einem *Blut-Mangel,* wird sich das PMS eher als Depression, Weinerlichkeit und Traurigkeit ausdrücken. Beschwerden, vor allem eine Erschöpfung *nach Beendigung der Blutung* lassen auf dieses Störungsmuster schließen.

Vielen Frauen ist nicht klar, dass *Spannungen in den Brüsten* ein Problem sind, das man möglichst behandeln sollte. Die meisten halten solche Störungen für normal und wundern sich, wenn sie in den Wechseljahren schlimmer werden. Berührungsempfindliche Brüste, Zysten oder Mastopathien treten in den Wechseljahren häufiger bei Frauen auf, die schon in den Jahren zuvor an Brustspannungen gelitten haben.

Frauen, die an einem starken prämenstruellen Syndrom leiden, reagieren mit gravierenderen Symptomen auf die Wechseljahre.

Untersuchungen haben zudem gezeigt, dass Frauen, die an einem starken prämenstruellen Syndrom leiden, intensiver als Frauen ohne PMS auf die Wechseljahre reagieren und gravierendere Symptome haben.[21] Warum das so ist und in welcher Weise es sich auswirkt, werden Sie im nächsten Kapitel erfahren.

## ENERGIEFLÜSSE IN DEN WECHSELJAHREN

### Energetische Veränderungen in der Lebensmitte

Ab Mitte 30 lassen wir die Blütezeit unserer körperlichen Verfassung hinter uns. Uns selbst fällt auf, dass wir Falten bekommen, die auch durch einen Schönheitsschlaf nicht mehr wegzuzaubern sind. Sie graben sich nun tiefer in die Haut, weil die Haut vor allem im Gesicht durch den verminderten Energiefluss an Spannung verliert und sie nicht mehr so gut ernährt wird. Das Gleiche gilt für die Haare.

Die Kraft der Milz lässt ab Mitte 30 langsam nach.

Die Kraft der Mitte lässt langsam nach. Durch eine ganz allmähliche, altersbedingte Abnahme des Qi der Verdauungsorgane wird weniger Überschuss an Blut und Essenz gebildet als in jüngeren Jahren. Manche Frauen stellen in dieser Zeit fest, dass sie kürzer bluten als zuvor – ein deutliches Zeichen für die verminderte Blutbildung. Dies kommt allerdings nicht bei allen Frauen vor und sollte nicht als frühes Anzeichen der kommenden Wechseljahre missverstanden werden.

So wie die Fähigkeit, überschüssige Energien zu bilden, die Pubertät und den Beginn der Blutungen auslöst, so läutet das Nachlassen der Energie von Qi und Blut das Ende der Blutungen ein. Auch wenn für die meisten Frauen der langsame Energieabbau erst mit Anfang 40 spürbar wird, beginnt er schon früher. Was allerdings nicht bedeutet, dass wir keine Energie mehr hätten. Der Körper hat seinen Höhepunkt jedoch überschritten. Ein wacherer Umgang mit unseren Energien ist nun erforderlich. Wir müssen anerkennen, dass wir nicht mehr unbegrenzt in der Lage sind, einen Überschuss an Energien und ausreichend Blut für die Menstruation zu bilden.

Dieser Prozess beginnt nach fünf mal sieben Jahren. Er hängt also, wie auch der Beginn der Pubertät, mit den Sieben-Jahres-Zyklen der Essenz zusammen.

Die ersten tieferen Falten zeigen diese energetischen Veränderungen mit an. Nach sechs mal sieben Jahren, so sagen die Chinesen, ergrauen langsam die Haare; und mit sieben mal sieben Jahren findet nach dieser Zeitrechnung die Menopause statt. In der heutigen Zeit können wir eine Verschiebung dieser Urzyklen um einige Jahre beobachten, was mit den unglaublich schnellen Veränderungen unserer Lebensbedingungen zu tun hat. Somit zeigen uns die Altersangaben, die sich auf tiefe Veränderungen in unserem Energiefluss beziehen, nur noch eine Richtung an.

Der Menopause geht eine jahrelange Übergangsphase voraus. Es ist wichtig, dass wir uns darauf einstellen. Nicht nur, weil es dann möglich ist, einen relativ problemlosen psychischen Übergang in eine neue Lebensphase zu finden. Wir sollten auch rechtzeitig mit wichtigen Energieaspekten achtsam umgehen, weil diese für eine hohe Lebensqualität in der zweiten Lebenshälfte sehr wichtig sind.
Von jemanden, der chinesische Medizin praktiziert, lässt sich schon im Vorfeld bestimmen, ob Sie mit den Wechseljahren Probleme bekommen werden oder nicht. Eines der größten Geschenke der chinesischen Medizin ist die Möglichkeit von prophylaktischer Behandlung. Bereits Jahre vor dem Auftreten einer manifesten Erkrankung lassen sich Energiestörungen erfolgreich behandeln. Aus diesem Grund behandele ich Frauen ab Ende 30 bereits auf den kommenden Wechsel bezogen und stärke je nach Konstitution ihre Energieaspekte wie Essenz, Yin, Yang, Qi oder Blut.

> Bereits Jahre vor dem Auftreten einer manifesten Erkrankung lassen sich Energiestörungen erfolgreich behandeln.

## Das Ende des Himmlischen Wassers

Mit etwa 45 Jahren sind die meisten Frauen bereits in der *Prämenopause*. Auch wenn wir noch regelmäßig monatlich bluten, treten erste Hinweise auf, dass wir uns der Menopause nähern. Beschwerden wie Kopfschmerzen bei der Periode, ein veränderter Zyklus oder ungewöhnliche Blutungen sind nicht selten. Oder wir schlafen nicht mehr so tief und brauchen mehr Erholung als bisher. Unsere Brüste spannen vor der Periode, wir sind reizbarer, unkonzentrierter, weniger belastbar und stehen hin und wieder neben uns. Phasen von Verstimmungen stellen sich möglicherweise ein. Die Blutungen beginnen den Körper anzustrengen.
Dies sind die ersten Anzeichen dafür, dass sich die Tätigkeit der außerordentlichen Meridiane langsam abschwächt. Ursache dafür ist die nachlassende Über-

schussbildung von Blut und Essenz. Der Wechsel wird also dadurch eingeleitet, dass die Energieaspekte Blut und Essenz abnehmen. Auch das Nieren-Qi, das in seiner Kraft ebenfalls von der Essenz abhängig ist, lässt nach.

Nach jahrelanger Aktivität verschließt sich gegen Ende 40 das Gefäß der Empfängnis, der *Ren Mai.* Auch der *Chong Mai,* das Gefäß des kräftigen Aufsteigens, wird schwächer; er ist nun mit deutlich weniger Blut und Essenz gefüllt. Da ein Fortführen der monatlichen Blutungen zu einer Beeinträchtigung unserer Kraft führen würde, stellt der Organismus in diesem Alter die Periode ein. Das menstruelle Blut »trocknet ein«, und die Gebärmutter »ist nicht mehr offen«, die *Menopause* ist da.

> Da ein Fortführen der monatlichen Blutungen zu einer Beeinträchtigung unserer Kraft führen würde, stellt der Organismus in diesem Alter die Periode ein.

Wenn außerordentliche Meridiane in ihrer Funktion nachlassen oder ausfallen, fehlen sie uns zunächst als Ausgleichsgefäße. Die Niere ist auf einmal von ihrem gewohnten Beziehungssystem abgeschnitten. Das Abfangen bestehender energetischer Störungen ist nicht mehr in dem Maße möglich wie bisher. Fazit: Alles, was energetisch nicht stimmt, kommt jetzt auf den Tisch. Alle bisher verborgenen oder ignorierten Störungen, die vorher durch einen reichlicheren Energiefluss überdeckt wurden, treten jetzt in Erscheinung. Das ist ungefähr so, als würden in Ihrem Haushalt auf einmal zwei Haushaltshilfen ausfallen, die Ihnen viel Arbeit abgenommen haben.

Zu diesen ausgleichenden Prozessen gehört auch die bisherige Fähigkeit unseres weiblichen Organismus, über die monatliche Blutung überschüssige Hitze, die sich angesammelt hat, auszuscheiden. Bestehende Hitze führt daher gemeinsam mit dem fehlendem Ausgleich durch die außerordentlichen Meridiane bei vielen Frauen nach der Menopause zunächst zu Irritationen.

> Die Wechseljahre bedeuten eine Umbruchszeit von einem mehr yinbetonten Lebensabschnitt in eine mehr yangbetonte und geistigere Lebensphase.

Der *Bao Mai* verändert mit der Menopause seine Fließrichtung: Statt sein Blut zur Gebärmutter zu senden, fließt das Blut von nun an dem Herzen zu. Das Herz, der Sitz unseres Bewusstseins (Shen), wird jetzt vermehrt mit der Essenz der Niere und dem Blut genährt. Die Residenz des Shen wird damit zu einem alchemistischen Speicher, der uns bewusstseinsmäßig stärker als bisher mit dem Kosmos (Yang) verbindet. Unsere Energien lösen sich damit mehr von der Erde (Yin). Die Wechseljahre bedeuten eine Umbruchszeit von einem mehr yinbetonten Lebensabschnitt in eine mehr yangbetonte und geistigere Lebensphase.

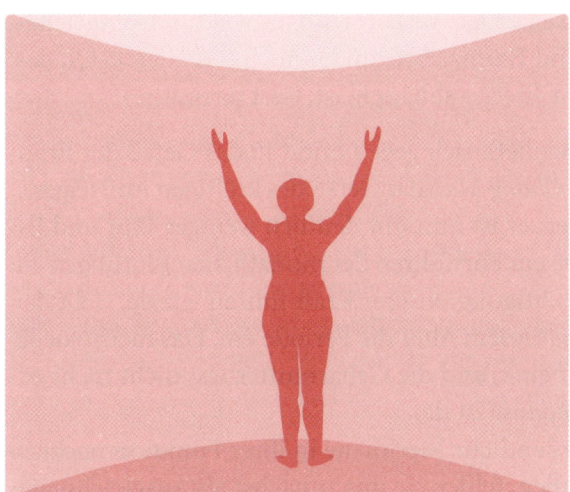

Der Mensch zwischen Himmel und Erde

Damit ist die Phase der Fruchtbarkeit beendet, um einem vorzeitigen Altern vorzubeugen. Die kostbaren Yin- und Essenz-Energien werden durch das Eintreten der Menopause geschützt. Unsere Energie gehört jetzt nur noch uns und kann endlich ganz für uns selbst genutzt werden. Standen wir zuvor mit einem Teil unserer Kraft – potentiell oder auch tatsächlich – dem Fortbestand der Menschheit zur Verfügung, so ist dieser lange Lebensabschnitt jetzt zu Ende.

Die neue Lebensphase kann durch die Änderung der Energieflüsse zunächst zu einer ungewohnten Empfindlichkeit führen. *Eine Behandlung ist jedoch nicht notwendigerweise erforderlich.* Die mit dem Wechsel einhergehenden Veränderungen und daraus entstehenden Ungleichgewichte können für sich allein genommen von unseren Körper ausgeglichen werden und rufen höchstens geringe Beschwerden hervor. In China gab es ursprünglich überhaupt kein Menopausensyndrom. Die Wechseljahre sind aus der Sicht der chinesischen Medizin ein natürlicher Prozess der Alterung.

> Entscheidend für den Verlauf der Wechseljahre ist, mit welchen energetischen Ungleichgewichten wir in die neue Lebensphase eintreten.

Treten allerdings stärkere Symptome auf, muss von *Störungen im Energiesystem* ausgegangen werden, die bereits vor den Wechseljahren bestanden haben. Diese können die leichten Übergangsbeschwerden intensivieren. Entscheidend für den Verlauf der Wechseljahre ist also, mit welchen energetischen Ungleichgewichten wir in die neue Lebensphase eintreten.

Sie können dies mit der prämenstruellen Phase vergleichen: Wie im Abschnitt »Das Himmlische Wasser: Das prämenstruelle Syndrom« beschrieben, sind viele Frauen in dieser Zeit ebenfalls mit Beschwerden konfrontiert, die ihre Ursache eigentlich in grundlegenden Störungen haben. In den Wechseljahren verschwinden nur leider die Störungen vorläufig nicht. Insofern kann die Phase des Wechsels für manche von uns zu einer intensiven Zeitspanne werden. Über mehrere Jahre – also während der biologisch bedingten Umstellungszeit – üben die Wechseljahre unter Umständen einen starken Einfluss auf uns und unsere Lebensqualität aus. Je unbalancierter unsere Energien sind, umso stärker macht sich das bei der Umstellung bemerkbar.

Aber nicht nur die beschriebenen energetischen Faktoren prägen unser Energiesystem:

## Weitere Einflussfaktoren

Es gibt noch viele andere Einflüsse, die sich auf den Verlauf unserer Wechseljahre auswirken können.

Die persönliche *ererbte Grundkonstitution,* die durch die Qualität unserer Essenz bestimmt ist, versieht uns mit Schwächen, die wir in der Regel im Laufe des Lebens unbewusst weiter ausprägen.

Bei dieser Ausprägung bestimmter genetischer Anlagen nehmen unsere *Lebensumstände und Lebensgewohnheiten* einen sehr großen Raum ein. Sie beeinflussen die Fähigkeit unseres Körpers, nachgeburtliche Essenz zu bilden. Damit sind dies Kräfte, die in ihrer Auswirkung nicht zu unterschätzen sind. Besonders eine *ungesunde Ernährung* wirkt sich negativ auf das gesamte Energiepotential und daher auch auf den Verlauf der Wechseljahre aus. Eine genaue chinesische Diagnose kann uns frühzeitig über die Schwächen und Stärken unseres Körpers aufklären und uns wertvolle Hinweise zum Erhalt unserer Grundenergie geben.

Unser *Selbstwertgefühl und psychisches Wohlbefinden* beeinflusst ebenfalls entscheidend den Verlauf der Wechseljahre. In der westlichen Welt unterliegen Frauen ab 50 im Allgemeinen einem geringeren Stellenwert als jüngere Frauen. Es ist nur schwer möglich, sich dieser Einwirkung vollständig zu entziehen. So haben Studien ergeben, dass Frauen, die in langweiligen Jobs oder in Fabriken arbeiten, weitaus mehr menopausale Symptome zeigen als Frauen, die ihre Fähigkeiten bei einer anspruchsvolleren Arbeit verwirklichen können oder eventuell gar nicht arbeiten müssen.

In manchen Gesellschaften – zum Beispiel in Rajasthan in Indien – werden Frauen nach der Menopause mit Privilegien ausgestattet. Dort gibt es erstaunlicherweise keine Anzeichen von klimakterischen Symptomen. Indianische Frauen in Mexiko, die nach der Menopause zum Oberhaupt der Familie erklärt werden – ein klarer Statusgewinn –, kennen ebenfalls in den Wechseljahren keine Probleme.[22]

Es ist also kein Wunder, dass bei uns älter werdende Frauen mehr Symptome von Stress zeigen. Unsere Gesellschaft findet für Frauen in diesem Alter keine Definition, die mit Achtung und Respekt verbunden ist.[23] Neuere Untersuchungen zeigen sogar einen sprunghaften Anstieg der Magersucht bei Frauen dieser Altersgruppe. Das bestätigt die Annahme, dass psychologische Faktoren die Zeit nach der Menopause weitaus intensiver belasten die hormonelle Umstellung an sich.

> Unsere Gesellschaft findet für Frauen in den Wechseljahren keine Definition, die mit Achtung und Respekt verbunden ist.

Chinesisch betrachtet, wirken sich diese psychischen Belastungen, seien sie auch soziokultureller Natur, von unserem Körper direkt auf den persönlichen Energiefluss aus. Somit bedeuten etwaige negative Gefühle in Bezug auf die Menopause eine zusätzliche Belastung nicht nur für die Leber, sondern für alle inneren Organe. Alle starken Gefühle, vor allem aber Stress, die uns über einen längeren Zeitraum stark beeinflussen, können zu Hitze-Konstellationen führen.

Eine neue Einstellung, die nur wir uns selbst gegenüber entwickeln können, ist äußerst wichtig für unproblematische Wechseljahre. Ein reger Austausch mit anderen Frauen kann uns in dieser Lebensphase unterstützen und gleichzeitig zu einem neuen Denken in der Gesamtgesellschaft beitragen.

## Energiestörungen in den Wechseljahren

Sind wir nicht durch bereits bestehende Störungen belastet, erleben wir die Wechseljahre sicherlich zwar als einen Wandel, er wird sich jedoch ohne nennenswerte Symptome vollziehen. Alle energetischen Störungen aber, die wir mit in die Wechseljahre hineinnehmen, drücken sich nun verstärkt aus. Sie können zunächst nicht mehr so gut kompensiert werden. Auf Grund der engen Vernetzung der inneren Organe mit den außerordentlichen Leitbahnen und der Gebärmutter wird das gesamte Energiesystem in Mitleidenschaft gezogen. Diese Störungen werden vor allem in den zwei Jahren vor und nach der Menopause deutlich, also in der gesamten Zeit der Perimenopause. Daher müssen

Sie um die letzte Blutung herum zunächst verstärkt mit Beschwerden rechnen, bevor Ihr Körper zu seinem neuen Gleichgewicht findet. Bereits bestehende Energiemuster verstärken sich und breiten sich auf das gesamte Körpersystem aus.

Je nach Veranlagung prägt sich bei den meisten Menschen mit steigendem Alter entweder ein Nieren-Yin- oder ein Nieren-Yang-Mangel aus.

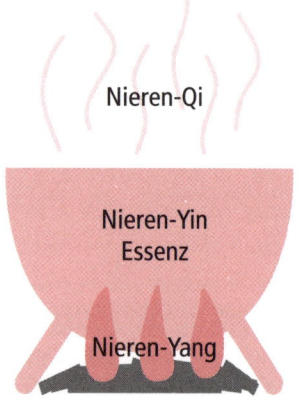

Stellen Sie sich das Organsystem Niere wie einen Kessel vor, der mit Wasser (Yin und Essenz, die als dichtester Energieaspekt zum Yin dazugehört) gefüllt ist und über einem Feuer (Yang) steht. Das Nieren-Yang aktiviert durch seine umwandelnde Feuerkraft das Yin, so dass Dampf (Qi) entsteht.

Lässt das Feuer nach, kann es das Wasser nicht mehr ausreichend erwärmen, und die Feuerkraft wird nicht umgewandelt. Kältegefühl und Verlangsamung jeglicher Aktivität sind die Folge (Nieren-Yang-Mangel).

Ist der Kessel nur mit wenig Wasser gefüllt, erhitzt sich das Wasser sehr schnell und ist schnell verdampft. Dieser Prozess führt langfristig zur Zerstörung des Kessels, also zum übermäßigen Verzehren des Yin durch das Yang (Nieren-Yin-Mangel).

Hier zunächst eine Übersicht über die wichtigsten Energiestörungen in den Wechseljahren, vor allem die Störungen der Nierenenergie. Anhand der folgenden Abbildung können Sie die Zusammenhänge leichter nachvollziehen.

- Der *Nieren-Yin-Mangel* findet sich bei uns ziemlich häufig. Ein wichtiger Grund dafür sind unsere gesellschaftlichen Strukturen, in denen Hetze und Zeitnot den Alltag bestimmen. Das Nieren-Yin steht mit Leber und Herz in direkter Verbindung. Damit sind bei einem Yin-Mangel während der Wechseljahre vor allem die drei Energiesysteme Niere, Leber und Herz von der oftmals gestörten Yin-Yang-Balance am meisten betroffen. Die Verbindung zwischen Herz und Niere ist eine elementare Energieachse. Sie stellt die »Feuer-Wasser-Achse« in unserem Körper dar. Während das Herz als »Herrscher des Feuers« seine Yang-Kraft zur Niere hinabschickt, nährt das Nieren-Yin das Yin des Herzens. Eine verminderte Zufuhr von Nieren-Yin führt zu einem *Herz-Yin-Mangel*. Setzt sich eine Schwäche des Nieren-Yin auch in die

Leber fort und führt dort zu einem *Leber-Yin-Mangel,* kann das Yang außer Kontrolle geraten und nach oben fluten. Typische Wechseljahresbeschwerden wie Hitzewallungen können auftreten.

• Ein *Nieren-Yang-Mangel* kann den Nieren-Yin-Mangel begleiten, aber auch primär auftreten. Um die Nahrung umzuwandeln, Blut zu bilden und andere Funktionen erfüllen zu können, bedarf die Milz der Kraft des Nieren-Yang. *Fehlt der Milz die Yang-Kraft,* kommt es zu Problemen bei der Umwandlung von Nahrung und der Bildung von Blut. Der daraus resultierende *Blut-Mangel* kann sich ebenfalls destabilisierend auf das *Herz-Blut* auswirken.

• Nichts jedoch beeinträchtigt unser körperliches und seelisches Befinden in den Wechseljahren so stark wie eine bestehende *Leber-Qi-Stagnation, die Hitze entwickelt hat.* Diese Energiekonstellation ist ein direkter Spiegel unseres persönlichen Lebens! Ein gestautes Leber-Qi zeigt nicht nur an sich Auswirkungen auf den Verlauf der Wechseljahre, sondern es entlastet sich durch ein *Übergreifen auf die Mitte* und schwächt damit auch das *Milz-Qi.*

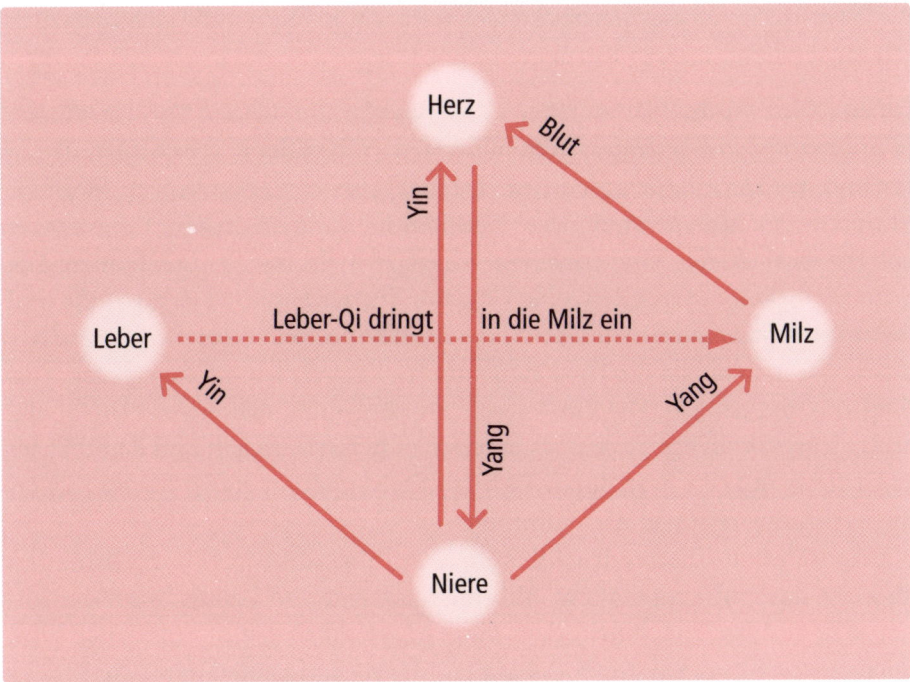

Die energetischen Verbindungen der inneren Organe

### Die Feuerkraft der Frau (Leere-Feuer)

Das Hauptproblem, unter dem bei uns gut zwei Drittel (nach manchen Studien sogar bis zu 80 %) der Frauen in den Wechseljahren mehr oder weniger leiden, ist *Hitze*. Hitze hat viele Ausdrucksformen. Nicht nur die bekannten Hitzewallungen sind ein Ausdruck von zu viel Hitze. Im Zusammenspiel mit anderen Faktoren, auf die ich später noch genauer eingehen werde, sind auch Nachtschweiße, Unruhezustände, Herzklopfen, Schlaflosigkeit, Gereiztheit und bestimmte Kopfschmerzen Symptome von zu Grunde liegender Hitze (siehe in Teil 3 »Chinesische Heilkunde – ein individueller Weg«).

> Die störenden Zeichen von Hitze in den Wechseljahren sind ein Ausdruck unserer fehlgeleiteten Feuerkraft.

Diese störenden Zeichen in den Wechseljahren sind ein Ausdruck unserer fehlgeleiteten Feuerkraft. Irgendwo in unserem Körper gibt es zu viel Hitze, die übergangsweise nicht ausbalanciert werden kann. Wird diese Kraft wieder ins Gleichgewicht gebracht, können wir sie konstruktiv in unser Leben einbringen. Verpufft sie jedoch in fliegenden Hitzen oder anderen Hitze-Symptomen, geht sie uns nicht nur als Kraft für die bewusste Steuerung unseres Lebens verloren, sondern wirkt sich zusätzlich schwächend auf unseren Körper aus.

Treten in den Wechseljahren Hitze-Zeichen auf, kann dies auf Vorbelastungen in unserem *Nieren-Ene*rgiesystem hinweisen. Neben der Niere ist auch die *Leber* und das *Herz* dafür prädestiniert, Hitze-Muster zu entwickeln. Meistens ist durch verschiedene ungünstige Faktoren im Rahmen unserer Lebensweise *das Yin mehr als das Yang erschöpft* – und das nicht nur bei uns Frauen. Die Schnelllebigkeit unserer Zeit, eine Überflutung der Sinne, zu wenig Ruhe und Besinnlichkeit, unzureichender Schlaf, zu viel Kaffee und Zigaretten und spätes Zu-Bett-Gehen haben die Yin-Kräfte unseres Körpers bereits angegriffen. Das Yang verzehrt das Yin. Die Yin-Energie als kühlendes, nährendes Prinzip, die als Gegenspielerin das Yang ausbalanciert, es in Grenzen hält und damit erdet, kann dieser Aufgabe jetzt, durch die besondere Situation in den Wechseljahren, nicht mehr ausreichend nachkommen.

Wurde während unserer fruchtbaren Jahre überschüssige Hitze zumindest teilweise durch die monatliche Blutung ausgeleitet, so kommt nach der Menopause erschwerend hinzu, dass diese Möglichkeit fehlt – zusätzlich zum mangelnden Ausgleich durch die außerordentlichen Leitbahnen – und unser Körper sich daran erst gewöhnen muss. Bei einer Schwäche des Yin kommt es als Folge zu überschießenden Reaktionen der Yang-Energie. Dabei ist das Yang zwar nicht wirklich erhöht, aber im Vergleich zum verminderten Yin ist es im Überschuss.

Es entwickelt sich schließlich eine Art »Schwelbrand« im Inneren. Ab und zu – manchmal auch durch äußere Auslöser wie warme Räume oder starke Gefühle von Angst und Stress bedingt – »bricht das Feuer aus«. Yang hat Feuer-qualität und lodert nach oben. Bei diesem Feuer handelt es sich jedoch um ein *Leere-Feuer* (oder *Leere-Hitze*). Nächtliche erschöpfende Schweiße, Hitzewallungen, Herzklopfen, Schwindel, Schlaflosigkeit und ein trockener Mund bei wenig Durst sind direkte Ausdrucksformen dieser Energiestörung, die unseren Körper seine kraftvolle Feuerkraft vergeuden lässt!

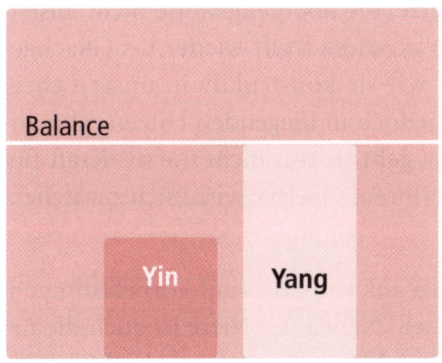

Leere-Feuer (Leere-Hitze): Das Yin reicht nicht mehr aus, den relativen Yang-Überschuss zu kontrollieren

»Niere und Leber haben eine gemeinsame Wurzel im Yin«, sagen die Chinesen. Eine Erschöpfung der kühlenden Nieren-Yin-Kräfte während der Wechseljahre hat daher zugleich eine Schwächung des Leber-Yin zur Folge. Dadurch tendiert

> Niere und Leber haben eine gemeinsame Wurzel im Yin.

auch die Leber zu einer latenten Hitze. Das Yin-Yang-Ungleichgewicht in der Leber kann dann zu einem *aufsteigenden Leber-Yang* führen. Dies zeigt sich häufig in Kopfschmerzen, Schwindel oder Benommenheitsgefühl im Kopf.

Ein Defizit des Yin während der Wechseljahre kann sich auch auf die Herzenergie auswirken und führt dann zu einem *Herz-Yin-Mangel*. Ist der Energieaustausch zwischen Herz und Niere gestört, spricht die chinesische Medizin von der *Nichtkommunikation von Herz und Niere*. Unruhe, Schlaflosigkeit, Nervosität, Herzrasen und Angst weisen auf diese Störung von zu viel Hitze im Herzen hin.

Manche Frauen berichten, dass sie diese Hitze-Beschwerden zum Stillstand bringen, indem sie sie innerlich als Ausdruck ihrer Kraft annehmen. Die Hitze-Zeichen werden weniger und ebben langsam ab.

### Erschöpfung und Verlust der Vitalität (Yang-Mangel)

Viele Frauen klagen über Erschöpfung und einen Mangel an Motivation. Sie müssen ihre Energie mehr einteilen, die Konzentration ist schlecht – alles Einschränkungen, die sie nicht gewohnt sind. Ein langjähriger Nieren-Yin-Mangel begünstigt einen entsprechenden *Nieren-Yang-Mangel*. Da das Yin als Basis für das Yang dient, nimmt das Yang bei einem lang andauernden Yin-Mangel zwangsläufig ebenfalls ab. Stellen Sie sich ein Feuer vor, bei dem das Holz (Yin) knapp wird und deswegen auch das Feuer (Yang) an Kraft verliert. Deswegen findet man bei menopausalen Frauen diese beiden Störungen häufig gemeinsam vor.

Abhängig von der konstitutionellen Veranlagung kann sich aber auch ein Nieren-Yang-Mangel deutlicher ausprägen. Und das kommt nicht so selten vor. Wie viele von uns steigen abends mit einer Wärmflasche ins Bett, um warm zu werden? Die Yang-Kräfte sorgen für eine Erwärmung des Körpers, für unsere Vitalität und stellen ihre Energie für alle aktiven Prozesse zur Verfügung.

Kältegefühle im unteren Rücken, kalte Füße, geringe Spannkraft und ein vermindertes Interesse an Sex machen auf einen zunehmenden Energieverlust in der Niere aufmerksam. Nächtliches Wasserlassen zeigt, dass auch die Blase nicht mehr mit genug Yang-Energie versorgt wird. Dies sind typische Wechseljahresbeschwerden, die auf die Beteiligung eines Yang-Mangels hindeuten!

Depressionen, Niedergeschlagenheit, ein allgemeiner Verlust an Lebensfreude und Vitalität sowie ein tiefes Erschöpfungsgefühl ziehen die betroffenen Frauen regelrecht in den Keller – alle Lebenskräfte scheinen zu verschwinden. In dieser starken Ausprägung treten die Beschwerden allerdings seltener auf.

Treten Yin- und Yang-Mangel-Zeichen kombiniert auf, wechseln sich Hitzegefühle mit Kältegefühlen ab. Eine Schwierigkeit für Frauen in den Wechseljahren besteht daher oft darin, sich richtig anzuziehen. Denn es kann uns schnell zu heiß werden, und gleichzeitig sind wir empfindlich gegen Kälte.

100

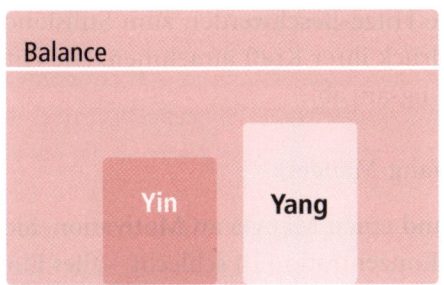

Nieren-Yin-Mangel mit
Nieren-Yang-Mangel

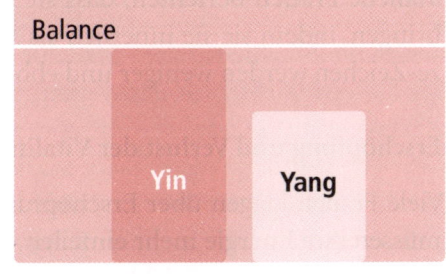

Nieren-Yang-Mangel

Die Milz als Organ der Mitte ist das zentrale Organ für die Bildung von Energie, sowohl von Qi als auch von Blut. Da die Milz in ihren Aktivitäten von der Kraft des Nieren-Yang abhängig ist, geht der Nieren-Yang-Mangel häufig mit einem *Milz-Yang-Mangel-Z*ustand einher. Vor allem Durchfall zeigt an, dass die Milz den Nahrungsbrei nicht mehr umwandeln kann und der wärmenden Yang-Kraft der Niere dringend bedarf. Erschöpfung macht sich also auch aus diesem Grund breit, gleichzeitig leiden wir unter kalten Gliedern. Die Umwandlung der Feuchtigkeit ist auf Dauer ebenfalls gestört, so dass Wasseransammlungen im Gewebe, Gewichtszunahme und ein Schweregefühl des Körpers die Folgen sind. Lethargie und kreisende Gedanken sind Teil dieses Szenarios, das einer gründlichen Behandlung bedarf.

Ist das Yang der Milz geschwächt, kommt es zu dem bereits erwähnten Blut-Mangel. Das Blut wiederum ist für den reibungslosen Ablauf der Funktionen des Herzens extrem wichtig. Einschlafschwierigkeiten, Konzentrationsschwäche, Vergesslichkeit und Herzklopfen verunsichern uns. Der Shen verliert bei einem *Herz-Blut-Mangel* seine Verankerung im Blut. Damit einhergehend treten häufig ausgeprägte Einsamkeitsgefühle und melancholische Stimmungen auf.

So dramatisch dies für einzelne Frauen sein mag: Vergessen Sie nicht, dass viele dieser energetischen Auswirkungen des Nieren-Ungleichgewichtes nach der Perimenopause allmählich von selbst wieder verschwinden. Trotz allem ist manchmal eine Therapie zum Aufbau der Grundenergien unerlässlich.

### Verknotungen des Energieflusses (Leber-Qi-Stagnation)

Aus Sicht der chinesischen Medizin ist ein harmonischer Fluss der Leberenergie äußerst wichtig für den Verlauf der Wechseljahre. Als Blutspeicher und in der engen Verbindung sowohl zur Gebärmutter als auch zur Niere ist die Leber sehr eng mit dem Wechseljahresgeschehen verknüpft. Hatten wir bereits vor den Wechseljahren ein angespanntes Leber-Qi, verstärkt sich das in dieser Zeit.

Die Leber kann ihre harmonisierende Funktion nur in einem Milieu ausführen, in dem ihre Energie wirklich fließen kann. Fehlen Yin und Blut, tendiert die Leber zu Stagnation und Hitze. Diese Stauungen können sich auch über die außerordentlichen Meridiane in die Gebärmutter fortsetzen. Es ist die *Leber-Qi-Stagnation,* die zu den legendären Symptomen von Unberechenbarkeit und Stimmungsschwankungen führt, die man uns Frauen in den Wechseljahren häufig nachsagt.

> Es ist die Leber-Qi-Stagnation, die zu den legendären Symptomen von Unberechenbarkeit und Stimmungsschwankungen führt, die man uns Frauen in den Wechseljahren häufig nachsagt.

Nicht nur, dass *Blut* in den Wechseljahren nicht mehr im Überschuss gebildet wird und ohnehin in der Leber zu einem Mangel tendiert. Hinzu kommt auch, dass das *Nieren-Yin* das Leber-Yin mit ernährt. Das energetische Ungleichgewicht der Niere setzt sich also in das Lebersystem fort. Die Leber befindet sich damit in den Wechseljahren grundlegend in einer schwierigen Lage.

Am stärksten jedoch wird der Energiefluss durch ein *psychisches Ungleichgewicht* verletzt: Unzufriedenheit, aufgestaute Gefühle wie Groll, Bitterkeit oder Unerfülltheit, zu viel Druck und innere Anspannung stören den freien und harmonischen Fluss der Leberenergie. Auch wenn der verborgene Mangel an Yin und Blut die Dynamik mitbestimmt (ein unterliegender Mangel-Zustand der Leber), gerät das Leber-Qi in einen Fülle-Zustand. Diese Situation bestimmt in höchstem Ausmaß die Intensität unserer Beschwerden in den Wechseljahren. Typischerweise leiden wir unter Blähungen, Druckgefühlen im Oberbauch oder in der Brust, Appetitlosigkeit und Blutungsstörungen. Nichts scheint in unserem Leben vorwärts zu gehen. Niedergeschlagenheit, Unzufriedenheit und Mangel an Inspiration wechseln sich mit Phasen ab, in denen wir expressiver sind: Wut und Gereiztheit lassen sich nicht mehr unterdrücken.

Die weitere Entwicklung in chronisch ungünstige energetische Zustände hängt von vielen anderen inneren und äußeren Faktoren ab. Unsere persönliche Lebenssituation wird ebenso wie unser Lebensstil Einfluss auf das weitere Geschehen nehmen.

Ist die Leberenergie gestaut, tendiert sie zur Entwicklung von Hitze. Eine Leber-Qi-Stagnation bei gleichzeitigem Yin-Mangel stellt in den Wechseljahren zusätzlich eine starke Prädisposition für die Entwicklung einer Leber-Hitze dar. Die Hitze wiederum führt zu einer *Feuer-Konstellation*, die nach Entladung drängt. Dafür benutzt unser System verschiedene Qi-Mechanismen:

> Ist die Leberenergie gestaut, tendiert sie zur Entwicklung von Hitze.

- Die wohl mit am häufigsten vorkommende Entladung wird *aufsteigendes Leber-Yang* genannt. Das Yang der Leber trennt sich vom Yin und entlädt sich nach oben. Es kommt zu Kopfschmerzen, Migräne, Hitzewallungen und Schwindel.

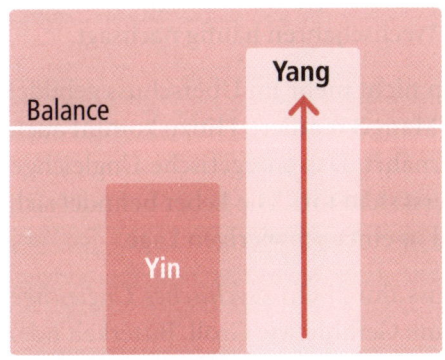

Aufsteigendes Leber-Yang

- Die innere Glut kann sich auch im Rahmen der Speicherfunktion der Leber in das Blut hinein entladen. Das Ergebnis nennt man *Hitze im Blut*. Sie drückt sich nicht nur in Akne oder anderen Hauterscheinungen aus, sondern kann auch zu starken Blutungen in den Wechseljahren führen.
- Eine andere ungünstige Folge der Leber-Qi-Stagnation führt in eine *unterdrückte Hitze-Konstellation.* Hier ist die Hitze nicht so intensiv, dass sie sich entlädt.
  Beide Varianten – die Hitze im Blut und die Form der unterdrückten Hitze – sind schädlich für das Yin, das Blut und die Säfte, also für die Energieaspekte des Yin, das sich ohnehin in einem Missverhältnis mit den Energieaspekten des Yang befindet. Die Hitze konsumiert die Säfte, trocknet das Blut aus und

verzehrt das Yin – ein weiterer Schritt hin zu menopausalen Symptomen wie Hitzewallungen, Nachtschweiße, Unruhe und Schlafstörungen.

● Die stärkste Hitze-Konstellation der Leber wird *Leber-Feuer* genannt. Das Feuer (Yang) ist anders als bei den meisten anderen besprochenen Energiemustern stark in Fülle. Hier ist es so stark, dass es auch ohne eine Schwäche im Yin eine ungehemmte Dynamik entfalten kann: Migräneattacken, gerötete Augen, Tinnitus (Ohrgeräusche), starke Unruhe und aggressive Gefühle nehmen einen ungewollten Einfluss auf unser Leben.

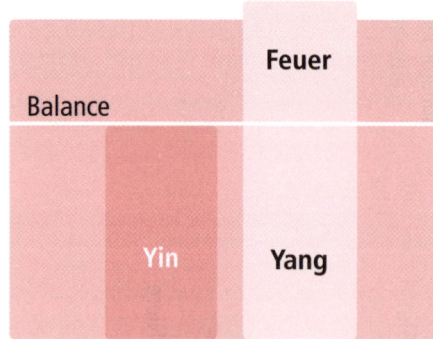

Leber-Feuer

● Die Feuerdynamik der Leber lässt auch das Herz nicht unversehrt. Schlaflosigkeit, Nervosität, Albträume und extreme Unruhe resultieren aus der Weitergabe der Hitze in das Blut oder des Leber-Feuers, das zu einem *Herz-Feuer* führt.

● Auch die Entfaltung der Milzenergie gerät in Bedrängnis. Das angespannte Leber-Qi attackiert die Milz und blockiert sie in Funktionen wie der Umwandlung von Nahrung und Feuchtigkeit. Ein *Milz-Qi-Mangel* mit Ansammlungen von Feuchtigkeit und Schleim kann sich entwickeln.

Die Harmonisierung der Gefühle ist eine der Hauptaufgaben der Leber.

Alle genannten Fehlregulationen der Leber haben neben körperlichen Beschwerden auch negative Gefühlslagen und Ausbrüche von Frustration, Reizbarkeit und Wut zur Folge. Manche Frauen fühlen sich wie ein Dampfdrucktopf, der auf kleinste Störungen reagiert und sich heftig und schnell entlädt.

Die Harmonisierung der Gefühle ist eine der Hauptaufgaben der Leber. Reagieren wir auf die Änderungen während der Wechseljahre in unserem Körper

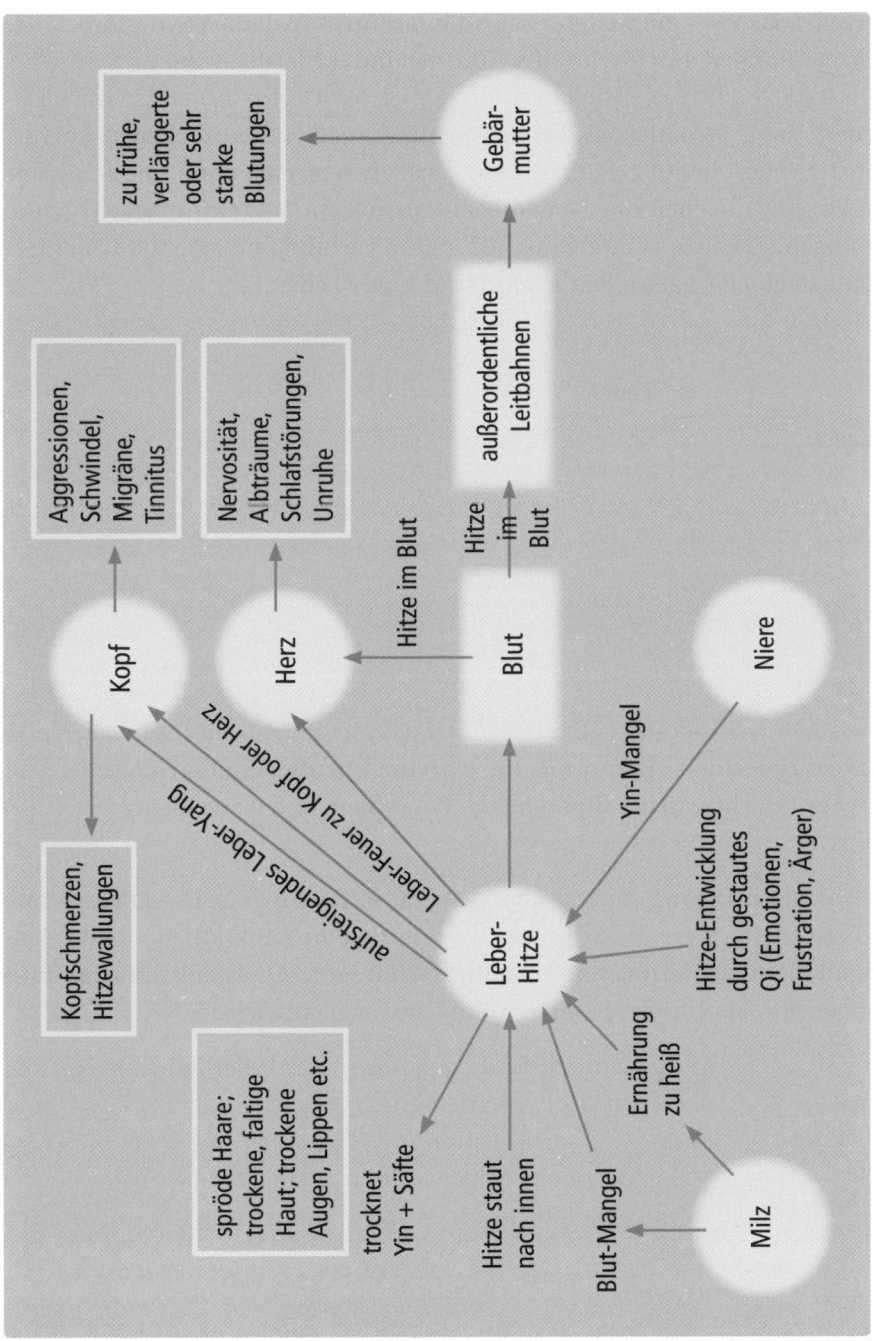

Ursachen und körperliche Auswirkungen von Hitze in der Leber

mit Stress, finden durch äußere Umstände bedingt Umwälzungen statt, die uns überfordern, oder wird unser Leben von unbefriedigenden Lebensumständen mitbestimmt, dann kann die Leber mit der Harmonisierung nicht mehr nachkommen. Ein Ausbalancieren dieser Energiesituation ist aus eigenen Kräften innerhalb des Körpers nicht mehr möglich. Nur wenn Sie belastende Faktoren erkennen, Ihre Lebensweise verändern und sich zu einer adäquaten Behandlung entschließen, die den Fluss der Leberenergie harmonisiert, können Sie zu einem vitalen Lebensfluss zurückfinden.

Es gibt viele Frauen, die die Wechseljahre relativ störungsfrei erleben.

Dennoch: Es gibt viele Frauen, die die Wechseljahre relativ störungsfrei erleben. Was ist das Geheimnis dieser Frauen?

Nachdem Sie nun wesentliche Grundlagen der chinesischen Medizin kennen gelernt haben und über die energetischen Besonderheiten der Wechseljahre Bescheid wissen, wenden wir uns kurz noch einmal der Hormonersatztherapie zu – diesmal aus fernöstlicher Sicht.

## Hormontherapie aus chinesischer Sicht

Die Hormonersatztherapie (HRT) stimuliert einen regelmäßigen Aufbau der Gebärmutterschleimhaut zu einem Zeitpunkt in unserem Leben, in dem der Körper diesen Vorgang natürlicherweise auslaufen lässt. Damit werden der Ren Mai und der Chong Mai quasi gezwungen, ihre Aktivität länger als normal aufrechtzuerhalten. Auch die Niere, die eng mit den Funktionen der außerordentlichen Leitbahnen verbunden ist, sowie Leber und Milz müssen Leistungen erbringen, die für unser Alter unangemessen sind. Trotz nachlassender Kapazität von Leber und Milz muss weiterhin vermehrt Blut produziert und gespeichert werden. Nicht nur bei biphasischer, sondern auch bei monophasischer Hormoneinnahme werden unsere Yin-Organe geschwächt, vor allem die Niere als Wurzel der außerordentlichen Meridiane.

Dass es als Folge dieser erzwungenen Tätigkeiten unserer inneren Organe zu *Blut-Mangel* sowie zu einem *Nieren-* und *Milz-Qi-Mangel* kommt, ist vorhersehbar. Der Körper ist in dieser Lebensphase mit der fortlaufenden starken Blutbildung einfach überlastet. Auch die Leber wird besonders gefordert: Sie koordiniert die Entzugsblutung, muss den Blut-Mangel verkraften und die Hormone verstoffwechseln. Ähnlich wie bei der Einnahme der Pille entwickelt die Leber trotz der heute geringeren Dosierung üblicherweise eine ausgeprägte

*Leber-Qi-Stagnation.* Das erhöhte Risiko für eine Thrombose zeigt, dass sich sogar eine *Blutstagnation* entwickeln kann.

Trotz dieser entmutigenden Einschätzung hinsichtlich der üblichen Hormontherapie kann es Situationen geben, in denen sich Frauen aus guten Gründen dennoch für Hormongaben entscheiden. Dies ist meiner Meinung nach bei einer *vorzeitig herbeigeführten Menopause* am ehesten gegeben. Hat der Körper durch einen chirurgisch notwendigen Eingriff – zum Beispiel nach Entfernung der Eierstöcke – keine Gelegenheit, sich an die hormonellen Veränderungen anzupassen, befindet er sich von einem Moment zum anderen in der Menopause. Da bleibt die Hormontherapie durch ihre sofortige Wirkung die einzige Alternative, um den plötzlich eintretenden Wechsel zu überbrücken und eine allmähliche Umstellung einzuleiten. Dies muss allerdings nicht in jedem Fall nötig sein. Eine meiner Patientinnen verweigerte im Alter von 45 Jahren die Einnahme von Hormonen nach einer Bestrahlungstherapie im Unterleib und kommt seit zehn Jahren gut zurecht.

> Hormonanwendungen und alternative Methoden schließen sich nicht aus – ganz im Gegenteil

Hormonanwendungen und alternative Methoden schließen sich allerdings nicht aus – ganz im Gegenteil! Da eine Hormontherapie dem Körper nur vorgaukelt, noch fruchtbar zu sein, dabei aber einige Organe schwächt, ist es sinnvoll, parallel den Organismus zu kräftigen, die Energien aufzubauen und die Yin-Organe zu stützen! Nach einer erfolgreichen Stabilisierung des Energiesystems werden die Hormongaben überflüssig und können allmählich abgesetzt werden.

Erreichen Sie die Wechseljahre auf natürliche Weise, können Sie unter zahlreichen Optionen wählen, von denen viele in diesem Buch vorgestellt werden. Ich halte es für vernünftig, zunächst den Lebensstil anzupassen und eine Ernährungsumstellung vorzunehmen. Eine individuell ausgearbeitete Ernährungsform kann unser körperliches System enorm entlasten. Sollten die Beschwerden bestehen bleiben, kann die Intensität der Mittel langsam gesteigert werden. Hormone können Sie später immer noch nehmen. Und – Sie können sie jederzeit wieder absetzen!
Wichtig ist zu wissen, dass wir uns wegen Hitzewallungen, Osteoporose oder anderen beängstigenden Phänomenen nicht gleich einer Hormonersatztherapie unterziehen müssen – schließlich gibt es so viele effektive Methoden, die weitaus risikoloser sind!

Im nachfolgenden Teil des Buches finden Sie die häufigsten klimakterischen Symptome mit ihren speziellen Ursachen sowie eine Menge Wissenswertes darüber, wie die chinesische Medizin die zu Grunde liegenden energetischen Symptome behebt. Außerdem noch viele weitere Hinweise, damit Sie Ihr Wohlbefinden erhalten oder zurückgewinnen können.

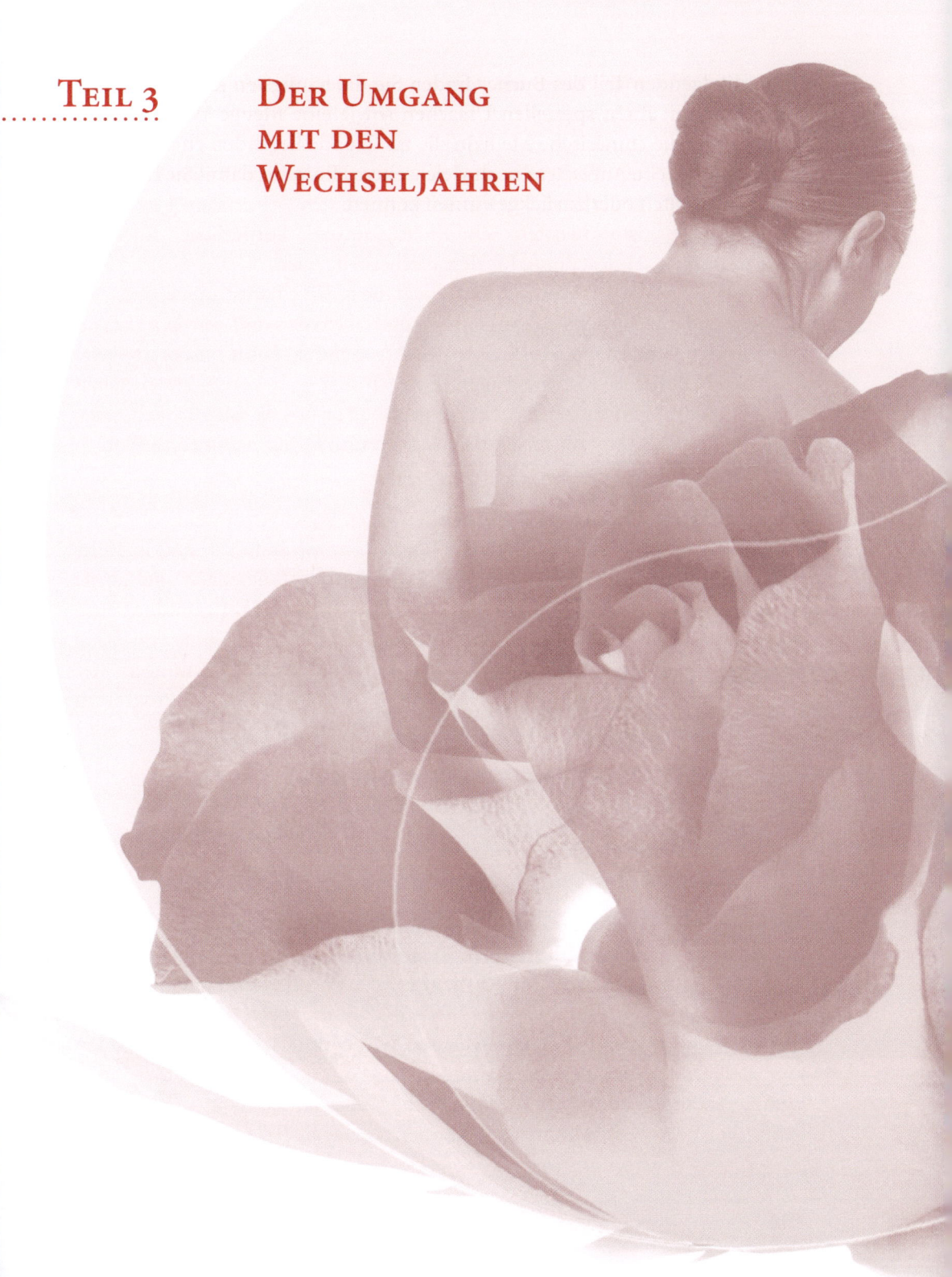

# TEIL 3    DER UMGANG MIT DEN WECHSELJAHREN

Diesmal geht es um die Geburt eines neuen Selbst, um die Geburt einer selbstbestimmten, kraftvollen und auf neue Art schönen Frau in ihren besten Jahren.

Man kann die Lebensphase der Wechseljahre mit einer Schwangerschaft vergleichen. Diesmal geht es um die Geburt eines neuen Selbst, um die Geburt einer selbstbestimmten, kraftvollen und auf neue Art schönen Frau in ihren besten Jahren. Um uns selbst durch den Geburtskanal zu helfen, ist es meistens sehr wichtig, unseren körperlichen Energien Hilfestellung für den Wechsel zu geben.

In den Wechseljahren liegt die große Chance, uns unserer ungelebten und unterdrückten Energien bewusst zu werden und sie wieder ins Leben zu rufen. Dies ist ein aktiver Prozess. Wir nehmen damit unsere ureigene Kraft neu in Besitz. Der Körper zeigt uns jetzt bisher ignorierte Schwachstellen auf. Mit mehr oder weniger sanftem Druck zeigt er uns die Möglichkeit, wirklich eine Entscheidung für unsere Gesundheit und *für uns selbst* zu treffen.

In dieser Zeit reagieren wir weitaus sensibler auf Überforderungen als bisher. Deswegen ist es natürlich wichtig, bei allen guten Vorsätzen für ein geeignetes Wohlfühlprogramm sorgfältig auf die innere Stimme zu hören und in Ruhe herauszufinden, ob neue Vorhaben wiederum nur Stress erzeugen oder ob sie tatsächlich hilfreich sind. Wahrscheinlich wird es Ihnen aus Zeitgründen kaum möglich sein, alles auszuschöpfen, was Ihnen gut tun könnte. Eine verstärkte Selbstwahrnehmung bewahrt Sie vor weiteren unnötigen Schwächungen. Stellen Sie unter Berücksichtigung Ihrer Belastbarkeit ein persönliches Programm anhand der nachfolgenden Anregungen zusammen, und ändern Sie es jederzeit nach Bedarf.

## DIE FÜNF SÄULEN DER HEILUNG

Es gibt kaum eine bessere Zeit für eine bewusste Neugestaltung des Lebens als die Wechseljahre.

Nicht nur Energien, die *während* der Wechseljahre beeinträchtigt sind, lassen sich wieder aufbauen und harmonisieren. Für Frauen ab Ende 30 geht es auch darum, wenn möglich schon *vor* Eintritt in die Wechseljahre *prophylaktisch* tätig zu werden. Bei einer bewussten Vorbereitung auf die kommenden Veränderungen sind Sie meist mit denselben grundlegenden Energiezuständen konfrontiert, die in den Wechseljahren dann weit stärkere Symptome hervorrufen können. So können Sie – egal ob sie 35, 45 oder 55 Jahre alt sind – in den folgenden Kapiteln viele wertvolle Anregungen dafür, wie Sie massive klimakterische Symptome oder auch fast unmerkliche Befindlichkeitsstörungen positiv beeinflussen können.

Sie wissen ja bereits: In der chinesischen Medizin wird die Prophylaxe groß geschrieben. Am günstigsten ist es daher, sich auf die Wechseljahre vorzubereiten – im Idealfall schon ab Mitte bis Ende 30. Bereits vor der Prämenopause können die Mitte, das Yin, Yang und die Essenz so gestützt und gekräftigt werden, dass die Umstellungszeit der Wechseljahre ohne körperliche Beschwerden erlebt werden kann. Wenn wir für die Zeit nach der Menopause vorsorgen, wirkt sich das nachher äußerst positiv auf unser Kraftpotential aus.

Eine Regulierung der Energien ist jedoch auch möglich, wenn wir bereits mit Symptomen konfrontiert sind. Mit gezielten Maßnahmen können wir Störungen ausgleichen und für eine Wiederherstellung der Harmonie im Energiefluss sorgen. Jedes unserer Symptome zeigt uns ein oder mehrere Ungleichgewichte in unserem Energiesystem auf. Die meisten dieser Beschwerden werden Sie durch eine veränderte Lebensführung, gewandelte innere Einstellungen, eine gezielte Ernährung oder medizinische Hilfe lindern oder aufheben können.

> Im Idealfall balancieren Sie Ihre Energien schon vor den Wechseljahren aus, so dass Sie diese Zeit ohne körperliche Beschwerden erleben können.

Die chinesische Medizin unterscheidet fünf Säulen zur Behandlung von Störungen:
1. Lebensstiländerungen
2. Bewegung, Atem und Körpergefühl
3. Ausgewogene Ernährung
4. Akupunktur
5. Chinesische Heilkräutertherapie

Sollten Ihre Beschwerden sehr intensiv sein, ist es nötig, dass Sie sich und Ihre Symptome fachmännisch untersuchen, diagnostizieren und dementsprechend behandeln lassen.

## Lebensstiländerungen

Bei der körperlichen Wandlung, die wir in den Wechseljahren durchlaufen, sind wir mit Irritationen und einem vorübergehenden Ungleichgewicht konfrontiert. Deshalb geht es für viele Frauen in dieser Zeit primär um die Frage, *was uns schwächt und was uns stärkt.* Ziel ist, die bestehenden Energieungleichgewichte möglichst in eine neue Balance zu bringen. Eine Kräftigung und ein Ausgleich dieser Energien sind wichtig, um störende Symptome zu beseitigen, uns auch psychisch wohlfühlen zu können und den Wandel mit Leichtigkeit zu vollziehen. Dabei geht es vor allem um eine *Stabilisierung unseres Nierensystems* und um einen *freien Energiefluss im Lebersystem.*

Körperliche Symptome könnten ein Hinweis darauf sein, dass eine Umorganisation unserer Lebensstrukturen fällig ist. So manche liebe Gewohnheit ist eventuell reformbedürftig. Es gibt kaum eine bessere Zeit für eine bewusste Neugestaltung des Lebens als die Wechseljahre. Zumindest für einige aufbauende Maßnahmen sollten wir uns die Zeit nehmen und sie in unserem Tagesablauf unterbringen, als eine neue Gewohnheit.

**Schlaf, Ruhe und Reizentzug bewahren die stabilisierenden Yin-Kräfte.**

In diesem Lebensabschnitt sind ein *ausreichender Schlaf* und *ausgedehnte Ruhephasen* wichtig. Schlaf, Ruhe und Reizentzug bewahren die Yin-Kräfte. Ein kräftiges Yin gibt uns die Beschaulichkeit herauszufinden, was uns selbst und unseren Körper wirklich unterstützt. Ruhephasen, die das aufnehmende Yin nähren, ermöglichen zusätzlich das Integrieren neuer Lebensstrukturen. Ständige Anspannung, tiefe Emotionen und Schlafmangel schädigen dagegen unsere Yin-Energien. Wenn Sie sich bewusst jeden Tag Zeit für etwas Entspannung nehmen, können Sie damit alte Stressmuster, die Ihr Herz zum Jagen bringen, die zu aufsteigenden Hitzegefühlen oder innerer Unruhe führen, gezielt zum Ausklingen bringen.

Zu der Ruhe und Zentrierung, mit deren Hilfe wir den täglichen Anforderungen gelassener begegnen können, kann eine *sinnvolle und regelmäßige Ernährung* sehr viel beitragen. Darauf komme ich später detailliert zu sprechen. Außerdem bedeutet ein *gleichmäßiger Lebensrhythmus* Heilung für unsere Lebenskräfte. Die Lunge als »Herrscherin des Qi« ist auch die Taktgeberin für unseren Körper. Ein regelmäßiger Tagesablauf unterstützt sie bei der Erfüllung der Aufgaben, die mit der Regulation der physiologischen Prozesse zu tun haben.

Konnten wir in unserer Jugend Nächte durchtanzen und dabei Alkohol und Zigaretten ungehemmt konsumieren, ohne von einem Kater geplagt zu sein, sind diese Zeiten nun wohl endgültig vorbei. Am Tag nach einem solchen Exzess werden wir mit harten Tatsachen konfrontiert: Erschöpfung, Kopfschmerzen und ein allgemeines Unwohlsein zeigen deutlich, dass wir über die Stränge geschlagen haben. Da sich unsere Energien – das Qi und das Blut, das Yin und das Yang – tendenziell im Ungleichgewicht befinden, verkraften wir Unregelmäßigkeiten und schädliche Einflüsse nicht mehr so leicht. Bestimmte *Genussmittel,* die wir früher ohne spürbare Nachwirkungen genießen konnten, zeigen jetzt ihr wahres Gesicht.

Um sich zu entspannen, eine Pause machen zu können, sich etwas Gutes zu tun oder sich anzuregen, greifen die meisten von uns zu verschiedenen Genussgiften wie Zigaretten, Kaffee, Wein oder auch Süßigkeiten. Häufig dienen sie auch dazu, unangenehme Gefühle zu kompensieren. Solange ihr Konsum nicht zu einem regelmäßigen Bestandteil und unverzichtbaren Helfer zur Bewältigung des Alltags wird, ist das kein Problem. Oft gehören jedoch Kaffee und Zigaretten zu täglichen Ritualen, die wir nur schwerlich missen möchten. Die langfristigen Auswirkungen, die von unserem körperlichen System jetzt nicht mehr so leicht toleriert werden, stellen uns vor neue Herausforderungen. Wie können wir uns etwas Gutes tun, ohne uns dabei zu schaden?

Kaffee, Alkohol und Zigaretten haben eins gemeinsam: Sie erhitzen. In einer energetischen Situation, die bei den meisten Frauen in der Lebensmitte von zu viel Hitze geprägt ist, wirken diese Reizstoffe leider verstärkend auf das Leere-Feuer in den Wechseljahren.

*Zigaretten* wirken heiß und bitter auf das energetische System. Sie trocknen deswegen unsere Säfte aus. Damit schädigen sie das Lungen-Yin und schließlich, bei jahrelangem Rauchen, auch das Nieren-Yin. Raucherinnen kommen im Schnitt mindestens ein bis zwei Jahre früher in die Wechseljahre als Nichtraucherinnen.[24] Eine schockierende Tatsache – und Folge der Verletzung des Yin und damit langfristig auch der Essenz!

> Raucherinnen kommen im Schnitt mindestens ein bis zwei Jahre früher in die Wechseljahre als Nichtraucherinnen.

Nicht umsonst gehört das Rauchen – häufig als »Knochenterrorist« bezeichnet – zu den Hauptrisikofaktoren für Osteoporose. Nieren-Yin und Essenz geben dem Knochen seine Substanz und Härte. Werden diese Energieaspekte durch die jahrelange Gewohnheit des Rauchens laufend angegriffen, ist Substanzverlust auf der materiellsten Ebene, also im Knochen, die Folge.

*Kaffee* gehört ebenfalls zu den Genussmitteln, die uns Vitalität vorgaukeln. Auch die Kaffeebohne wirkt heiß, bitter, dabei etwas süß. Kaffee senkt das Qi nach unten ab. Auf diese Weise wird der Stuhlgang angeregt. Ebenso wie Ziga-

113

retten trocknet auch Kaffee die Säfte aus und führt zusätzlich zu Hitze im Herzen. Außerdem schädigt er das Nieren-Yin. Der anregende Kick, die Frische, der Elan – all das, was uns eine Tasse Kaffee vermittelt, wenn wir müde und abgespannt sind, macht es nicht gerade leicht, auf Kaffee zu verzichten. Durch die starke Aktivierung der Energien wird jedoch in hohem Maße das kostbare Yin verzehrt, also genau der Energieaspekt, der uns in den Übergangsjahren die meisten Probleme machen kann. Denn für den Elan holt sich der eigentlich ruhebedürftige Körper die Energie aus unseren Reserven. Leider hält die Wirkung nicht lange an. Meistens sind wir sogar nach einiger Zeit müder als zuvor.

*Alkohol* wirkt heiß, scharf, süß und toxisch. Unregelmäßig und in kleinen Mengen genossen, löst er Spannungen des Leber-Qi und lässt so manche Sorgen und Anspannungen vergessen. Regelmäßiges Trinken oder größere Mengen erhitzen jedoch die Leber und den Magen und befeuchten die Milz. Diese Belastung der drei Organe kann zu feuchter Hitze im Organsystem von Leber und Gallenblase führen – auch ein nicht gerade konstruktiver Beitrag zu den Wechseljahren!

## Bewegung, Atem und Körpergefühl

Seit Jahrtausenden bemühen sich die Menschen um Methoden, die lebensverlängernd und gesundheitsfördernd sind. *Yoga, Tai Ji Quan* und *Qi Gong* sind die bekanntesten unter den asiatischen Bewegungskünsten. Die gezielte Lenkung des Atems und die Beruhigung des Geistes werden mit Bewegung kombiniert. Regelmäßig praktiziert haben diese Methoden eine außerordentlich heilsame Wirkung.

Leider haben aber oft gerade diejenigen, die es am nötigsten hätten, den größten inneren Widerstand, sich zu körperlicher Bewegung aufzuraffen.

Im Westen dagegen wird eher der *Ausdauer- und Kraftsport* bevorzugt. Unzählige Studien haben belegt, dass Sport die Leistungsfähigkeit des Herzens stärkt und den Kreislauf sowie die Gefäße stabilisiert.[25] Außerdem sinkt durch regelmäßige körperliche Bewegung das Brustkrebsrisiko, und zwar um 30 % im Vergleich zu Frauen, die sich nicht sportlich betätigen.[26]

Leider haben aber oft gerade diejenigen, die es am nötigsten hätten, den größten inneren Widerstand, sich zu körperlicher Bewegung aufzuraffen: *Schleim und Feuchtigkeit* machen uns schwer und unbeweglich. Die Zirkulation von Qi und Säften wird behindert, unerwünschte Gewichtszunahme und Zellulitis stellen sich ein. Doch die Ansammlung von Feuchtigkeit und Schleim ist nicht nur ein körperliches Phänomen: Auch im geistig-emotionalen Bereich legen sich Trägheit und latente Erschöpfung über unseren Alltag. Eine ungesunde Gleichgültigkeit macht sich breit. Langes Stillsitzen, eine flache Atmung und zu viel geistige Beschäftigung schwächen zusätzlich das Qi der Milz. Kein Wunder, dass wir in diesem Zustand bei dem Gedanken an körperliche Anstrengung nicht gerade vor Freude aufjauchzen. Eine Runde Schlaf wäre uns lieber!

Auch Menschen mit einem *gestauten Qi* denken nicht gerne an körperliche Aktivität. Ist unser Qi-Fluss gebremst, neigen wir oft zu einem depressiv geprägten Lebensgefühl. Wir sind zwar nicht wirklich depressiv, aber auch nicht wirklich motiviert. Besonders eine Leber-Qi-Stagnation erfährt aber bei körperlicher Bewegung sofortige Erleichterung! Wir spüren den befreiten Energiefluss schon nach kurzer Zeit als ein positives Lebensgefühl und einen freien, entspannten Geist. Die Belastungsfähigkeit und die Lust auf Aktivität nimmt zu, Lösungen finden sich schneller ein, wir sind wieder im Fluss und treffen sichere Entscheidungen. Der gesamte Ballast, der sich durch die Stagnation angesammelt hat und der sich wie eine Bremse auf unsere Energie gelegt hat, verschwindet.

> Besonders eine Qi-Stagnation erfährt bei körperlicher Bewegung sofortige Erleichterung.

Auch wenn Sie niemals Sport oder eine der fernöstlichen Bewegungskünste betrieben haben: Es ist normalerweise nicht zu spät, jetzt damit anzufangen! Die ruhigen und besinnlichen Bewegungen des Qi Gong beispielsweise können von fast jedem bis ins hohe Alter ausgeführt werden. Dasselbe gilt für regelmäßiges Spazierengehen, das ebenfalls sehr heilsam wirkt.

### Qi Gong und andere asiatische Bewegungsformen

Qi Gong und Tai Ji Quan sind Körperdisziplinen aus China, die neben der Selbstwahrnehmung und einer richtigen Atmung auch die Körperdehnung fördern und damit den Qi-Fluss positiv ausgleichen. *Qi Gong* hilft außerdem, die Essenz zu bewahren. Deswegen eignet sich diese Form der Bewegung gerade in den Wechseljahren besonders zum Stabilisieren der Energien. Selbst bei chronischen und schweren Krankheiten erzielt man mit Qi Gong gute Erfolge. Dabei wird keine Sportlichkeit gefordert, denn das Ausführen der langsamen Bewegungen ist fast allen

> Qi Gong hilft, die Essenz zu bewahren.

Menschen möglich. Durch die wiedergewonnene Flexibilität und Kontrolle über den Körper intensiviert sich unser Körpergefühl.

Beim Qi Gong handelt es sich um ursprünglich geheim gehaltene Techniken. Über Jahrhunderte wurden die Übungen in den Klöstern vom Meister auf den Schüler übertragen.[27] Erst seit den 50er Jahren des 20. Jahrhunderts sind sie öffentlich zugänglich. Über eine Regulation des Energieflusses und die Schulung des Geistes wird die Erhaltung der Gesundheit und ein langes Leben angestrebt. Anders als beim Tai Ji Quan konzentriert man sich beim Qi Gong mehr auf die innere Körperwahrnehmung. Das Qi Gong hat zudem speziellere Wirkungen bei einzelnen Krankheiten. Dadurch dass die Aufmerksamkeit nach innen und auf die Bewegung gerichtet wird, wird das Qi auf eine bewusste Weise durch den Körper gelenkt. Es sind drei Energiezentren, denen besondere Aufmerksamkeit geschenkt wird: das untere, mittlere und obere Dantian. Mit Hilfe von Vorstellungskraft (das Qi folgt dem Gedanken), gezielter Atmung und bestimmten Bewegungsmustern werden diese Energiezentren aufgeladen und ins Gleichgewicht gebracht. Ruhe, Gelassenheit und Zuversicht erfüllen uns nach diesen Übungen.

Während der Wechseljahre ist vor allem die Balance des mittleren Dantian, das eine Handbreit unter dem Bauchnabel liegt, leicht gestört. Die Energetisierung dieses Zentrums ist für uns Frauen sehr hilfreich, weil dabei der Ausgleich von Yin und Yang gefördert wird. Im mittleren Dantian haben die außerordentlichen Leitbahnen Chong Mai und Ren Mai ihren Ursprung, hier wird die Funktion der Mitte gestützt und das Ausschöpfen der Essenz aus der Nahrung optimiert.

Jedoch auch das untere Dantian spielt für uns eine große Rolle, allein schon wegen der Überbetonung geistiger Arbeit in unserer Gesellschaft. Dieses Basiszentrum befindet sich am Damm zwischen Anus und Vagina. Es ist eng verbunden mit dem Ursprungspunkt des Nieren-Meridians unter den Füßen. Wenn es mit bestimmten Bewegungsübungen aktiviert und in Fluss gebracht wird, erleben wir eine gesunde wohltuende »Erdung«, die uns mit Gefühlen von Sicherheit und Ruhe erfüllt. Häufig wird die kosmische Energie des Universums durch das obere Dantian am Scheitel hindurch in das meist unterversorgte untere Dantian geleitet und so die Erdqualität gekräftigt.

*Tai Ji Quan* aktiviert die Energieflüsse im Unterschied zum Qi Gong mehr allgemein. Es ist günstig für eine grundlegende gesundheitliche Vorsorge. Beide Methoden bauen über Kraft, Dehnung und Kontrolle eine neue, vertrauensvolle Beziehung zum eigenen Körper auf. Damit können wir den Widrigkeiten des Lebens gelassener und zentrierter begegnen. Aber auch jede andere Form von Stretching aktiviert die Säfte und hält uns körperlich flexibel und geistig beweglich.

> Jede Form von Stretching aktiviert die Säfte und hält uns körperlich flexibel und geistig beweglich.

Auch *Yoga* ist eine gesundheitsfördernde Bewegungskunst. In Verbindung mit Atemtechniken nimmt man für eine gewisse Zeit Körperpositionen ein, wodurch die Energie in bestimmten Bereichen gesammelt wird. Ruhe, Konzentration und die Erhaltung von Elastizität und Schönheit sind Ergebnisse, die bei regelmäßig Praktizierenden zu beobachten sind. Yoga misst häufig der spirituellen Entwicklung mehr Bedeutung bei als das Qi Gong – zumindest wie dies im Westen heute gelehrt wird.

### Ausdauernde körperliche Bewegung

Körperliche Bewegung – besonders im Freien – hat eine dynamisierende Wirkung auf das Leber- und das Lungen-Qi. Gestautes Qi kommt wieder in Fluss und *löst Energieblockaden auf.* Außerdem wird durch die erhöhte Atemfrequenz *vermehrt Qi aufgenommen.* Nach einem Tennismatch oder längeren Rundlauf durch den Wald fühlen wir uns zwar zunächst angenehm müde, aber im Anschluss äußerst erfrischt und lebendig.

Sie wissen bereits, dass ab einem Alter von etwa Ende 30 die zunehmende Schwächung der Milz eine Tatsache ist, der wir Rechnung tragen müssen. Körperliche Bewegung wirkt diesem Prozess entgegen: Unser Energieniveau steigt, das Qi der Mitte wird aktiviert, und die Umwandlung der Nahrung wird wieder effektiver. Bei regelmäßigem körperlichen Training werden Sie eine *grundlegende Stoffwechselsteigerung* feststellen können. Das *Milz-Qi wird angeregt,* die Energien stabilisieren sich. Sie können Ihr Gewicht auch bei gutem Appetit problemlos halten. Falls Sie zu Übergewicht neigen, wird sich die Bewegung sogar eher günstig auf Ihr Gewicht auswirken. Und das, ohne dass Sie sich mit Hungerkuren herumquälen.

Das energetische Hauptproblem in den Wechseljahren ist, wie schon mehrfach gesagt, das Ungleichgewicht und die Stagnation verschiedener Energieaspekte. Durch Aktivierung und Zirkulation der Energien verschwinden viele Symptome von allein. Aber nicht nur körperliche Spannungszustände lösen sich auf, auch psychisch können wir mit den Veränderungen in den Wechseljahren *entspannter, gelöster, ausgeglichener und zuversichtlicher* umgehen – ein Resultat, mit dem uns eine regelmäßige sportliche Betätigung ebenfalls schon nach kurzer Zeit belohnt.

Am günstigsten ist eine leichte sportliche Betätigung 3- bis 5-mal wöchentlich für etwa eine halbe Stunde. Ein gesundes und individuelles Mittelmaß kann nur jede für sich selbst herausfinden. Auch wenn ein Pulsmessgerät anfangs hilfreich sein kann, spüren die meisten Menschen nach einiger Zeit ziemlich genau, wie viel Anstrengung für sie richtig ist. Denn eine zu starke körperliche Belastung ist durchaus schädlich!

> Am günstigsten ist eine leichte sportliche Betätigung 3- bis 5-mal wöchentlich für etwa eine halbe Stunde.

Es ist weniger gut, sich einmal in der Woche für zwei Stunden massiv körperlich anzustrengen als (fast) jeden Tag ein bisschen. Schon aus diesem Grund ist ein wenig Spaß an der Sache nicht unbedeutend. Doch bei der Vielfalt des Angebots sollte es Ihnen möglich sein, etwas zu finden, das Sie auf regelmäßiger Basis und mit Freude praktizieren mögen.

Versuchen Sie nicht, durch Sport und viel körperliche Anstrengung besonders viel abzunehmen. Auch wenn es Formeln gibt, die das Optimum an Körperverbrennung errechnen, ist eine Umstellung Ihrer Ernährungsgewohnheiten weitaus bedeutsamer für das Abnehmen. Bewegung kann eine Gewichtsabnahme zwar unterstützen, ist aber dennoch nur eine begleitende Maßnahme. Gerade die Patientinnen, die sich laufend überanstrengen und ihren inneren Leistungsdruck auf eine »gesunde Sportschiene« verlagern, zeigen langfristig Zeichen von Erschöpfung und Immunschwäche. Ein Zuviel erschöpft die Milzenergie – unseren zentralen Energieproduzenten – ebenso wie ein Zuwenig und fordert damit auch das Nieren-Yang zu erhöhten Kraftakten heraus. Auf lange Sicht bedeutet dies eine Schwächung der Essenz – ein typisches Energiemuster bei Leistungssportlern und genau das Gegenteil von dem, was wir anstreben. Eine moderate Leistung, die ganz individuell ausfällt, ist genau das Richtige. Und bei allem Bewegungsdrang: Vergessen Sie nicht, Ihrem täglichen Programm ein paar *Dehnungsübungen* hinzuzufügen. Sie harmonisieren die Leberenergie und führen zu einer tiefen Entspannung des körperlichen Systems.

> Bewegung kann eine Gewichtsabnahme zwar unterstützen, ist aber dennoch nur eine begleitende Maßnahme.

Wenn Sie schon seit langem keinen Sport mehr betrieben haben, ist es wichtig, ganz langsam und geduldig zu beginnen. Wenn Sie schnell außer Atem sind, legen Sie öfter Pausen ein.

Sind Sie – aus welchen Gründen auch immer – nicht zu einer fernöstlichen Bewegungskunst oder einem »richtigen« Sport zu bewegen, so gibt es noch weitere sehr gute Alternativen wie beispielsweise regelmäßiges *Spazierengehen* (mehrmals wöchentlich eine halbe Stunde). Sie können auch einfach zu Hause frei *tanzen*. Körperliche Beweglichkeit wirkt nicht nur positiv auf eine Leber-Qi-Stagnation, sondern sie fördert auch die geistige Flexibilität.

## Ausgewogene Ernährung

Eine ganzheitliche Ernährung, die unsere Mitte stabilisiert, ist grundsätzlich zu jedem Zeitpunkt unseres Lebens richtig. Damit stärken wir Qi und Blut in unserem Organismus – eine wichtige Voraussetzung dafür, Probleme in den Wechseljahren vermeiden zu können. Da ab Mitte 30 die Milz allmählich beginnt, an Kraft zu verlieren, gewinnt eine gezielte Ernährung ab diesem Alter zunehmend an Bedeutung.

Viele Frauen nehmen in den Wechseljahren auf einmal zu. Kleine Speckpolster umrunden unsere ehemals schlanken Hüften, und ein typischer Bauch beginnt sich zu formen. Altbewährte Abnehmkuren versagen, weil der Stoffwechsel nicht mehr die Verdauungsleistung aufbringt wie in jungen Jahren. Oder Ihr Körper ist durch eine Vielzahl von Diäten bereits darauf programmiert, nur noch wenig Nahrung zu verwerten. Essen Sie gelegentlich wieder mehr, wird es gleich in Form von Fetten und Schlackenstoffen abgelagert. Alles Zeichen dafür, dass die Milz nach einer guten Ernährung verlangt.

> Viele Frauen nehmen in den Wechseljahren auf einmal zu.

Hinsichtlich der Mengenverhältnisse sollte unsere Ernährung ungefähr folgender Faustregel entsprechen:

- 65 % hochwertige Kohlehydrate in Form von Getreide,
- 20 % gekochte Gemüse (möglichst einheimisches),
- 5 % Salate,
- 5 % Obst und
- 5 % Proteine in Form von Hülsenfrüchten, Fleisch, Fisch, Milchprodukten.

So lautet die allgemeine Empfehlung in der chinesischen Ernährungslehre.[28] Sind Sie Vegetarierin, ersetzen Sie die tierischen Proteine durch Hülsenfrüchte.

Die chinesische Ernährungslehre richtet sich nach Energieprinzipien und nicht nach Kalorien oder Inhaltsstoffen. So werden durch eine günstige Ernährungsweise die inneren Organe in ihrer Vitalität gestärkt, der Stoffwechsel wird aktiviert und der Hormonhaushalt ausgeglichen.

Jedes Nahrungsmittel ist durch eine spezifische Wirkrichtung gekennzeichnet, ähnlich wie bei Heilkräutern. Unterschiedliche *thermische Wirkungen, Geschmacksrichtungen* und *Meridianbezüge* machen die jeweilige Wirkung eines Nahrungsmittels auf Organe und Energieaspekte aus. Genauere Ausführungen hierzu und zur gezielten Ernährung vor und in den Wechseljahren finden Sie im Kapitel »Die heilende Kraft der Nahrung«.

### Allgemeine Ernährungsregeln für ein langes Leben

**Die Qualität unserer Volksernährung wird in erschreckendem Maße zunehmend schlechter.**

Das Einhalten einfacher Regeln stimuliert bereits den Aufbau und die Stabilisierung Ihrer Lebenskraft. Auch im Westen sind die meisten Menschen mit diesen allgemein gültigen Regeln aufgewachsen. Doch gehen solche alten Lebensweisheiten im Strom unserer schnelllebigen Zeit mehr und mehr verloren. Zeitnot verführt zum Griff nach Schnellgerichten aus Tiefkühltruhe und Mikrowelle oder zu Fast Food vom Kiosk. Viele Menschen sind großenteils auf Pasta aus der Tüte und andere Fertiggerichte umgestiegen. Die Qualität unserer Volksernährung wird in erschreckendem Maße zunehmend schlechter.

Werden die folgenden Regeln konsequent umgesetzt, erbringen sie hervorragende Resultate, wie die tägliche Praxis zeigt.

- Unterstützen Sie Ihren Organismus, den Tempel Ihrer Kraft, indem Sie ihn mit *regelmäßigen Mahlzeiten* erfreuen. Dies wirkt sich stabilisierend und stärkend auf die Energie der Mitte aus.
- Essen Sie deswegen *mindestens dreimal am Tag*. Frühstücken Sie ausgiebig, essen Sie mittags, und nehmen Sie Ihr (nicht zu reichliches) Abendessen nicht zu spät ein. Sie brauchen nicht zu befürchten, dass Sie dann zu häufig essen – denken Sie daran: Der Stoffwechsel schläft ein, wenn Sie wie heutzutage viele Menschen nur ein- oder zweimal am Tag essen.

- Nehmen Sie täglich *mindestens zwei warme Mahlzeiten* zu sich. So ungewohnt es für Sie auch sein mag: Ein warmes Frühstück ist eine Wohltat für die Energien der Mitte! Wenn Sie zum Frühstück einen Porridge sowie am Mittag oder am Abend eine weitere vitalstoffreiche warme Mahlzeit essen, ist das bereits die halbe Miete. Eine kräftige Grundenergie und eine gute Widerstandskraft werden Sie belohnen!
Stellen Sie sich einen mit Wasser gefüllten Topf über einer Hitzequelle vor. Wenn Sie kaltes Wasser in den Topf gefüllt haben, werden Sie mehr Energie zum Erhitzen des Wassers brauchen, als wenn Sie warmes Wasser verwenden. Ebenso kostet es den Körper mehr Energie, wenn wir nicht ausreichend warme und gekochte Speisen zu uns zu nehmen.
- *Nehmen Sie sich Zeit zum Essen,* und genießen Sie Ihr Essen *gemeinsam* mit Ihrer Familie oder im Freundeskreis.
- *Kauen Sie gründlich.*
- *Trinken Sie nichts zum Essen.*
- *Hungern Sie nicht lange,* denn wenn Sie anschließend zu viel essen, überlastet dies die Mitte in ihrer Kapazität und führt zu Stagnation und Völle.
- *Essen Sie nur so lange, bis Sie satt sind.* Sie werden staunen, wie wenig das sein kann, wenn Sie gut kauen und langsam essen.

## Akupunktur

Wohl kaum eine andere medizinische Methode erscheint so elegant wie die Behandlung mit Hilfe von feinen Nadeln. In Energiepunkte gestochen, aktivieren sie unsichtbare Energiebahnen und regen damit die Selbstheilungskräfte des Körpers an. Ein gezielter Einfluss auf das Qi macht eine erfolgreiche Therapie auf vielen Gebieten der Medizin möglich. Dies gilt auch für die Frauenheilkunde.

Klassisch betrachtet haben wir 365 Akupunkturpunkte auf unserem Körper, die unterschiedliche energetische Prozesse einleiten, wenn sie genadelt werden. Tatsächlich sind sogar über 500 Punkte bekannt, die in der Akupunktur verwendet werden. Jeder Punkt trägt einen Namen, der seine energetische Wirkung beschreibt.

> Die Wirkung der Akupunkturnadeln entsteht allein durch die Beeinflussung körpereigener Energien.

Das Faszinierendste an dieser Heilmethode ist wohl die Tatsache, dass nichts Stoffliches hinzugefügt oder weggenommen wird. Die angestrebte Wirkung entsteht allein durch die Beeinflussung körpereigener Energien. Daher hat die Akupunktur für uns bis heute einen leicht mystischen Charakter bewahrt. Denn der genaue Funktionsmechanismus konnte bisher nicht vollständig aufgedeckt werden. Eins haben Studien jedoch beweisen können: Bei der Akupunktur handelt es sich keinesfalls um einen Placeboeffekt! Beispielsweise zeigt die Akupunktur auch Heilerfolge an Tieren, die ganz gewiss nicht an die Wirkung feiner Stahlnadeln glauben.

Es ist fraglich, ob Akupunktur eine so große Verbreitung im Westen gefunden hätte, wären nicht die aufsehenerregenden Wirkungen auf dem Gebiet der Anästhesie publik geworden. Zwar wurde die Akupunktur als Therapie, zum Beispiel bei Schmerzen, auch weiterhin von vielen Medizinern angezweifelt, sie zog bei uns aber immerhin in zahlreiche Praxen ein. Nachdem der Nutzen der Akupunktur in vielen Bereichen zumindest empirisch belegt ist, findet sie heute breite Anwendung.

Gerade im Bereich der Gynäkologie zeigt diese chinesische Heilkunst hervorragende Ergebnisse. Menstruationsstörungen, Unfruchtbarkeit und Befindlichkeitsstörungen der Wechseljahre lassen sich über Akupunktur besonders gut beeinflussen. Die Leitbahnen von Leber, Milz und Niere durchlaufen unseren Unterleib und sind verantwortlich für die energetische Versorgung unserer Geschlechtsorgane. Auf vaginale Trockenheit zum Beispiel lässt sich sehr gut durch Nadelung von Punkten auf dem Leber- und Nieren-Meridian Einfluss nehmen. Ähnliches gilt auch für Hitzewallungen, Blutungsstörungen und viele andere klimakterische Beschwerden.
Manche Punkte, an denen mehrere Leitbahnen zusammenlaufen, haben eine sehr starke Wirkung. Einer von ihnen heißt »Milz 6«. Er befindet sich etwa eine Handbreit über dem inneren Knöchel. Für gynäkologische Beschwerden ist er sehr wirksam. Mit der Fingerkuppe kräftig gedrückt (Akupressur), vermag er Schmerzen bei der Periode zu lindern.
Häufig wird die Akupunktur mit der Anwendung von Heilkräutern kombiniert, um die energetische Wirkung zu verstärken. Normalerweise akupunktiert man einmal wöchentlich über einen Zeitraum von mehreren Wochen. Das meist schmerzlose Nadeln wird von der Mehrzahl der Behandelten als tief entspannend erlebt. Viele Patienten schlafen während der Behandlung ein. Die Nadeln verbleiben je nach Absicht zwischen 5 und 40 Minuten im Körper. Akute Störungen werden zwei- bis dreimal wöchentlich behandelt und sind meistens schon nach ein bis drei Sitzungen behoben. Die Anzahl der Nadeln richtet

sich nach dem Können der Behandlerin. Üblich ist, zwischen einer und zehn Nadeln pro Sitzung zu setzen.

Ein langes Studium ist erforderlich, um die Akupunktur erfolgreich zur Anwendung zu bringen. Daher ist es wichtig, dass Sie sich an gut ausgebildete und erfahrene Behandler wenden. Als Heilmethode für die Wechseljahre eignet sich die Akupunktur hervorragend. Sie ist in der Lage, die auseinander gefallenen Regelkreise wieder neu zu verbinden. Entsprechend nehmen sich die meisten Frauen nach einer Behandlung wieder mehr als Ganzes und mit sich selbst verbunden wahr.

## Chinesische Heilkräutertherapie

Die alten Chinesen haben uns wahrscheinlich das größte Kräuterwissen überliefert, das weltweit schriftlich vorliegt. Über 11.000 Rezepturen finden sich in den Schriften des Li Shi Zhen aus dem 16. Jahrhundert. Doch bereits seit über 2000 Jahren gibt es viele schriftliche Unterlagen über die Heilkunst der Chinesen, die bis heute Grundlage dieser Medizin sind. 3000 Jahre vor unserer Zeitrechnung, so berichtet die Legende, lebte Kaiser Huang Di, der als Erster ein Grundlagenwerk verfasst haben soll. Aber erst seit dem 16. Jahrhundert gibt es in China eine Medizinrichtung, die sich den Frauenkrankheiten widmet.[29]

Anders als bei der abendländischen Kräuterheilkunde werden die chinesischen Kräuter nur in geringem Umfang als Einzelkräuter eingesetzt. Eine Rezeptur umfasst mindestens zwei, in der Regel bis zu zehn Kräuter. Das Kraut, das die hauptsächliche Wirkrichtung angibt, steht als Erstes und wird *Herrscherkraut* genannt. Unterstützt wird es durch ein *Ministerkraut*. Ein oder mehrere *Assistenten* fügen noch weitere Aspekte hinzu. Die gesamte Rezeptur wird durch ein *Meldekraut* ergänzt, das die Kräutermischung in bestimmte Organe, Leitbahnen oder Körperteile bringen soll. Das Zusammenspiel dieser Kräuter macht die einmalige Wirkung der jeweiligen Rezeptur aus.

Hier ein Beispiel für eine Rezeptur, die bei uns sehr häufig in den Wechseljahren bei *Hitzewallungen* angewandt wird. Es handelt sich um eine Modifikation der »Rehmannia-6-Pille«. Sie umfasst zwei Gruppen von Kräutern. Die erste Gruppe besteht aus tonisierenden Kräutern, die Energien aufbauen. Das »Herrscherkraut« stärkt das Yin der Niere und die Essenz. Der »Minister« unterstützt den Aufbau des Yin und verhindert den Verlust von Essenz. Ein zweiter »Minister«

kräftigt ebenfalls die Essenz, indem er die Mitte stärkt und das Qi der Milz stabilisiert. Die zweite Gruppe der Kräuter besteht aus mehreren »Assistenten«, die Hitze ableiten. Einer lässt die Hitze über den Urin abfließen, ein zweiter kühlt das Leber-Feuer herunter, und ein drittes Kraut fördert den Stoffwechsel, damit die Kräuter vom Körper gut aufgenommen werden.[30] Zusätzlich wird diese Rezeptur durch zwei Kräuter ergänzt, die einem Leere-Feuer entgegenwirken. Weitere Behandlungsmöglichkeiten, auch zur Selbstanwendung, finden Sie unter »Chinesische Heilkunde: Hitzewallungen und Schweißausbrüche«.

Jeder Behandlung geht eine genaue Diagnose voraus. Nach einer intensiven Pulsuntersuchung, bei der 28 Pulsqualitäten unterschieden werden und die einen genauen Rückschluss auf die Energieflüsse erlaubt, wird auch die Zunge nach Form, Farbe und Belag eingeordnet. Zusätzlich kann der Bauch (Haradiagnose) weitere Hinweise hinsichtlich der Energieverhältnisse der Patientin geben. Eine detaillierte Befragung rundet die Untersuchung ab. Erst nach Sammlung all dieser Zeichen wird eine chinesische Diagnose erstellt und dementsprechend eine Kräuterrezeptur verschrieben. Diese wird häufig in ihren Mengenangaben und eventuell auch in ihrer Zusammensetzung nach ein bis zwei Wochen modifiziert, je nach dem Befinden des Patienten und der Wahrnehmung der Therapeutin.

Voraussetzung für den Heilerfolg ist eine zutreffende Diagnose, das Können und die Intuition der Behandler. So wie bei einem Schlüssel die Zacken genau zum Schloss passen müssen, damit man die Tür öffnen kann, so ist die Auswahl der richtigen Kräutermischung entscheidend für die erfolgreiche Beeinflussung der Prozesse im Organismus.

> So wie bei einem Schlüssel die Zacken genau zum Schloss passen müssen, so ist die Auswahl der richtigen Kräutermischung entscheidend für die erfolgreiche Therapie des Körpers.

In der Regel werden die Kräuter 30 Minuten ausgekocht, nachdem sie vorher eine Stunde lang eingeweicht wurden. Als so genanntes *Dekokt* trinkt man sie normalerweise zweimal täglich.

Modernere Darreichungsformen sind heutzutage Granulate. Auch in Pillenform werden die alten Rezepturen hergestellt. Sie sind dann allerdings nicht mehr individuell anzupassen.

Manche der Heilkräuter können auch einzeln angewandt werden. Sie werden in Speisen mitgekocht, als Tee überbrüht oder in Alkohol eingelegt und können auf diese Weise täglich genossen werden. In Portwein, Brandy oder einen starkem Rotwein sechs Wochen lang *eingelegte Kräuter* werden zur Kräftigung von Qi, Blut und Yang eingesetzt. Oder sie werden in *Kraftsuppen* mitgekocht, die für einige Zeit an jedem Tag gegessen werden.

### Kraftsuppe

Die Kraftsuppe ist in China ein altes Volksheilmittel. Sie enthält Huhn oder Rind und wird mindestens vier Stunden lang gekocht, in China sogar tagelang. Auch wenn aus westlicher Sicht dadurch alle Nährstoffe zerkocht und damit verloren gegangen sind, baut eine Kraftsuppe, täglich genossen, das Qi sehr stark auf. Grund dafür ist gerade der lange Kochvorgang mit der intensiven Erwärmung der Nahrung. Es wird nur die Brühe getrunken, alle festen Bestandteile werden entfernt und weggeworfen. Je nach der persönlichen Energiesituation wird sie 40 Minuten vor Ende der Kochzeit mit medizinisch wirksamen chinesischen Kräutern angereichert, die das Blut, das Qi, die Niere oder andere Aspekte der Konstitution kräftigen.

> Eine stundenlang gekochte Kraftsuppe baut das Qi sehr stark auf, auch wenn aus westlicher Sicht alle Nährstoffe darin verloren gegangen sind.

Chinesische Kräuter sind kräftig und äußerst effektiv. Sie sollten immer der individuellen energetischen Situation entsprechen, und ihre Einnahme sollte mit einem anerkannten Therapeuten abgesprochen werden. Konkrete Möglichkeiten für Kräuteranwendungen werde ich weiter hinten in den Abschnitten über die einzelnen Wechseljahresbeschwerden aufzeigen.

## PHYTOHORMONE

Der Einsatz von Phytohormonen ist in den letzten Jahren äußerst populär geworden. Sogar viele Ärzte schlagen ihre Einnahme vor, wenn sie eine Verschreibung der üblichen Ersatzhormone nicht unbedingt für nötig halten. Phytohormone haben zunächst einmal nichts mit der chinesischen Medizin zu tun, sondern ihre Verwendung beruht auf unserer westlichen Vorstellung, dass wir dem Körper die möglicherweise fehlenden Hormone von außen zugeben müssten. Bei den Phytohormonen handelt es sich – anders als bei den Ersatzhormonen der Hormontherapie (HRT) – aber immerhin um Substanzen, die natürlicherweise in Pflanzen vorkommen. Meist können wir sie ohne eine künstliche Veränderung einfach zu uns nehmen: als vertraute Nahrungsmittel, als Gewürze, als Tee oder auch in Form von Tropfen und Kapseln. Das heißt, sie verbleiben so lange in ihrem stofflichen und energetischen Zusammenhang, bis unser Körper sie verarbeitet. Dies ist in der Regel die günstigste Art, natürliche Wirkstoffe zu sich zu nehmen.

Nahrungsmittel und Heilpflanzen, die Phytohormone enthalten, können im Alltag problemlos in den Rahmen konkreter chinesischer Ernährungsvorschläge eingefügt werden. Daher werden sie hier im Anschluss an die Fünf Säulen beschrieben – als eine weitere Möglichkeit, die *Sie selbst* anwenden können. Im dann folgenden Kapitel kommen wir bei einigen Symptomen auf die Phytohormone zurück.

> Nahrungsmittel und Heilpflanzen, die Phytohormone enthalten, können problemlos in den Alltag integriert werden.

## Phytohormone in Nahrungsmitteln

*Soja* wurde in China bereits im 11. Jahrhundert vor unserer Zeitrechnung angebaut. Auf Grund der Genügsamkeit der Pflanze konnte man selbst auf schlechten Böden gute Erträge erwirtschaften. Soja galt wegen seiner Nahrhaftigkeit als wertvolles Nahrungsmittel. Im 2. Jahrhundert nach unserer Zeitrechnung wurden die ersten Methoden entwickelt, diese schwer verdauliche Bohne durch Fermentation zu Tofu weiterzuverarbeiten. Heute ist Soja auch bei uns in vielen anderen Zubereitungsarten erhältlich: als Sojasauce, Sojamilch, Tofu, Tempeh, »Sojafleisch« und »Sojawürstchen«; dazu versteckt in unzähligen Produkten.

Als Neuentdeckung auf dem Gebiet der Nahrungsergänzungsmittel wird die Sojabohne, die sich durch eine östrogenartige Wirkung auszeichnet, nicht zu Unrecht als eines der am stärksten wirkenden Phytoöstrogene gefeiert. Außerdem enthält sie reichlich Proteine, Calcium und essentielle Fettsäuren.

Leider stammt heute etwa 60 % der Sojaernte aus genmanipulierter Saat.[31] Zunehmende allergische Reaktionen und chronische Krankheiten wie Reizdarmsyndrom, Kopfschmerzen und Müdigkeit werden teilweise auf den Verzehr von genmanipulierten Nahrungsmitteln zurückgeführt, die für den Endverbraucher kaum erkennbar sind. Wollen Sie diesbezüglich auf Nummer Sicher gehen, kaufen Sie die betroffenen Produkte möglichst in Naturkostläden ein.

Soja in Form von Tofu oder Sojamilch ist aus chinesischer Sicht thermisch gesehen kalt (siehe »Die heilende Kraft der Nahrung: Thermische Wirkungen«). Aus diesem Grund sollte Tofu immer zusammen mit wärmenden Nahrungsmitteln gegessen werden, da er sonst die Kraft von Milz und Niere schwächt. Da

126

Tofu sehr neutral schmeckt, ist Würzen ohnehin sinnvoll. Tempeh, eine andere Sojazubereitung, ist thermisch neutral und eine sinnvolle Alternative, wenn die Mitte und die Niere sehr erschöpft sind. 40 – 60 g *Tofu* decken den Tagesbedarf an Phytoöstrogenen.[32]

Aber nicht nur Soja enthält Phytoöstrogene: Leinsamen weisen den höchsten Anteil an Phytoöstrogenen auf.[33] In *Sonnenblumenkernen* und vielen weiteren Nahrungsmitteln dagegen sind sie deutlich geringer vertreten.

Nachdem man anfangs befürchtet hatte, dass Phytoöstrogene bei einem relativen Östrogenüberschuss verstärkend und schädlich wirken könnten, wurden diese Zweifel bald zerstreut. Denn diese Substanzen weisen sowohl östrogene als auch antiöstrogene Wirkung auf. Solche Stoffe werden als *Serms* bezeichnet. Phytoöstrogene sind also in doppelter Hinsicht wirksam: Bei einem eventuellen Überschuss an Östrogen entlasten sie den Organismus, bei einem Mangel aktivieren sie die Östrogenwirkung:

> Soja und Leinsamen weisen den höchsten Anteil an Phytoöstrogenen auf.

Haben wir einen *relativen Überschuss an Östrogenen,* wie das in den ersten Jahren des Wechsels typisch ist, können die Östrogenrezeptoren unseres Körpers von den Phytoöstrogenen besetzt werden. Damit blockieren sie die körpereigenen Östrogene, die 100- bis 1000fach stärker wirken. Das kann vor allem dann sehr hilfreich sein, wenn wir unter Brustspannungen, Zysten und Mastopathien leiden – alles Zeichen dieses relativen Östrogenüberschusses – oder wenn wir ein erhöhtes Brustkrebsrisiko haben. Durch die Einnahme von Phytoöstrogenen wird die Brust also von körpereigenen Östrogenen entlastet.
Bei einem *Östrogenmangel* haben Phytoöstrogene an bestimmten Geweben wie dem Skelett eine östrogene Wirkung. Sie gleichen so den Östrogenmangel aus und beugen einer Osteoporose nicht nur vor, sondern Studien weisen sogar darauf hin, dass der Knochen aufgebaut wird![34]
Außerdem wirken Phytoöstrogene positiv auf das *Herz* und die *Blutfette* ein.[35]

Grundsätzlich ist eine Verbindung westlicher und östlicher Sichtweisen durchaus sinnvoll. Sollten Nahrungsmittel, die Phytohormone enthalten, im Rahmen einer Ernährung nach chinesischen Regeln gut in Ihren Speiseplan passen, würde ich Ihnen sehr empfehlen, sie während der Wechseljahre verstärkt zu verzehren.

Phytohormone lassen sich in drei Gruppen einteilen:

*Phytoöstrogenhaltige Nahrungsmittel*

*Flavonoide* binden die zirkulierenden Östrogene im Blut, wirken brustkrebshemmend und haben eine antioxidative, also positive Wirkung auf die schädlichen Sauerstoffradikale.
- *Bohnen, Kichererbsen, Linsen, Pflaumen, Sojabohnen* und *Sojaprodukte* enthalten Flavonoide.

*Lignane* haben einen Einfluss auf Östrogen und Progesteron und beeinflussen damit den monatlichen Zyklus. Ebenso wie die Flavonoide besetzen sie Östrogenrezeptoren in der Brust und schützen damit vor Zysten, Mastopathie und Brustkrebs.
- *Hafer, Hopfen, Gerste, Leinsamen, Reis, Roggen, Weizen* und *Weizenkleie* beinhalten Lignane.

Manche Gemüse und Obstarten enthalten ebenfalls Phytoöstrogene, jedoch mit weitaus schwächerer Wirkung. Diese werden *Coumestane* genannt.
- *Blumenkohl, grüne Bohnen, Broccoli, Fenchel, Grünkohl, Karotten, Knoblauch, Rosenkohl, Sojasprossen, Zwiebeln.*
- *Äpfel, Birnen, Kirschen.*

## Phytohormone in Heilpflanzen

Die Behandlung mit Heilpflanzen ist eine der ältesten Therapiemethoden überhaupt. Noch vor Jahren von Medizinern belächelt, entwickeln sich die Phytohormone aus Heilpflanzen zu beachteten Arzneidrogen. Es handelt sich bei ihnen um pflanzliche Wirkstoffe, die auf den Hormonstoffwechsel eine ähnlich regulierende Wirkung ausüben wie die körpereigenen Hormone. Diese Phytohormone sollen angeblich frei von unerwünschten Nebenwirkungen sein.[36] Dies ist aber so nicht richtig, manche Frauen vertragen sie nicht.

## Östrogenähnliche Wirkung

Vor allem die *Silberkerze* gilt als eine Pflanze, deren östrogenähnliche Wirkung bei klimakterischen Beschwerden gute Erfolge gezeigt hat.[37] Extrakte dieser Pflanze aus dem Arzneimittelschatz der nordamerikanischen Indianer lindern vor allem Hitzewallungen, Kopfschmerzen, Schlafstörungen und Depressionen. Zahlreiche Firmen in Deutschland verarbeiten die Silberkerze für Medikamente.[38]

Außerdem werden *Hopfen, Rhapontik-Rhabarber* und *Rotklee* als pflanzliche Arzneimittel mit östrogener Wirkung angeboten.

Noch zahlreiche andere Pflanzen gelten als phytohormonhaltig. Die Folgenden verwenden Sie am besten frisch: *Basilikum, Beifuß, Damian, Koriander, Melisse, Rosmarin* und *Salbei*.

Sie können sie als Tee aufbrühen oder als Gewürze dem Essen beigeben. Sie sind alle sehr mild in ihrer Wirkung und wirken östrogenähnlich. Insbesondere Tees aus Beifuß- und Damianblättern haben sich bewährt. Beifuß wird auch von den Chinesen eingesetzt. Er reguliert nicht nur das Östrogen, sondern auch das Progesteron und kann gut für eine reinigende Teekur verwendet werden.

Eine sehr wichtige und bei uns noch relativ unbekannte Heilpflanze ist die *chinesische Angelikawurzel* (Radix Angelica sinensis, Dang Gui). Sie gehört neben Ginseng (Radix Ginseng, Ren Shen) zu den populärsten chinesischen Heilpflanzen. Angeblich enthält sie ebenfalls Phytoöstrogene, was jedoch durch neueste Forschungen widerlegt wird.[39] Wegen ihrer ausgezeichneten Wirkung auf den weiblichen Unterleib findet sie sich in fast allen chinesischen Rezepturen, die Frauenleiden betreffen.

> Eine sehr kräftige und bei uns noch relativ unbekannte Heilpflanze, die sich in zahlreichen Rezepten für Frauenleiden findet, ist die chinesische Angelikawurzel.

Die chinesische Angelikawurzel wird als süß, scharf, bitter und warm klassifiziert. Sie hat Bezug zum Herzen, zur Leber und zur Milz. Als typische Frauenarznei eignet sie sich hervorragend zum Aufbau von Blut. Sie wird auch häufig bei Schmerzen während der monatlichen Blutung oder bei Amenorrhoe eingesetzt. Da sie erwärmend wirkt, wird sie meistens gemeinsam mit anderen, die Wärme ausgleichenden Kräutern verwendet. Aus diesem Grund ist die Einnahme der Angelikawurzel als Einzelkraut nur unter fachlicher Anleitung zu empfehlen.

### Progesteronähnliche Wirkung

Neben der Silberkerze wird sehr häufig der *Mönchspfeffer*, auch *Keuschlamm* genannt, eingesetzt. Er regt indirekt, über eine Senkung des Prolaktinspiegels, die Bildung von Progesteron an und ist hier zu Lande gut erhältlich.[40] Mönchspfeffer wurde bereits in der Antike gering dosiert als Anaphrodisiakum eingesetzt: Mönche legten sich die Pflanze unter das Bett, um fleischlichen Anfechtungen besser gewachsen zu sein.[41] Heute benutzt man Mönchspfeffer häufig beim prämenstruellen Syndrom, bei Wechseljahresbeschwerden und Depressionen. *Frauenmantel* ist zwar milder, wirkt jedoch auch sehr zuverlässig und andauernder als der Mönchspfeffer. Er reguliert ebenso wie dieser das Progesteron. Progesteronähnliche Substanzen sind auch in der *Yamswurzel*, der *Sojabohne*, der *Schafgarbe*, der *Tigerlilie* und im *Fenchel* enthalten.

> Mönchspfeffer wurde bereits in der Antike gering dosiert als Anaphrodisiakum eingesetzt.

Meiner eigenen Beobachtung zufolge können abendländische Kräuter bei manchen Patientinnen gut, bei anderen wiederum überhaupt nicht anschlagen, ohne dass die Gründe für die fehlende Wirkung erkennbar sind. Ganz offensichtlich reicht eine klinische Diagnose wie Östrogen- oder Progesteronmangel allein zum erfolgreichen Einsatz der westlichen Heilkräuter nicht aus. Kräuterkundige können auf Grund persönlicher Erfahrungen diese Pflanzen mit Sicherheit sehr viel effektiver einsetzen. Leider ist viel altes Wissen über die abendländischen Heilpflanzen verloren gegangen.

Ebenso wie bei chinesischen Kräutern gibt es also auch hier keine Patentlösung! Da die chinesischen Pflanzen in ihrer energetischen Wirkung jedoch sehr klar definiert sind, lassen sie sich im Rahmen einer TCM-Behandlung gezielter einsetzen.

## CHINESISCHE HEILKUNDE – EIN INDIVIDUELLER WEG DURCH DIE WECHSELJAHRE

Bevor Sie eine gründliche Diagnose und umfassende Therapie im Rahmen der chinesischen Medizin erhalten, können Sie in diesem Kapitel schon einmal Anregungen bekommen, wie die typischen Wechseljahresbeschwerden zu lindern sind.

Die Erläuterungen sollen Sie ermutigen und inspirieren, die Weisheit und die vorbeugenden Lebenshilfen der Medizin aus China auch tatsächlich anzuwenden. Bei allen auftauchenden Störungen vor und nach der Menopause ist die Anwendung chinesischer Heilmethoden sehr effektiv. Ihr Vorteil gegenüber vielen anderen Therapieformen liegt vor allem darin, dass die Ursachen behandelt werden.

> Lassen Sie sich ermutigen und inspirieren, die Weisheit und die vorbeugenden Lebenshilfen der Medizin aus China auch tatsächlich anzuwenden.

Die meisten westlichen Ansätze, die auch sehr wirksam sein können, sind dagegen auf der Annahme aufgebaut, dass Sie dem Körper bestimmte Stoffe zugeben müssen. Oft garantiert nur eine regelmäßige Substitution über viele Jahre das Fortbleiben der Beschwerden.

Dennoch erwähne ich hier *zusätzlich die bekanntesten Anwendungen der westlichen Medizin* mit ihren Vor- und Nachteilen. Sie können sich dann selbst ein Bild machen und sich gegebenenfalls dafür entscheiden.

Innerhalb der gleich folgenden Abschnitte werden Sie immer wieder auf unterschiedliche Kombinationen von einzelnen Symptomen treffen. Sie werden wahrscheinlich Ihre Beschwerden mit den Beschreibungen vergleichen und herauszufinden versuchen, welche Muster am genausten auf Sie zutreffen. Um sich selbst grob zuzuordnen, ist es nicht erforderlich, dass Sie alle erwähnten Symptome einer Energiestörung aufweisen. Es kann durchaus sein, dass Sie nur unter einem Symptom leiden. Meistens jedoch sind unsere Energiemuster ziemlich komplex. Sie bedingen einander oder sind ineinander verwoben.

Vor allem aber sollen die Beschreibungen der Energiebilder und Abläufe Ihnen ermöglichen, ein neues Verständnis für die Vorgänge in ihrem Körper während der Wechseljahre zu entwickeln.

## Hitzewallungen und Schweißausbrüche

Die meisten Frauen im Westen leiden mehr oder weniger stark unter *Hitzewallungen*. Wie im zweiten Teil beschrieben, bereitet eine Erschöpfung des Yin in der Niere und der Leber den Boden für die Hitzewellen. Bereits bestehende Hitze oder ein ungebändigtes Yang fluten dann ungehindert nach oben und lösen diese unangenehmen heißen Wellen im Kopf- und Brustbereich aus. Eine zusätzliche Leber-Qi-Stagnation mit Hitze verstärkt häufig die Auslösung von Hitzewallungen durch Anspannung und Stress und macht sie intensiver.

Häufig sind diese Schübe von Schweißausbrüchen begleitet. *Nachtschweiße* sind das klassische Symptom eines Yin-Mangels. Sie tauchen als typisches Symptom auch bei auszehrenden Krankheiten auf. Manchmal sind die Nachtschweiße so stark, dass Sie mehrmals in der Nacht aufstehen müssen, um das Nachthemd zu wechseln. Obwohl die Grunddynamik – Yin und Yang im Ungleichgewicht – vergleichbar ist mit dem Geschehen bei Hitzewallungen, kommt hier noch eine etwas andere Dynamik zum Tragen, denn Nachtschweiße treten nicht tags, sondern nachts auf. So wie der Tag zum Yang, so gehört die Nacht zum Yin. Das Wei-Qi, die Abwehrenergie, wärmt tagsüber unsere Haut und die Muskeln, reguliert die Schweißdrüsen sowie das Öffnen und Schließen der Hautporen. In der Nacht zieht sich das Wei-Qi von der Oberfläche des Körpers in das Innere zurück, um unsere inneren Organe zu wärmen. Die Haut ist dabei geöffnet.

In der Nacht »umarmt das Yin das Yang« und bringt es damit zur Ruhe. Ist das Yin jedoch geschwächt, gelingt es ihm nicht, das Yang vollständig zu umschließen und zu beruhigen. Yin und Yang sind in einem so starken Ungleichgewicht, dass die Hitze des Yang die kühlende Natur des Yin überwältigt. Das Wei-Qi, das auch als »wildes und kühnes Yang« bezeichnet wird, kann jetzt nicht mehr ausreichend gebändigt werden.[42] Dadurch bewegt es sich auch nachts immer wieder zur Hautoberfläche zurück und reißt dabei die Säfte mit sich. Da die Haut offen ist, laufen die Säfte einfach heraus. Dieser Schweiß ist ein reiner Teil der Säfte, der einfach ausgeschwemmt wird, daher riecht er nicht. Die meisten Frauen beschreiben, dass sie gegen fünf Uhr morgens die meisten Schweißausbrüche haben. Das ist der natürliche Zeitpunkt, an dem die Yang-Energien vom Inneren zum Äußeren des Körpers zurückkehren.

In der Nacht dürften Sie ohne akute Erkrankung normalerweise nie schwitzen. Der Verlust der Säfte schmälert die mehr substantiellen Energien wie das Blut und das Yin. Das hat zur Folge, dass Nachtschweiße eine Yin-Schwäche weiter verstärken. Sollten Sie Nachtschweiße bei sich beobachten, ob in den Wechseljahren oder nicht, sollten Sie sie unbedingt behandeln lassen.

> In der Nacht »umarmt das Yin das Yang« und bringt es damit zur Ruhe.

> In der Nacht dürften Sie ohne akute Erkrankung normalerweise nie schwitzen. Sollten Sie Nachtschweiße bei sich beobachten, ob in den Wechseljahren oder nicht, sollten Sie sie unbedingt behandeln lassen.

Bei manchen Frauen tauchen auch *tagsüber Schweißausbrüche* auf. Der Schweiß steht ihnen regelrecht auf der Stirn, kleine Bäche rinnen zwischen den Brüsten hinab – ein Hinweis, dass auch das Yang-Qi geschwächt sein kann, wozu manche Frauen je nach ihrer Konstitution und Lebensweise neigen. Eine zusätzliche Erschöpfung des Nieren-Yang ist in diesem Lebensabschnitt nicht erstaunlich (siehe in Teil 2 »Energieflüsse in den Wechseljahren: Erschöpfung«). Weitere Symptome wie vermehrtes Wasserlassen, geringe Lust auf Sex, kalte Füße und Schmerzen im unteren Rücken weisen darauf hin.

Wir alle kennen das: Nach einer Erkrankung in der Zeit der Rekonvaleszenz sind wir schon bei geringen Anstrengungen schnell schlapp und beginnen zu schwitzen. Steigen wir zum Beispiel nach einem Infekt eine Treppe hinauf, kommen wir leicht durchnässt oben an. Das Yang-Qi ist noch erschöpft und reguliert das Schließen der Poren nicht. Ähnlich ist es bei einem Yang-Mangel in den Wechseljahren: Die Körperflüssigkeiten können die Haut auch bei Hitzewallungen übermäßig verlassen. Folge ist wiederum ein Verlust von Yin-Energien, wodurch sich wie in einem Teufelskreis auch das Yang immer weiter erschöpft.

Um uns wieder ins Lot zu bringen, ist bei Hitzewallungen mit Nachtschweißen eine *Kräftigung des Yin* meist erforderlich. Vergessen Sie dabei nicht, dass es manchmal auch wichtig ist, Dinge zu unterlassen: Rauchen, Kaffee, scharfe Gewürze und Alkohol verstärken eine bestehende Hitzekonstellation. Bewusste Erholungsphasen unterstützen sowohl das Yin als auch das Yang.

Erleben wir Anspannung oder unangenehme Gefühle als Auslöser für die auftretenden Hitzewallungen, hilft *körperliche Bewegung,* uns von diesem inneren Druck zu befreien. Häufig haben wir uns so an den Druck gewöhnt, dass erst die körperlichen Symptome zu einer Bewusstwerdung verhelfen. Eine halbe Stunde Qi Gong, ein Lauf oder Spaziergang durch den Wald löst die Anspannungen des Alltags auf. Die inneren Organe werden vermehrt durchblutet und schwemmen die inneren Stauungen hinweg. Ein gezielter Aufbau der Yin-Energien stabilisiert den freien Energiefluss.

Eine entsprechende *Ernährung* unterstützt das Ausbalancieren der auseinander gefallenen Yin- und Yang-Kräfte. Voraussetzung dafür ist, dass zunächst die Mitte stabilisiert wird. Die mittlerweile in vielen Geschäften erhältliche Süßkartoffel hilft dabei und baut gleichzeitig Nieren-Yin auf. Schwarze Bohnen, Mungbohnen und Sprossen, Nierenbohnen und alle Sojaprodukte regulieren bei den meisten Frauen die Energien schon so weit, dass die Hitzewallungen entweder ganz ausbleiben oder sich auf ein Minimum beschränken. Ein spezielles Ernährungsprogramm zum Ausgleich

Ein spezielles Ernährungsprogramm zum Ausgleich von zu viel Hitze finden Sie im Kapitel »Die heilende Kraft der Nahrung«.

von zu viel Hitze finden Sie im Kapitel »Die heilende Kraft der Nahrung« unter »Yin-Mangel« und »Hitze«. Ist Ihnen der Aufwand, Bohnen und Sojaprodukte in Ihren Speiseplan mit einzubauen, zu groß, können Sie Sojatabletten einnehmen (sofern Sie sie vertragen), die überall in Reformhäusern und Apotheken zu kaufen sind.

Ein gutes Hausrezept ist die kurmäßige Anwendung von *Aloe-Vera-Saft:* Täglich ein kleines Kognakglas mit Aloe Vera führt der Niere Yin und Essenz zu und stabilisiert die Energien im unteren Bereich.
Tees aus den weiter oben genannten Heilpflanzen, die *Phytoöstrogene* enthalten, können – nach Ihrem Geschmack gemischt – guten Erfolg haben. Auch Präparate aus der Silberkerze oder dem Rhapontik-Rhabarber können der Hitze entgegenwirken. Allerdings ist ihr Einfluss auf stärkere Hitzewallungen nur begrenzt.
Bei tieferen energetischen Störungen können *Akupunktur* und *chinesische Kräuter* die Hitzewallungen beseitigen. Kräuter, die das Yin aufbauen, werden mit absenkenden Kräutern kombiniert, um die aufsteigende Yang-Kraft an die Wurzel des Nieren-Yang zurückzuführen und sie dort zu verankern. Überschüssige Hitze wird über den Urin ausgeleitet. Die Rezeptur im Kapitel »Die Fünf Säulen der Heilung: Chinesische Heilkräutertherapie« ist ein Beispiel dafür. Die Nachtschweiße hören auf, weil das Yin, neu gekräftigt, die Säfte im Inneren halten kann. Die Energien bleiben so im Körper, und der fatale Kreislauf durch den Verlust von Yin-Kraft wird beendet. Ist auch zusätzlich das Yang erschöpft, werden zum Aufbau der Yang-Kraft trotz der Hitze paradoxerweise wärmende Rezepturen eingesetzt. Auf diese Weise erhalten Sie Ihre ursprüngliche Kraft zurück, die manchmal schon verloren geglaubt war. Die Wirkung chinesischer Kräuter ist immer wieder beeindruckend.

## Schlafstörungen

Wie Sie bereits wissen, ist das Herz der Träger des Shen. Das Herz ist auch das Organ, das den Schlaf reguliert. Shen wohnt im Blut des Herzens und gewinnt durch Yin und Blut an Ruhe und Stabilität. Es gibt viele Möglichkeiten, wie das Herz, der Shen und damit auch ein ruhiger Schlaf gestört werden können. Ein Mangel an Yin oder Blut oder ein Übermaß an Hitze rauben dem Geist seinen Frieden und führen zu Schlafstörungen. Um den Shen zu nähren, bedarf es also zuerst einer ausreichenden Menge an Yin und Blut.

Vor allem in der Prämenopause liegt bei vielen Frauen ein das ganze System erfassender Blut-Mangel vor, der eine entsprechend schlechte Verankerung des Shen nach sich zieht. Die Milz führt dem Herzen Blut zu. Kann sie diese Aufgabe nicht erfüllen, bekommt der Shen nicht die Basis, die er braucht. Ist in der Leber zu allem Überfluss noch Hitze entstanden, kann diese über das Blut an das Herz weitergeleitet werden, was das Schlafen noch schwieriger macht. Typischerweise zeigt sich dies in *Einschlafstörungen*. Trotz Müdigkeit gelingt es uns nicht einzuschlafen. Der Blut-Mangel lässt den Geist nicht ausreichend zur Ruhe kommen. Drehen sich außerdem noch die Gedanken endlos im Kreis, weist das auf eine zusätzliche Schwäche der Milz hin, die nicht in der Lage war, die Vorkommnisse des Tages zu verarbeiten, und deshalb eine Nachtschicht einlegt. Denn die Milz wandelt nicht nur die Nahrung in körpereigene Energien um, sondern sie transformiert und integriert auch alles Erlebte.

> Ein Blut-Mangel lässt den Geist nicht ausreichend zur Ruhe kommen.

*Durchschlafstörungen* in den Wechseljahren unterliegen dem gleichen Energieprinzip wie Nachtschweiße. Ist das Yin nicht stark genug, die Aktivität des Yang während der Nacht entscheidend zu dämpfen, können Sie aufwachen und eventuell Schwierigkeiten haben, wieder einzuschlafen. Oder Sie schlafen sehr unruhig und oberflächlich und haben viele Träume. Das sind einfach Zeichen dafür, dass das Yang in der Nacht zu aktiv und der Shen gestört ist, weil die Wurzel des Yin in der Niere zu schwach ist.
Viele Frauen berichten, dass sie zusätzlich durch Hitzewallungen wach werden. Häufig handelt es sich bei den Schlafstörungen um ein Zusammenspiel von mehreren Faktoren.

Leiden Sie unter Schlafstörungen, ist es wichtig, abends zu entspannen. Um die Milz bei ihrer Verarbeitungsfunktion zu entlasten, *vermeiden Sie geistige Arbeit mindestens zwei Stunden vor dem Schlafengehen.* Auch Fernsehen und so manche Lektüre regt unseren Geist so an, dass der Schlaf dadurch gestört wird. Manchmal hilft es bereits, *auf anregende Genussmittel zu verzichten.* Dazu gehört neben Kaffee und Nikotin auch Rotwein. Alle drei wirken sehr wärmend und verstärken damit eine bestehende Unruhe. Auch schwarzer und grüner Tee regen den Geist an und sollten spätestens ab Nachmittag nicht mehr getrunken werden.
Wenn Sie *Sport* treiben, tun Sie dies morgens oder tagsüber, denn abendliche Körperaktivität regt das Qi an.

Bei der *Ernährung* kommt es vor allem darauf an, die Mitte in ihrer Blutbildung und das Yin zu kräftigen, damit diese Energien das Herz wieder ausreichend mit nährenden Energien versorgen können.

Manchmal ist – Sie werden es kaum glauben – tägliches mehrmaliges *Trinken kleiner Mengen Wasser* ausreichend, um einen gestörten Schlaf zu balancieren. Dies ist dann der Fall, wenn nicht ein Yin-Mangel, sondern eine bestehende Hitze einen erholsamen Schlaf unmöglich macht.

Ein anderes Mittel gegen die Einschlafstörungen ist der *Sud von Weizen,* den Sie abends trinken (2 Esslöffel auf einem halben Liter Wasser, 20 Minuten lang geköchelt). Weizen ist ein süßes, leicht kühlendes Getreide, das die Fähigkeit besitzt, das Blut des Herzens aufzubauen. Außerdem vermindert der Weizen durch seine leicht adstringierende (zusammenziehende) Wirkung die Nachtschweiße. Bitte denken Sie daran, dass es sich beim Weizen um keine Tablette handelt, die sofort wirkt. Sie sollten den Sud mindestens zwei bis drei Wochen lang jeden Abend trinken. Auch *frische Weizenkleie,* einfach einer Mahlzeit zugegeben, beruhigt den Geist.

Kräftiger wirken allerdings *Heilpflanzen aus der chinesischen Volksmedizin:* Semen Biotae (Bai Zi Ren) kann den Shen zur Ruhe bringen (15 g, 10 Minuten lang geköchelt, abgesiebt, mit etwas Honig gesüßt und nach dem Abendessen getrunken[43]). Euphoria longana (Long Yan Rou) und Suan Zao Ren (Semen Ziziphi) eignen sich hervorragend, dem Herzen Blut zuzuführen und den Geist zu beruhigen. In einer Kraftsuppe mitgekocht, verhelfen sie sowohl bei einem Yin- als auch bei einem Blut-Mangel zu gesundem Schlaf.

Reichen diese Selbsthilfemaßnahmen nicht aus, sind die Energiestörungen nicht nur auf das Herz bezogen. Wahrscheinlich treten dann auch andere lästige Symptome mit auf. *Akupunktur* und ein auf Sie persönlich zugeschnittenes *Kräuterdekokt* können das Problem dann umfassender lösen.

Hopfen, Melisse, Baldrian und Passionsblume lösen Ängste auf und unterstützen den Schlaf. Diese abendländischen Kräuter können Sie zusätzlich als *Tee* anwenden. *Düfte* wie Lavendel und Melisse beruhigen nachweislich den Geist.

## Angst, Nervosität und Gedächtnisstörungen

Haben Sie festgestellt, dass Sie leichter Angst verspüren als vor den Wechseljahren? Lappalien können jetzt plötzlich Anlass für Gefühle von innerer Unruhe und Angst sein. Ob sich die Angst auf konkrete Phänomene richtet oder ob sie eher diffus und ein Grund nicht recht greifbar ist, macht im persönlichen Erleben keinen großen Unterschied. Insgesamt kann es für uns schwierig sein, zu entspannen und innerlich zur Ruhe zu kommen.

> Ob sich die Angst auf konkrete Phänomene richtet oder ob sie eher diffus ist, macht im persönlichen Erleben keinen großen Unterschied.

Der Energiemechanismus, der solche Ängste verstärkt hervorruft, ist der Gleiche wie bei den Schlafstörungen. Da der Shen Blut und Yin für seine Verankerung braucht, reagiert er leicht überreizt und flatterhaft, wenn diese Energieformen dem Herzen nicht ausreichend zugeführt werden. Wir tendieren zu *Shen-Störungen*. Übermäßige Hitze verstärkt diese Gefühle, mit denen sich so schlecht umgehen lässt. Eine hektische Lebensweise, Hast, Unruhe und auch Sorgen, die uns belasten, zehren das Yin auf. Oft kommen tiefer liegende Lebensängste und emotionale Probleme hinzu.

Diese energetischen und psychischen Faktoren können in verschiedene Konstellationen münden, die alle eine erhöhte Angstbereitschaft verursachen. Um diese Grundmuster unterscheiden zu können, sind die begleitenden Symptome von großer Wichtigkeit.

Leiden wir zusätzlich unter Nachtschweißen, sind wir sehr unruhig und können schlecht durchschlafen, ist ein *Yin-Mangel* häufig die Grundlage für die erhöhte Angstbereitschaft. Kommt *Hitze* hinzu, sind Unruhe und Erregungszustände stärker ausgeprägt.

Ein *Herz-Blut-Mangel* führt zusätzlich zu einem Gefühl von großer Verletzlichkeit oder zu Herzrhythmusstörungen. Das Herz-Blut ernährt das Qi des Herzens, dieses wiederum bewegt das Blut. Ist das Qi geschwächt, ist der Blutfluss gestört, und Herzschlagstörungen können auftreten. Auch *Gedächtnisstörungen, Konzentrationsstörungen* und *depressive Verstimmungen* begleiten einen *Herz-Blut-Mangel.* Das macht es uns schwer, unseren inneren Fokus und die geistige Ausrichtung längere Zeit auf ein Ziel zu richten. Unsere bisher normalen Gedächtnisleistungen lassen nach. Dieses Problem kann ein Ausmaß annehmen, das uns oft zusätzlich ängstigt.

In Bezug auf Ängste hat die energetische Sichtweise der chinesischen Medizin eine durchaus beruhigende und hoffnungsvolle Komponente. Denn sie eröffnet uns Wege, mit diesem psychischen Thema umzugehen, ohne dass wir uns gleich als psychisch gestört oder psychosomatisch krank abgestempelt fühlen.

Die Ursache für viele psychische Störungen ist aus Sicht der Chinesen ein Mangel oder eine Fülle von bestimmten Energieaspekten. Psychopharmaka sind daher eigentlich nicht nötig. Der plötzliche geistige Leistungsabfall verschwindet zunehmend, wenn Sie den Shen gut ernähren.

> Die Ursache für viele psychische Störungen ist aus Sicht der Chinesen ein Mangel oder eine Fülle von bestimmten Energieaspekten. Psychopharmaka sind daher eigentlich nicht nötig.

Zur Selbsthilfe eignen sich die *chinesischen Heilpflanzen* Bulbus Lilii (Bai He) und rote Datteln (Fructus Jujubae, Da Zao). Sie können sie beide zusammen in einer Kraftsuppe mit Huhn verwenden. Man kann sie in Chinaläden oder in einer auf chinesische Kräuter spezialisierten Apotheke erhalten. Beide sind hervorragende Mittel, die nach der chinesischen Kräuterlehre sehr beruhigend und nährend auf den Geist wirken.

*Akupunktur* hat einen sehr schnellen, positiven Effekt auf Angstsyndrome. Zur Stabilisierung des Shen kann sie durch geeignete Kräutermischungen ergänzt werden. Um den Geist dauerhaft im Herzen zu verankern, ist manchmal eine längere Behandlung über mehrere Monate sinnvoll.

Auch *Kava-Kava,* eine Pflanzendroge aus Neuguinea, wirkt hilfreich auf Ängste und Nervosität ein und kann so in Krisen unterstützend sein. Leider wurde ihre Zulassung in Deutschland wegen Risiken bei langfristiger Einnahme vor zwei Jahren widerrufen. *Ginkgo,* regelmäßig eingenommen, hat in wissenschaftlichen Studien sehr gute Ergebnisse bei der Vorbeugung von Gedächtnisverlust, ja sogar von Alzheimer-Krankheit gezeigt.

## Blutungsstörungen

> Besonderheiten im Periodenfluss geben uns klare diagnostische Hinweise zu unserem Energiehaushalt.

Sehr viele Frauen erkennen den Beginn ihrer Wechseljahre an einem veränderten Blutungsablauf. Unregelmäßige, zu frühe, plötzlich sehr starke oder schwach auftretende Perioden weisen manchmal bereits Jahre vor der Menopause auf beginnende Veränderungen im Hormonhaushalt hin. Besonderheiten im Periodenfluss geben uns klare diagnostische Hinweise zu unserem Energiehaushalt. Aus Sicht der chinesischen Medizin gibt mehrere Ursachen, die zu Blutungsstörungen führen können.

*Hitze, Qi-Mangel* und *Blutstagnation* kommen dabei am häufigsten vor. Es ist leicht vorstellbar, dass Hitze den Blutfluss beschleunigt und damit zu verfrüh-

138

ten oder starken Blutungen führen kann. Verfrühte Blutungen treten auch dann auf, wenn das Qi das Blut nicht ausreichend halten kann. Bei Blutstagnation bricht das Blut wie bei einem Staudamm aus den Leitbahnen heraus und verursacht ungehinderte, starke Blutungen.

Häufig treten bei Frauen über 40 die *Blutungen verfrüht* ein, verursacht durch Hitze oder Qi-Mangel. Meistens ist in den Wechseljahren ein Leere-Feuer die Ursache, eine Hitze also, die auf einem Mangel der Yin-Energien beruht. Verfrüht heißt, dass die Periode vor dem 26. Tag eintritt. Ob wir regelmäßig zu früh oder auch zu stark bluten – beides schwächt über zu großen Blutverlust unsere Lebenskraft. Die Deutung und Behandlung der chinesischen Medizin unterscheidet sich hier grundlegend von der Sichtweise der westlichen Medizin, die davon ausgeht, dass die Periode verfrüht eintritt, weil es wegen eines ausbleibenden Eisprungs zu keiner Gelbkörperbildung kommt.
Bereits bei jungen Mädchen können Perioden, die alle 21 Tage auftreten, zu einem Blut-Mangel führen. Umso mehr in unserem Alter, wenn die Blutbildung nicht mehr so kräftig ist. Trockene Haut, Erschöpfung, Haarausfall, Schlaflosigkeit und niedergedrückte Stimmung sind ein Ausdruck von zu wenig Blut.

*Sehr starke Blutungen* können, wie bereits erwähnt, ebenfalls durch viel Hitze ausgelöst werden. Auch Qi-Mangel oder Blutstagnation können Ursachen sein. Starke Blutungen sollten auf jeden Fall gynäkologisch untersucht werden. Klären Sie ab, ob sie von Myomen, Zysten oder Tumoren ausgelöst werden. Die Schulmedizin versucht zunächst, die Blutung mit Hilfe von Gestagenen zu stoppen und nimmt als letztes Mittel eine Ausschabung vor. Der Therapieansatz der Chinesen dagegen ist sehr nah am Geschehen: Starke Hitze wird gekühlt, gestautes Blut bewegt und so wieder in die Leitbahnen eingegliedert, ein schwaches Qi wird gekräftigt.

*Verspätete* oder *schwache Blutungen* hängen oft mit einem Blut-Mangel zusammen. Der »Blutsee« wird nur mäßig oder erst nach mehr als einem Mondzyklus wieder gefüllt.

Zu viel Blutverlust ist für die Chinesen gleichbedeutend mit Essenzverlust.

*Ein zu starker Verlust von Blutflüssigkeit* wird von der chinesischen Medizin vorrangig behandelt, denn Blutverlust ist gleichbedeutend mit Essenzverlust! Eine blutaufbauende Ernährung bietet die Grundlage, dem Körper alle notwendigen Nährstoffe zur Verfügung zu stellen.

Die chinesische Medizin verfügt über ein reiches Repertoire an *Rezepturen,* die monatliche Blutungen regeln. Auch für den anschließenden Aufbau von Blut stehen aus dem Schatzhaus der Natur viele Kräuter zur Verfügung. Mit Hilfe von *Akupunktur* kann man die Aktivität des Körpers zusätzlich anregen, vermehrt Blut zu bilden.

Beifuß und Damianblätter zusammen als *Tee* getrunken, helfen häufig, eine Blutung, die zu schwach ist oder zwischendurch aussetzt, wieder ins Fließen bringen.[44] Auch Frauenmantel ist eine bewährte Heilpflanze, die bei Blutungsstörungen eingesetzt wird. Diese Tees sollten mindestens vier Monate lang regelmäßig getrunken werden.

## Reizbarkeit und Depressionen

Die psychischen Ursachen und Auswirkungen eines *gestauten Leber-Qi* habe ich im zweiten Teil des Buches bereits erwähnt. Enttäuschungen, unbefriedigende Lebensumstände und eine mangelnde Auseinandersetzung mit den eigenen Wünschen und deren Umsetzung sind ein hervorragender Nährboden für diese Konstellation.

Ein blockiertes Leber-Qi verhindert einen freien und harmonischen Energiefluss. Neben körperlichen Beschwerden treten *psychische Reizzustände* auf, die uns ungeduldig, gereizt und wütend machen. Gefühlsausbrüche, die für Außenstehende entweder nicht nachvollziehbar sind oder völlig übertrieben erscheinen. erleben wir selbst als eine Entlastung, die uns vorübergehend zur Ruhe kommen lässt. In solchen Momenten zeigt die durch die Stagnation entstandene *Hitze* ihre Eigendynamik. Kommt ein *Blut-Mangel in der Leber* hinzu, sind wir psychisch eher labil und wenig belastbar. Wir weinen schnell oder fühlen uns niedergeschlagen. Wütende oder ärgerliche Ausbrüche und Niedergeschlagenheit können durchaus wechseln.

Da eine Leber-Qi-Stagnation den Verlauf der Wechseljahre entscheidend mitbeeinflusst, ist es wichtig, dieses Muster frühzeitig zu erkennen. Meistens zeigt es sich bereits vor den Wechseljahren als prämenstruelles Syndrom. Gespannte Brüste, starke Emotionen, Stimmungswechsel und Traurigkeit, Durchfall vor der Periode oder Schmerzen im Unterleib vor der Blutung sind frühe Hinweise auf ein gestautes Qi. Im allgemeinen Verständnis neigt man zu der Annahme, dass die Wechseljahre Frauen *depressiv* machen. Das stimmt so nicht.

> Im allgemeinen Verständnis neigt man zu der Annahme, dass die Wechseljahre Frauen depressiv machen. Das stimmt so nicht.

140

Haben Sie jedoch bereits früher eine Neigung zu depressiven Verstimmungen gehabt, ist die Wahrscheinlichkeit, dass Sie diese Erfahrung während der Wechseljahre wiederholen, größer als bei Frauen ohne frühere depressive Phasen. Ansonsten ist es eher unwahrscheinlich, dass Sie plötzlich depressiv werden. Betrachten wir Depressionen energetisch, hängen sie häufig mit einem *Blut-Mangel im Leber- oder Herzsystem* zusammen. Vom schulmedizinischen Standpunkt aus werden sie jedoch weder so gesehen noch so behandelt. Damit bleibt bei einer Nichtbehandlung der energetischen Grundlage die Neigung zu depressiven Verstimmungen häufig bestehen und kann sich dann in den Wechseljahren verstärken.

Sind wir bereit, unseren inneren Dämonen zu begegnen und ihnen ins Gesicht zu schauen, ergeben sich befreiende Lösungswege aus der Frustration oder Niedergeschlagenheit heraus. Dabei kann professionelle psychotherapeutische Hilfe hilfreich oder nötig sein. Auf der »*Reise nach innen*« (Teil 4) werden Sie noch vielen Antworten begegnen zu der Frage, wie wir mit den Gefühlen konstruktiv umgehen können, die durch eine Blockade im Energiefluss hervorgerufen werden oder die selbst blockierend wirken.

Als eines der wichtigsten Antidepressiva ist *körperliche Bewegung* einzuordnen. Viele Frauen, die regelmäßig Sport treiben, genießen es, ihre Aggressionen und Frustrationen durch Bewegung in Kraft und Lust umwandeln zu können. Vor einiger Zeit erzählte mir eine Patientin quietschvergnügt, wie gut es ihr wieder gehe, nachdem sie sich einen Heimtrainer angeschafft habe. Noch in der Sitzung zuvor hatte sie über Essattacken und starke aggressive Gefühle geklagt. Seitdem arbeitet sie täglich ihre angestauten Energien durch Bewegung ab.

> Viele Frauen, die regelmäßig Sport treiben, genießen es, ihre Aggressionen und Frustrationen durch Bewegung in Kraft und Lust umwandeln zu können.

Eine *leichte und bekömmliche Kost* ermöglicht es dem Qi, wieder freier zu fließen. Unter der Belastung eines gestauten Qi wird die Milz oft in ihrer Funktion beeinträchtigt, Nahrungsmittel umzuwandeln. Beim Ernährungsprogramm gegen Qi-Stagnation finden Sie wertvolle Hinweise, mit welchen Nahrungsmitteln Sie ihren Qi-Fluss aktivieren können (siehe »Die heilende Kraft der Nahrung: Qi-Stagnation«). Täglich eine oder zwei Tassen *grüner Jasmintee* unterstützen das Leber-Qi in seinem dynamischen Fluss. Auch bei zusätzlicher Hitze ist dieser Tee (in kleinen Mengen) zu empfehlen!

So leicht es möglich ist, ein gestautes Qi wieder in Bewegung zu bringen, so schwierig ist es dagegen oft, es in einer konstanten Harmonie zu bewahren. Ausreichendes Yin und Blut sind die wichtigste Grundvoraussetzung für einen »geschmeidigen Fluss des Qi«. Zahlreiche *chinesische Rezepturen* regulieren den Energiefluss unter Berücksichtigung der verschiedenen Faktoren, die zu einer Blockade im Qi-Fluss führen können. Sind die Basisenergien wie das Yin und das Blut jedoch gut gekräftigt, ist das neu gewonnene Gleichgewicht nicht mehr so leicht umzuwerfen.

Die zweite wichtige Bedingung ist, dass Sie Ihre *Lebensweise* ändern! Andernfalls werden immer wieder Umstände geschaffen, die langfristig eine erneute Stagnation begünstigen.

Die bekannteste Pflanze aus der westlichen Naturheilkunde zur Behebung von Niedergeschlagenheit ist das *Johanniskraut,* als Tee oder in Tablettenform. Über mehrere Wochen eingenommen, wirkt es stimmungsaufhellend.

## Bruststörungen

In den Wechseljahren nehmen prämenstruelle Störungen oft zu. Darunter leiden besonders die Brüste. Ein gestautes Leber-Qi ist für dieses unangenehme Zeichen vor dem Eintreten der Blutung verantwortlich. Der Verlauf der Leber-Leitbahn versorgt vor allem die Seiten der Brüste, also den Bereich, in dem am häufigsten Spannungen und Verhärtungen auftreten.

In der chinesischen Medizin sagt man, dass Brusterkrankungen wie Zysten, Mastopathien und Knoten *vor* den Wechseljahren mit dem Leber-Qi zusammenhängen und Brusterkrankungen *in* den Wechseljahren mit dem Chong Mai. Letztendlich läuft jedoch alles auf die Verursachung durch eine Blockade des Qi hinaus.

Alle Brusterkrankungen beginnen mit einer *Stagnation des Leber-Qi.* Die Leber bedarf des Blutes und der Yin-Energien, um ihre das Qi harmonisierende Aufgabe erfüllen zu können. Kommen Stress und Frustration hinzu, wird das Qi in seinem freien Fluss behindert. Es beginnt sich im Verlauf der Leitbahn anzustauen. Vor allem vor der Periode werden diese Störungen für uns wahrnehmbar, und ab Ende 30 werden sie oft stärker.

Die *Chong-Mai-Leitbahn* wird während der Wechseljahre immer schwächer mit Energien versorgt. Im unteren Bereich des Körpers wird sie leerer, im oberen Bereich tendiert sie zu verstärkten Stauungen, nicht nur des Qi, sondern auch des Blutes oder des Schleims. Grundlage dafür ist die zunehmende Trennung von Yin und Yang. Da das Yang bei einem Ungleichgewicht nach oben flutet, entsteht im Brustkorb eine Fülle und im Unterleib ein Mangel. Schleim, Hitze und Feuchtigkeit werden bei der Bewegung des Yang nach oben mitgenommen und setzen sich in der Brust fest. Damit ist die Grundlage für Neubildungen (gutartige wie bösartige) gelegt. Ab etwa 40 sind regelmäßige Mammographien bzw. Sonographien äußerst ratsam, denn die Zahl der Krebserkrankungen in der Brust steigt nach der Menopause erwiesenermaßen an.

Brustspannungen sind ein Symptom für Zustände, die später zu Brusterkrankungen führen können. Daher werden sie, obwohl die meisten Frauen sie für normal halten, in der chinesischen Medizin grundsätzlich behandelt. Schmerzen in der Brust sind wie ein Hilfeschrei unseres Körpers nach liebevollem Umsorgt- und In-den-Arm-genommen-Werden[45] – durch andere oder durch uns selbst. Oft mögen wir an den Brüsten nicht mehr berührt werden, selbst kleine Erschütterungen schmerzen. Solange die Beschwerden nach Eintreten der Blutung wieder verschwinden, ist die Störung leicht zu behandeln. Entstehen Knoten, bleiben die Beschwerden nach der Blutung weiter bestehen oder treten sie schon direkt nach dem Eisprung auf, sind Manifestationen von *Blutstagnation*, *Schleim* und *Hitze* an dem Geschehen beteiligt.

> Brustspannungen sind ein Symptom für Zustände, die später zu Brusterkrankungen führen können. Daher werden sie in der chinesischen Medizin grundsätzlich behandelt.

Ohne *Lebensstiländerungen* ist eine Behandlung jedoch selten von Erfolg gekrönt. Es ist wichtig, dass wir für die Anspannungen des Alltags eine Ausdrucksform finden, die uns in der Tiefe wieder entspannen lässt. Wie schon erwähnt, haben Studien gezeigt, dass Frauen, die *regelmäßig Sport treiben,* ein um 30 % verringertes Risiko haben, an Brustkrebs zu erkranken, im Vergleich mit Frauen, die das nicht tun.

> Frauen, die regelmäßig Sport treiben, haben ein um 30 % verringertes Risiko, an Brustkrebs zu erkranken.

Nicht nur leicht verdauliche und bekömmliche Speisen sind wichtig, sondern auch allgemein eine *Ernährung,* die die Mitte kräftigt. So werden Schleimansammlungen verhindert. Im Ernährungsteil sehen Sie, wie das gelingt (siehe »Die heilende Kraft der Nahrung: Die Ernährung der Mitte«).

*Akupunktur* und *chinesische Kräutertees* zirkulieren das Qi und »zerschlagen« bestehende Knoten. Im Laufe von Akupunkturbehandlungen, bei denen das Leber-Qi wieder in Bewegung kam, habe ich oft beobachten können, wie Frauen wieder aufblühten und sich ihr befreiter Energiefluss unter anderem durch eine wiedergewonnene Lust an Bewegung ausdrückte. Erstaunlicherweise setzt eine Befreiung des Leber-Qi häufig eine ganze Kette von Veränderungen im Leben frei, als hätte wirklich etwas den Fluss des gesamten Lebens behindert.

Der lokale Einsatz von *Progesteronsalbe* bewirkt bei akuten Brustschmerzen oft eine sofortige Erleichterung. Viele Ärzte geben auch den *Mönchspfeffer* über Monate, um den Progesteronhaushalt auszubalancieren. Bedenken Sie jedoch, dass Sie von diesen Anwendungen in der Regel nur vorübergehende Linderung erwarten können und dass sie die zu Grunde liegenden Störungen nicht beseitigen.

## Libidoverlust

Das Feuer des Nieren-Yang ist die Quelle unserer sexuellen Lust und Vitalität. Es wird häufig als »Feuer des Ming Men« oder »Feuer der Lebenspforte« bezeichnet. Ein *Nieren-Yang-Mangel* ist also der energetische Hintergrund für ein vermindertes sexuelles Interesse.

In den Wechseljahren jedoch ist nach meiner Erfahrung und der vieler anderer Therapeuten oft das Yin – wenn auch längst nicht immer – stärker geschwächt als das Yang. Bei einem *Mangel des Yin* kann das Yang jedoch seine Wurzeln im Unterleib verlieren und nach oben steigen. Dadurch entsteht ein zusätzlicher Yang-Mangel.

Auch zu viel Feuchtigkeit durch eine *geschwächte Milz* kann zu einer Manifestation eines Nieren-Yang-Mangels führen: Die Feuchtigkeit sammelt sich an und fließt ins kleine Becken ab. Dort erstickt die Feuchtigkeit die Aktivitäten des Nieren-Yang und führt so langfristig zu seiner Erschöpfung. Meistens weisen noch andere Symptome wie ein klebriger Ausfluss aus der Vagina oder Entzündungen des Unterleibs auf diese Entwicklung hin.

Kämpfen Frauen mit den beschriebenen Yang-Problemen, ist es kein Wunder, wenn sie weniger an sexuellen Aktivitäten interessiert sind als vorher. Wird jedoch das Nieren-Yin ausreichend genährt, kann sich auch das Nieren-Yang wieder mehr stabilisieren, und die sexuelle Lust steigt wieder an. Nach der Menopause, wenn der Körper die Ausscheidung von Blut gestoppt hat, ist durch die zunehmende Balancierung der Energien auch das Yang wieder von seinen Ausflügen in die obere Körperhälfte in das kleine Becken zurückgekehrt und Lust sowie Sexualität nehmen wieder ihren berechtigten Raum im Leben ein.

In der chinesischen Medizin werden sowohl zu viel als auch zu wenig Sex als Krankheitsursache angesehen. Zu viele Ejakulationen erschöpfen die Essenz der Niere bei Männern. Vom taoistischen Standpunkt aus kann aber die Frau die vom Mann gespendete Energie in sich umwandeln und für sich nutzen. Grundsätzlich ist sicherlich schwierig, das »allgemein richtige« Maß für Sex festzulegen. Unsere sexuelle Lust ist abhängig von unserer Konstitution, von unserer vererbten Kraft in der Niere. Reagieren wir allerdings mit Erschöpfung auf Sex, könnte dies auch an der Häufigkeit liegen. Eine nicht unseren Bedürfnissen entsprechend oder gar nicht gelebte Sexualität dagegen deutet auf fehlende Wärme, Zuneigung und Liebe in unseren Leben hin – und damit auch auf einen Mangel an Glück und Erfüllung! Bereits im 12. Jahrhundert wurde von Nüke Baiwen die Theorie aufgestellt, dass Frauen ohne gelebte Sexualität zu wenig ausgleichende Prozesse im Körper erfahren, was zu energetischen Störungen im Energiefluss führt.[46] Nach meiner Beobachtung führt zu wenig Sex zu einem gestauten Qi. Frauen, die sich geliebt fühlen und sich in der Liebe ausdrücken, sind allgemein oft ausgeglichener als Frauen ohne Sex.

Ein sehr starkes sexuelles Begehren, ohne das Gefühl, je wirklich befriedigt zu sein, basiert auf einer *Schwäche der Niere im Yin.* Ein schwaches Begehren und Probleme, zum Orgasmus zu kommen, entstehen aus einer Schwäche des Niere-Yang.

Viele aus Indien kommende tantrische Techniken zielen auf die Erhaltung der Essenz beim Sex. Auch aus China gibt es Qi-Gong-Übungen und Meditationen, die die sexuelle Kraft bis ins hohe Alter gewährleisten.[47] Dabei wird der Beckenboden stabilisiert und die Blase, die Gebärmutter und der Dickdarm vor Senkungen geschützt. Bei einer der Übungen werden Jadekugeln in die Vagina eingeführt, an denen kleine Gewichte hängen. Im Stehen sollen die Kugeln durch Muskelanspannung im Körper behalten und leicht nach oben gezogen werden – eine sehr effektive Übung zur Kräftigung des Beckenbodens. Die alten Chinesen nannten sie »Das Yin versiegeln«.[48] Regelmäßig ausgeübt, gelingt damit ein Ansammeln von Energie im so genannten »Roten Zinnoberfeld«, wodurch sich unsere erotische Ausstrahlung und sexuelle Kraft auch noch im hohen Alter erhält. Dieser

> Vom taoistischen Standpunkt aus kann die Frau die vom Mann gespendete Energie in sich umwandeln und für sich nutzen.

> Das Ansammeln von Energie im so genannten »Roten Zinnoberfeld« erhält unsere erotische Ausstrahlung und sexuelle Kraft bis ins hohe Alter.

145

Bereich findet sich im mittleren Dantian, also eine Handbreit unter dem Nabel. Die bei uns üblichen Beckenbodenübungen haben einen ähnlichen Effekt.

Potenz und Sexualität hatten im alten China eine große Bedeutung, und dies ist auch heute noch so. China ist bekannt für seine potenzsteigernden Drogen. Vielfach wurden Tierprodukte zur Kräftigung der sexuellen Vitalität eingesetzt. Diese Substanzen sind mittlerweile verboten, denn bei der großen Anzahl der Menschen im Westen, die an ihrer Potenz interessiert sind, würde der ungehinderte Einsatz dieser Substanzen zu einem Aussterben der entsprechenden Tierarten führen. Daher werden sie heute durch pflanzliche Drogen ersetzt, die auch sehr wärmend sind. Viele der luststeigernden Pflanzen, die eine Kräftigung des Nieren-Yang bewirken, können jedoch durch ihr Temperaturverhalten das Yin schädigen. Da außerdem die Ursachen für ein vermindertes Verlangen nach Sex im Detail doch sehr unterschiedlich sind, wenden Sie sich am besten an eine Frau, die chinesische Medizin praktiziert und Sie entsprechend Ihrer persönlichen energetischen Situation beraten bzw. behandeln kann. Außerdem sollten wir Folgendes nicht vergessen: Unsere Sexualität ist sehr eng mit unserer Psyche und der allgemeinen Vitalität verbunden. Nicht immer ist ein Mangel an Lust rein auf der körperlichen Ebene zu suchen. Unsere Sexualität kann sich in den Wechseljahren und mit zunehmendem Alter verändern, nicht nur für die Frau, auch für den Mann. Die Abhängigkeit von der rein körperlichen Lust lässt nach, die Ansprüche an Nähe, Vertrautheit und Übereinstimmung mit dem Partner können zunehmen.

## Scheidentrockenheit

Nieren- und Leber-Yin befeuchten die Scheide. Der Leber-Meridian führt direkt durch den Genitalbereich und erhält den Stoffwechsel der Schleimhäute in diesem Gebiet aufrecht. Ein *schwaches Yin von Niere und Leber* wirkt sich demnach direkt auf die vaginalen Schleimhäute aus. *Hitze* in den Leitbahnen trocknet die Säfte verstärkt aus. Die Scheide wird gereizt und irritiert – ein weiterer Faktor, der sich auf das Ausleben der Sexualität und auf die Lust negativ auswirken kann.

Dabei würde gerade *Sex* die Durchblutung und damit die Schleimhautversorgung aktivieren. Frauen, die regelmäßig sexuell aktiv sind, leiden weniger unter Scheidentrockenheit als Frauen, die nur gelegentlichen oder keinen Sex haben. Gute *Gleitmittel* können ein lebhafteres Liebesleben erleichtern.

Wir können einer trockenen Vagina auch mit konsequenten *Beckenbodenü-bungen* begegnen (eine Anleitung finden Sie im folgenden Abschnitt). Diese fördern nicht nur Durchblutung und Befeuchtung der Scheide, sondern sie helfen auch, den Kontakt zu unserer Sexualität aufrechtzuer-halten, selbst wenn wir keinen Partner haben. Allein durch die Übungen stellt sich ein größeres Lust- und Liebesempfinden ein, denn wir fokussieren unsere Energie damit im Unterleib, dem Zentrum unserer Lust.

> Durch Beckenboden-übungen stellt sich ein größeres Lust- und Liebesempfinden ein.

Da Scheidentrockenheit wie gesagt ein typisches Symptom für einen Yin-Man-gel ist, beachten Sie bitte die *Ernährungsvorschläge* zum Yin-Aufbau im Kapitel »Die heilende Kraft der Nahrung: Yin-Mangel«.
Manche Frauen berichten, allein die Einnahme von *Phytoöstrogenen,* beispiels-weise von Sojapräparaten, habe ihnen geholfen. Nach Absetzen dieser Nah-rungsergänzungsmittel müssen Sie jedoch damit rechnen, dass die Trockenheit der Scheide wiederkommt. Neuerdings gibt es sogar ein Phytosojavaginalgel. Die westliche Medizin verschreibt bei vaginaler Trockenheit *Östriolsalbe.* Aller-dings gilt auch hier: Nach Absetzen dieses Hormons bildet sich die Schleim-haut in kürzester Zeit wieder zurück.
Effektive Hilfe bieten *Akupunktur* und *chinesische Kräutertherapie,* die den Nie-ren- und den Leber-Meridian über eine Kräftigung des Yin aufbauen. In Sesam-öl eingelegtes Radix Lithospermi (Zi Cao) auf die Schleimhäute aufgetragen, ist ein bewährtes *Hausmittel aus China.*

## Harninkontinenz

Die Blase empfängt und sammelt den Urin, den die Niere aus den »trüben« Ansammlungen verschiedener Organe gebildet hat, und scheidet ihn dann aus. Die Energie für diese Aufgabe erhält die Blase aus dem *Nieren-Yang.* Ist die-ses *geschwächt,* ist die Blase nicht mehr fähig, größere Mengen Urin zu halten. Nächtliches Urinieren, Inkontinenz und häufiges Wasserlassen stellen sich ein. Als *Stressinkontinenz* bezeichnet man den Urinverlust bei bestimmten Aktivi-täten wie Lachen, Niesen oder Sport. Diese Form tritt am häufigsten während der Wechseljahre auf. Seltener ist die so genannte *Dranginkontinenz,* die eine volle Blase meldet, auch wenn sie noch nicht gefüllt ist, und die uns ständig zur Toilette treibt. Beide Probleme können sich fortsetzen und gelten auch als postmenopausales Symptom.

Schränken Sie zum einen unbedingt ihren *Kaffeekonsum* ein. Der bittere Geschmack des Kaffees senkt die Flüssigkeiten nach unten ab. Zum anderen ist tägliches Beckenbodentraining eine einfache Übung, die Sie überall unbemerkt machen können. Studien zufolge haben sich diese Übungen bei 70 % der betroffenen Frauen als sehr effektiv erwiesen, indem sie die Kraft der Blase unterstützen. Die chinesische Medizin betrachtet die Blase als Yang-Aspekt der Niere. *Kräuter* und *Ernährung,* die das Nieren-Yang anregen, kräftigen damit auch die Haltekraft der Blase.

*Übung zur Kräftigung der Beckenbodenmuskulatur*
Ziehen Sie die Muskeln an, mit denen Sie normalerweise den Urinfluss stoppen würden, und zählen Sie langsam bis 10. Danach entspannen Sie die Muskeln, zählen bis 5 und wiederholen den Vorgang noch 4-mal.
Diese Übung sollte 3-mal täglich und möglichst über mehrere Monate ausgeführt werden. Bitte haben Sie Geduld und Ausdauer: Nach 4 bis 6 Wochen werden Sie die positive Wirkung spüren.
Achtung: Spannen Sie nicht gleichzeitig den Gesäßmuskel, die Bauch- oder Oberschenkelmuskeln an. Denn damit entlasten Sie den Beckenbodenmuskel, so dass dieser nicht wirklich trainiert wird. Zur Überprüfung legen Sie die eine Hand auf den Bauch (ist er wirklich entspannt?), mit der anderen führen Sie einen Finger in die Vagina ein, um die gewünschten Muskelanspannungen zu fühlen.

## Haut und Haare

Befinden wir uns in unserer Lebensmitte (zwischen 35 und 45), macht sich das natürliche Nachlassen der Energien von Qi und Blut als Erstes deutlich an der *Gesichtshaut* bemerkbar. Eine geringere Hautspannung, Falten und Trockenheit treten auf. Auch wenn das Qi als Lebenselixier noch genug Kraft besitzt, uns innerlich jung zu halten, und das in Form einer vitalen und lebensbejahenden Ausstrahlung – an unserer Haut können wir unser tatsächliches Alter sehen! In vielen chinesischen Lehrbüchern wird eine »Verdunkelung des Gesichtes« als Ausdruck der Alterung beschrieben: Das Strahlen unserer Haut, das in unserer Jugend selbstverständlich war, ist weniger geworden.
Unsere konstitutionelle Veranlagung, unsere Lebensgewohnheiten und der Zustand von Qi und Blut bestimmen die Spannung und Ausstrahlung unserer Haut. Die Basis für eine schöne, strahlende Haut ist eine *gesunde Lebensweise.*

Unausgewogene Ernährung und Mangelzustände – eigentlich alles Ungesunde, das wir unserem Körper antun, zeichnet sich wie bei einem Spiegel an unserer Haut ab. Vor allem Rauchen, Sonnenbaden, übermäßiger Alkoholgenuss, zu wenig Schlaf und Ernährungsfehler zeigen ab Mitte 40 ihre Auswirkungen.

Die Haut ist zudem ein wichtiges *Kontakt- und Abgrenzungsorgan*. Je wohler wir uns mit unserer Umwelt oder unserem Umfeld fühlen, umso positiver reagiert die Haut. Die Dünnhäutigkeit mancher Frauen kann die Störungen einer problematischen Umgebung widerspiegeln. Fühlen wir uns jedoch »wohl in unserer Haut« , sind wir glücklich und zufrieden, wird die Haut und unser Aussehen diese Information mit einem Strahlen nach außen senden, unabhängig davon, wie alt wir sind. Auch die liebevolle Zuwendung, die wir uns selbst und unserer Haut geben, drückt sich in unserem Aussehen positiv aus. Mehr als je zuvor tritt unser innerer Zustand nach außen: An der Haut lassen sich nicht nur unsere Stimmungen ablesen, sondern auch der Grad unserer Erschöpfung und der Gehalt unserer Nahrung.

> Je wohler wir uns mit unserer Umwelt oder unserem Umfeld fühlen, umso positiver reagiert die Haut.

Gesichtsmassagen, Masken und hochwertige Pflegecremes gehören zum alltäglichen Ritual vieler Frauen ab 40. Konnten wir noch vor einigen Jahren nach einer Katzenwäsche morgens aus dem Haus stürmen und dabei frisch aussehen, würden wir damit heute keinen Staat mehr machen. Ab jetzt müssen wir etwas für eine *gute Befeuchtung* unserer Haut tun. Zu empfehlen ist zum einen die tägliche Reinigung des Gesichtes morgens und abends zur Förderung der Hautatmung und zum anderen eine gute Feuchtigkeitscreme ohne Mineralölanteil. *Wechselduschen* à la Kneipp fördern die Hautdurchblutung des ganzen Körpers und haben sich auch zur Stimulierung der Abwehr bewährt. Außerdem reinigt eine kalte Dusche unsere Aura ganz wunderbar. Wichtig für die Durchblutung der Haut ist auch *Bewegung an der frischen Luft*.

Allerdings lässt sich von außen nur sehr bedingt Gutes für die Haut tun. Die entscheidende Pflege geben wir der Haut von *innen*:
1. Eine *gute Verdauung,* die Schlacken ausscheidet, entlastet die Haut als Ausscheidungsorgan. Trockenheit der Haut und Haarausfall beruhen im Verständnis der chinesischen Medizin auf einem Mangel des Blutes und der Säfte. Haben Sie einen trockenen Stuhl, wäre dies ein zusätzlicher Hinweis auf einen Blut-Mangel. Haben Sie dagegen häufig breiigen Stuhl oder sogar Durchfall,

verlieren Sie darüber Säfte, die sonst Ihrer Haut zugute kommen würden. Eine gesunde Verdauung ist die Basis für eine schöne Haut.

2. Eine *säfteanreichernde Ernährung* (Blut- und Yin-Aufbau, siehe »Die heilende Kraft der Nahrung«) bildet ebenfalls eine wichtige Basis für gesunde Haut und Haare. Dabei spielt der Verzicht auf Rauchen und Kaffee (austrocknende Genussgifte) sowie auf Süßigkeiten eine große Rolle. Um die Blutbildung zu fördern, nehmen Sie Obst wie Äpfel und Beeren zu sich. Kirschen und rote Trauben, auch als Getränk mit Wasser vermischt, bauen ebenfalls Blut auf und beugen so der Trockenheit vor. Sollten Sie unter sehr starker Trockenheit leiden, essen Sie öfter mal eine Birne – sie gehören zu den befeuchtendsten Obstarten. Sie machen auch den Stuhl gleitfähiger und sorgen so für eine Entgiftung des Darms.

*Eine gesunde Verdauung ist die Basis für eine schöne Haut.*

In Absprache mit einem TCM-Therapeuten ist auch die Einnahme von *chinesischen Kräutern* zu empfehlen: Radix Polygoni multiflori (He Shou Wu) gilt als »Hauptkraut« bei Haarausfall, baut Blut und Yin auf und befeuchtet die Haut von innen. Auch gegen Hautrötungen und rote Flecken hat die Natur uns Kräuter geschenkt: Geeignet sind Rezepturen, die den Fluss des Blutes selbst bis in die feinsten Kapillaren hinein anregen und die Hitze im Blut kühlen.

Doch auch Sie selbst können viel für die Schönheit ihrer Haut tun, indem Sie mit Hilfe von Entspannung, Meditation und frischer Luft für *innere Ausgeglichenheit* sorgen.

Ab Mitte 30 fallen den meisten von uns Episoden auf, in denen sich ein vermehrter *Haarausfall* bemerkbar macht. Vor allem Stressphasen verstärken dies Symptom, auf das viele von uns mit großer Besorgnis reagieren. Sind doch gerade die Haare ein wichtiger Ausdruck unserer Weiblichkeit, unserer Kraft und unseres Glanzes.

*Die Spannkraft der Haare, ihre Vitalität und Kräftigkeit haben wir einzig und allein dem Energieaspekt Blut zu verdanken.*

Die Spannkraft der Haare, ihre Vitalität und Kräftigkeit haben wir einzig und allein dem Energieaspekt *Blut* zu verdanken. Eine ohnehin schwache Milz kann in ihrer Fähigkeit, Blut zu bilden, durch ein gestautes Leber-Qi zusätzlich in ihrem Aktivitätspotential gebremst werden.

Nach den Sieben-Jahres-Zyklen der Frau in der chinesischen Medizin werden die ersten Haare etwa mit 42 Jahren grau. Bei manchen Frauen sind die grauen Haare borstig und struppig – ein wichtiger Hinweis darauf, dass wir auf unseren Säftehaushalt achten müssen, denn eine Trockenheit der Säfte schadet dem Yin-Anteil des Blutes.

Es gibt ein sehr berühmtes *chinesisches Volksheilmittel* gegen graue Haare. Ich habe es bereits eben bei der Haut erwähnt: He Shou Wu ist das »Haarkraut« in der chinesischen Medizin. Es ist bei uns in Apotheken, die chinesische Kräuter führen, auch als Einzelkraut in Form eines Granulates erhältlich.

Frische *Brennnesselblätter,* als Tee kurz mit Wasser überbrüht, bauen ebenfalls Blut und Haare auf.

## Osteoporose

Die wohl gefürchtetste Folgeerscheinung der Wechseljahre ist die Osteoporose – und das nicht zu Unrecht. Denn eine Entmineralisierung der Knochen kann wirklich einschneidende Konsequenzen haben und unsere Beweglichkeit und Lebensqualität im Alter in Frage stellen. Allgemeine Knochenbruchgefährdung und Wirbeleinbrüche machen die Betroffenen im Alter von der Pflege anderer abhängig – im Spätstadium der Osteoporose gehören Bettlägerigkeit und Schmerzen zum Leiden dazu.

Knochen und Zähne werden von der Nierenenergie versorgt. Die Chinesen sagen, dass die Niere über die Knochen herrscht und das Knochenmark produziert. Die zunehmende Schwächung der Niere auf Grund einfacher Alterungsprozesse in und nach in den Wechseljahren macht sich dementsprechend auch in den Knochen bemerkbar. Bei der Knochensubstanz selbst handelt es sich um einen Yin-Aspekt. Eine Demineralisierung des Knochens ist eng mit dem *Yin und Yang der Niere* und einer *Schwäche der Essenz* verbunden.

Der Abbau der Knochenmasse beginnt bereits lange vor dem Zeitpunkt der Menopause. Nur wenn die Nierenenergie bereits vor dem Erreichen des 30. Lebensjahres in ihrer Kraft angegriffen ist, kann eine Neigung zu verstärkten Abbauprozessen des Knochens entstehen. Bestimmte Voraussetzungen sind also für eine osteoporotische Vorbelastung entscheidend: Ist unsere Nierenenergie von der Grundkonstitution her geschwächt oder waren unsere Eltern zum Zeitpunkt unserer Geburt schon relativ alt, ist das Risiko erhöht. Ebenso führen viele Geburten, schwere Arbeit, schweres Tragen, Abtreibungen und eine schlechte Ernährung in den Wachstumsjahren zu einer Schwächung der Nierenenergie.

> Der Abbau der Knochenmasse beginnt bereits lange vor dem Zeitpunkt der Menopause.

Anzeichen sind oft bereits früh erkennbar: Schlechte Zähne, eine Skoliose (Rückgratverkrümmung), dunkle Ringe unter den Augen oder eine frühe Neigung zu Knochenbrüchen deuten auf einen konstitutionell geprägte Nieren-Mangel hin. Auch eine furchtsame und ängstliche Grundhaltung und starke Rückzugstendenzen können auf eine schwache Nierenenergie hinweisen.

Mit Hilfe dieser Hinweise und einer genauen chinesischen Diagnostik lässt sich eine verstärkte Tendenz zur Osteoporose vorhersehen. Damit können auch ausreichende vorbeugende Maßnahmen getroffen werden, denn es gibt viele Möglichkeiten, ein Fortschreiten dieser Schwäche effektiv zu verhindern.

Zur sicheren Abklärung sind entsprechende Untersuchungen sinnvoll (siehe in Teil 1 »Kann man die Wechseljahre messen?«). Stellen diese einen vermehrten Knochenabbau fest, stehen Sie vor einigen wichtigen Entscheidungen. Sie haben dabei mehrere Möglichkeiten.

Durch einen *Urintest* können Sie die Auswirkungen der von Ihnen eingesetzten Mittel recht bald überprüfen. Sie verlieren also kaum Zeit und gehen daher auch kein Risiko ein, wenn Sie zunächst Methoden ohne Nebenwirkungen ausprobieren.

### Hormontherapie

Die erste wichtige Entscheidung betrifft die Einnahme von Hormonen.

Es ist nachgewiesen, dass Östrogene weiteren Knochenabbau verhindern. Sie tun dies genau so lange, wie Sie die Hormone einnehmen. Aufbauen werden Hormone den Knochen allerdings nicht wieder.[49] Außerdem haben Studien gezeigt, dass bei Betroffenen die Hälfte des Wirbelknochenabbaus bereits vor Eintritt in die Menopause stattgefunden hat.[50] Die Bedeutung der Östrogene scheint also nicht allein ausschlaggebend zu sein. Manche Forscher gehen sogar nur von einer 10- bis 15-prozentigen Beteiligung aus.

> Manche Forscher gehen davon aus, dass Östrogene sogar nur zu 10 bis 15 % am Aufbau von Knochen beteiligt sind.

Es gibt sicherlich Umstände, wie zum Beispiel bei einem zu frühen Eintritt in die Menopause oder bei einer Amenorrhoe über Jahre hinweg, die die Einnahme von Hormonen überlegenswert machen.

Unabhängig davon gibt es jedoch durchaus eine *Alternative* auf dem Gebiet der Hormone: Möchten Sie keine künstlichen Hormone nehmen, wäre die Anwendung von »natürlicher« Progesteroncreme eine gute Möglichkeit (siehe in Teil 1

»Hormonersatztherapie: Ersatzhormone«). Progesteron steigert die Tätigkeit der knochenbildenden Zellen, der Osteoblasten. Wie bisherige Untersuchungen ergaben, kann damit der weitere Abbau der Knochen gestoppt werden. Allerdings stehen Langzeituntersuchungen noch aus.

In der Postmenopause wird heute zunehmend Raloxifen eingesetzt. Als Serm wirkt es selektiv auf den Knochen ein, hat aber einen erwünschten antiöstrogenen Effekt auf die Brust. Mal abgesehen davon, dass es zu diesem Präparat noch keine ausreichenden Studien gibt und es auf die Knochenstruktur nicht so positiv wirkt wie Östrogene, gehören Hitzewallungen und die Möglichkeit eines erhöhten Demenzrisikos zu seinen Nebenwirkungen – kein Medikament also, das die Probleme löst.

Wollen Sie eine Hormoneinnahme ganz vermeiden, stehen ihnen noch andere effektive Möglichkeiten zur Auswahl:

## Kraftsport

Vom westlichen Standpunkt aus ist regelmäßige körperliche Bewegung in der Jugend ein wichtiger Bestandteil der Prophylaxe, um einer Osteoporoseentwicklung nach der Menopause entgegenzuwirken. Sportliche Betätigung, die regelmäßig durchgeführt wird, ist das Effektivste, was wir für unsere Knochengesundheit tun können. Bei drohender Osteoporose rät man in der Regel zu einem Kraftsport. Durch Kraftsport erhalten Sie die Muskelmasse und trainieren den Muskel. Das ist aus folgenden Gründen von großer Bedeutung für die Knochen:

Die Muskelmasse selbst wird von der Leber versorgt. Die Milzenergie dagegen ist für die gesamte Formbildung unseres Körpers verantwortlich. Die Chinesen sagen: »Die Milz regiert das Fleisch.« Lässt die Mitte im Alter von etwa Ende 30 allmählich in ihrer Kraft nach, baut sich auch die Substanz des Muskels langsam ab. Regelmäßiges Krafttraining wirkt dem entgegen. Jede Aktivität eines Muskels fördert auch die Aktivität des Knochens, da Muskeln und Knochen über Sehnen miteinander verbunden sind. Beim Krafttraining wird durch die vermehrte Durchblutung um den Knochen herum auch der Stoffwechsel des Knochens verstärkt angeregt.

> Sportliche Betätigung, die regelmäßig durchgeführt wird, ist das Effektivste, was wir für unsere Knochengesundheit tun können.

Zudem fördert das Krafttraining über die Auseinandersetzung mit unserer physischen Leistungsfähigkeit unser Selbstbewusstsein und vermittelt uns das Gefühl, stark und kraftvoll zu sein. Wichtig ist, dass Sie einen Sport wählen, der Ihnen Anstrengung gegen einen Widerstand abverlangt. Belastung (Zug oder Druck) regt die Osteoblasten zu verstärkter Aktivität an. Liegt bereits ein stärkerer Knochenabbau vor, sollte die Belastung allerdings entsprechend geringer gewählt werden.

### Calcium

In der Regel werden bei beginnender Osteoporose sofort Calciumgaben verschrieben. Doch erst eine Laboruntersuchung von Urin und Blut zeigen, ob dem Körper Calcium überhaupt fehlt beziehungsweise ob vermehrt Calcium ausgeschieden wird.

Nur dann hat eine Calciumsubstitution überhaupt Sinn. Außerdem hat man festgestellt, dass die Einnahme von Calcium bei Frauen nach der Menopause die Osteoporose nicht wirklich signifikant verändert.[51] Anscheinend wird Calcium zumindest von den Knochen, die von der postmenopausalen Osteoporose betroffen sind, nämlich von den Plattenknochen, nicht so aufgenommen wie von den Röhrenknochen.[52] Wichtiger ist dagegen eine regelmäßige und ausreichende Calciumzufuhr in den Jahren des Wachstums.

Dennoch wird die Einnahme von Calcium von Ärzten weiter angeraten. Die empfohlene tägliche Menge beträgt 1000 mg, nach der Menopause sogar 1500 mg. Entscheiden wir uns für eine Calciumsubstitution, sollten wir zumindest dafür sorgen, dass das zugeführte Calcium von unseren Körper *absorbierbar* ist, dass es also gut aufgenommen wird. Viele Komponenten gehören zu einem gesunden Knochenaufbau und einer effektiven Calciumaufnahme dazu: Magnesium und Vitamin D sind wichtige Kofaktoren für die Resorption von Calcium im Darm. Mit einem ausreichenden Aufenthalt an der Sonne sorgen Sie für die Bildung einer genügenden Menge an Vitamin D. Das Calcium sollte in Form von Calciumcitrat (gut absorbierbar) immer mit Magnesium zusammen eingenommen werden, möglichst im Verhältnis 1:1. Außerdem sollten Vitamin B6, Vitamin C, Folsäure, Vitamin K, Bor, Kupfer, Mangan, Silicium, Strontium und Zink, alles wichtige Bausteine der Knochenstruktur, mit berücksichtigt werden. Nur eine umfassende Laboruntersuchung kann feststellen, wo ein wirklicher Mangel besteht. Ein Präparat, das alle diese Komponenten enthält, ist derzeit auf dem deutschen Markt nicht erhältlich. Calcium sollte am frühen Abend eingenommen werden, da dies die Zeit des größten Knochenverlustes ist.

Um den Calciumbedarf zu decken, wird häufig das Trinken von *Milch* und das Essen von Milchprodukten empfohlen. Nicht nur die chinesische Medizin hält diesen Ansatz jedoch für fragwürdig! Ohne Zweifel sind Milch und Milchprodukte sehr calciumreich. Doch auf Grund der speziellen Zusammensetzung der Milch ist unserem Körper die Aufnahme dieses Calciums nicht möglich. Stattdessen bildet die Milch nach Aussage der chinesischen Medizin durch ihren befeuchtenden Charakter bei einer schwachen Milz Schleim, der den Stoffwechsel belastet. Die Wirkung von Milch ist süß und neutral. Sie betritt den Magen, das Herz sowie die Lunge und befeuchtet die Därme.

In kleinen Mengen kann sie bei Frauen hilfreich sein, die sehr trockene Haut haben und unter Verstopfung und Gewichtsverlust leiden. Milch und ihre Produkte gehören jedoch normalerweise zu den Nahrungsmitteln, die nur in kleinen Mengen genossen werden sollten. In Ländern, in denen überhaupt keine Milch getrunken wird, sind die Knochendichtewerte häufig wesentlich höher als bei uns im Westen. An der Milch kann es also nicht liegen.

> In Ländern, in denen überhaupt keine Milch getrunken wird, sind die Knochendichtewerte häufig wesentlich höher als bei uns im Westen. An der Milch kann es also nicht liegen.

Stattdessen können Sie Ihren Calciumbedarf anders decken. Die folgenden empfehlenswerten Nahrungsmittel sind absteigend nach ihrem Calciumgehalt geordnet. Bedenken Sie jedoch bei der Zusammenstellung, dass Sie zwar viel Hirse (mit geringem Calciumgehalt) auf einmal essen können, aber nur sehr wenig Meeresalgen (hoher Gehalt).

### Calciumhaltige Nahrungsmittel

Mit Abstand das meiste Calcium enthalten
- Meeresalgen, Weizen- und Gerstengras, Sardinen (mit Knochen und Gräten) und Agar-Agar.

Es folgen
- Mandeln, Amaranth, Haselnüsse, Petersilie, Broccoli, Grünkohl und andere Kohlsorten, Sonnenblumenkerne, Kresse, Quinoa, schwarze Bohnen, Pistazien, Spirulina (Mikroalgen), Ziegenmilch, Sesam, Tofu und Walnüsse.

Nur kleine Mengen Calcium enthalten (grob nach Nahrungsmittelgruppen und alphabetisch geordnet)
● Buchweizen, Gerste, Hirse, Mais, Roggen, Vollkornreis, Weizenkleie
● grüne Bohnen, Feigen, Mangold, Oliven, Spinat
● Zinnkrauttee

Diese hochwertigen Nahrungsmittel spenden reichlich Calcium in einem organischen Zusammenhang, wie ihn die Pharmazie noch nicht reproduzieren kann. Die Verbindung von Getreide und Gemüse in einer Mahlzeit gewährleistet eine natürliche und effektive Aufnahme von Calcium. Ist ein etwaiges Calciumdefizit ausgeglichen, reicht zur Aufrechterhaltung eines gesunden Calciumspiegels eine Suppe aus Gerstensprossen und Grünkohl, die nur 10 Minuten lang geköchelt wird. Sie können die Gerste ebenso gut – statt sie vorzukeimen – vor dem Kochen 8 Stunden in Wasser einweichen, müssen die Suppe aber dann trotzdem ungefähr 40 Minuten lang kochen. Diese Suppe sollten Sie während der Wintermonate zwei- bis dreimal wöchentlich zu sich nehmen.
*Zinnkraut* als ganze Pflanze verwendet, ist ebenfalls äußerst mineralstoffreich.

»Calciumräuber« sind vor allem Nikotin und Kaffee, die über ihre heiß-bittere Wirkung das Yin der Niere verletzen. Ein Übermaß an Alkohol behindert ebenso die Aufnahme von Calcium. Auch große Mengen an Protein, allen voran Fleisch, führen uns reichlich Phosphate zu, die die Calciumausscheidung stark fördern. Vegetarier erkranken seltener an Osteoporose als Fleischesser. Japanische und chinesische Frauen entwickeln nicht nur kaum Hitzewallungen, sondern auch viel seltener Osteoporose als westliche Frauen. Dieses Phänomen wird besonders der tofureichen Ernährung in Japan und China zugeschrieben.

Vegetarier erkranken seltener an Osteoporose als Fleischesser.

### Akupunktur und chinesische Kräutermedizin

Auch wenn es einige Akupunkturpunkte gibt, durch die man Regulationskreise für einen gesunden Knochenaufbau aktivieren kann, liegt das Schwergewicht der chinesischen Therapie auf der Einnahme von Kräuterrezepturen. Interessanterweise enthalten die meisten Knochen aufbauenden Kräuter weder Phytoöstrogene noch Calcium. Denn nicht Substitution, sondern die Anregung körpereigener Funktionen steht bei diesem Therapieansatz im Vordergrund. Je nach Konstitution und aktueller Energielage müssen die Kräuter sehr individuell kombiniert werden.

Die meisten chinesischen Rezepturen für die Wechseljahre enthalten ohnehin Kräuter, welche die Knochen aufbauen. Es ist zusätzlich leicht möglich, eine Kräutermischung, die dem persönlichen Energiemuster in den Wechseljahren entspricht, mit speziellen Kräutern anzureichern, um den Knochenaufbau zu fördern. Dazu gehören sowohl Kräuter, die das Nieren-Yin beeinflussen, als auch solche, die auf das Nieren-Yang einwirken.

> Viele chinesische Rezepturen für die Wechseljahre enthalten ohnehin Kräuter, welche die Knochen aufbauen.

Manchen Kräutern, wie zum Beispiel Radix Dipsaci (Xu Duan), Cortex Eucommiae (Du Zhong) oder Rhizoma Dryanaria (Gu Sui Bu), sagt man eine ausgesprochen starke Wirkung auf den Knochen nach. Auch mineralische Substanzen wie der Drachenknochen (Mastodi fossilium ossis, Long Gu) oder die Schale der Perlmuschel (Margarita concha, Zhen Zhu) kommen zum Einsatz.

*Knochensuppen,* in denen Knochen von Nutztieren aus biologischer Aufzucht ausgekocht werden, oder *Fischsuppen*, vor allem mit Sardinen, Sardellen, Bohnen und Algen, sind ebenfalls sehr effektiv. Das Rezept für eine Knochenkraftbrühe finden Sie im nächsten Kapitel im Abschnitt »Natürliches Anti-Aging«).

## DIE HEILENDE KRAFT DER NAHRUNG

Die chinesische Ernährungslehre ist deswegen so besonders faszinierend, weil sie individuell anwendbar ist. Anders als viele andere Ernährungsrichtungen berücksichtigt sie sowohl die grundlegende Konstitution als auch momentane individuelle Störungen. Ihre Empfehlungen können deswegen auch gezielt bei jeder Unstimmigkeit im Energiehaushalt oder bei Krankheit umgesetzt werden. Jedes Nahrungsmittel hat seine spezifische Wirkung – wenn auch weniger stark als ein Heilkraut. Das eröffnet uns eine ganz neue Welt und darüber hinaus die Möglichkeit, mit Hilfe der Ernährung unsere Gesundheit bewusst zu fördern. Anders als bei uns ist in China die Ernährungslehre ein wesentlicher Bestandteil der Medizin.

> Jedes Nahrungsmittel hat seine spezifische Wirkung – wenn auch weniger stark als ein Heilkraut.

Sollten Sie in diesem Kapitel auf Nahrungsmittel stoßen, die Ihnen bisher unbekannt sind, sehen Sie sich einfach in Chinaläden, Reformhäusern oder Biolä-

157

den um. Dort werden Sie neben den hier erwähnten Produkten wie Algen oder Getreidegras noch vieles andere Interessante und Exotische finden.

## Temperatur und Geschmack der Nahrung

### Thermische Wirkungen

Die so genannte *thermische Wirkung* oder *Temperatur* eines Nahrungsmittels hat jeweils spezielle Auswirkungen auf die Energien unseres Körpers. Die chinesische Ernährungslehre unterscheidet die fünf Temperaturen Heiß, Warm, Neutral, Erfrischend (Kühl) und Kalt.

> Heiße Nahrungsmittel wie Alkohol, Pfeffer, Muskat und Chili aktivieren die Abwehrkraft.

*Heiße* Nahrungsmittel wie Alkohol, Pfeffer, Muskat und Chili aktivieren die Abwehrkraft Wei-Qi und halten Kälte fern. Vor allem im Winter sind sie eine wertvolle Ergänzung. Durch ihre erhitzende Wirkung fördern sie den Qi-Fluss. Kommen wir aus der Kälte des Winters ins Haus und werden mit einem Glühwein empfangen, können wir den wohltuenden Effekt umgehend spüren. Kalte Hände und Füße werden wohlig warm, weil der Energiefluss wieder angeregt wird. Doch sollten wir diese Nahrungsmittel nur in kleinen Mengen genießen und bei bereits bestehenden Hitze-Konstellationen besondere Vorsicht walten lassen. Hitze in Form von Entzündungen, Hauterkrankungen und auch das Leere-Feuer in den Wechseljahren werden durch heiße Speisen enorm verstärkt oder weiter angefackelt, die Säfte werden ausgetrocknet und auf längere Sicht die Yin-Energien geschädigt.

Nahrungsmittel, die den Körper erwärmen und das Yang anregen, sind in ihrem Temperaturverhalten *warm*. Sie fördern damit unsere Aktivität. Lauch, Zwiebeln, Knoblauch, Huhn und viele Gewürze sind Vertreter der erwärmenden Nahrungsmittel. Ein Zuviel an wärmenden Speisen kann jedoch zu einer Überwärmung führen. Anspannung, Gereiztheit und Unruhe können die Folge sein.

Nahrungsmittel, die weder kühl noch warm, weder heiß noch kalt wirken, werden als *neutral* bezeichnet. Sie haben häufig einen süßen Geschmack und bauen damit das Qi und die Mitte auf. Ihre ausgleichende Thermik kann den Körper in kein Ungleichgewicht bringen. Der größte Teil unserer Nahrung sollte daher aus dieser Kategorie kommen. Alle Sorten Getreide können – mit kleinen Abweichungen – dazu gezählt werden, ebenso viele Hülsenfrüchte, Kohlsorten und Rindfleisch. Ihre Spezialität besteht darin, dass sie sowohl Überschuss als auch Mangel ausgleichen. Auch werden Gifte über eine neutrale Nahrung vermehrt ausgeschieden.

*Erfrischende* oder *kühle* Nahrungsmittel regen die Bildung von Blut und Säften an, klären Hitze und beruhigen das Herz und die Leber. Salate, Soja, die meisten Gemüsesorten und heimisches Obst gehören in diese Kategorie. Im Sommer gleichen sie die Außentemperaturen in optimaler Weise aus. In kalten Jahreszeiten ist unser Verlangen nach erfrischenden Speisen nicht so groß. Gekocht sind erfrischende Nahrungsmittel ideal, um ab Ende 30 das Blut und das Yin zu schützen! Sie behalten dann ihre blutaufbauende Wirkung, ohne zu kühl zu sein. Sie sind dadurch wichtig für die Zeit vor und in den Wechseljahren. Sie können in dieser Form das ganze Jahr hindurch gegessen werden.

> Erfrischende oder kühle Nahrungsmittel regen die Bildung von Blut und Säften an.

Südfrüchte wie Bananen, Kiwis oder Ananas und ebenso Salz, Algen, Wasser und Mineralwasser wirken *kalt*. Sie schützen vor Hitze und dringen schneller und tiefer als kühlende Nahrungsmittel in den Körper ein. Auf Grund ihrer stark abkühlenden Wirkung können sie Hitze absenken. Doch sollten sie, wie auch die heißen Nahrungsmittel, nur sparsam und gezielt verwendet werden, da sie im Übermaß verwendet das Qi und das Yang schwächen.
Neutrale, warme und erfrischende Nahrungsmittel sollten den Schwerpunkt der Ernährung für die Frau in den Wechseljahren bilden – vorausgesetzt es müssen keine stärkeren Ungleichgewichte ausbalanciert werden.

Über die thermische Wirkung einer Speise entscheidet jedoch auch die *Art und Weise der Zubereitung* und die *Zutaten*. Am neutralsten ist Dünsten in wenig Wasser. Überbacken oder langes Kochen, beispielsweise von Suppen, erwärmt und verstärkt damit die Yang-Wirkung von Nahrungsmitteln. Dies gilt auch für Wasser: Erhitztes Wasser verliert seine stark abkühlende Wirkung und wird neutral. Damit wird es zum reinsten und wertvollsten Getränk, vor allem, wenn es sich dabei um Quellwasser handelt. Mit Kohlensäure versetztes Wasser sollte man wegen seiner ausgesprochenen Kälte eher meiden.

> Neutrale, warme und erfrischende Nahrungsmittel bilden den Schwerpunkt der Ernährung für die Frau in den Wechseljahren.

Scharfes Anbraten oder Grillen erhitzt die Speisen. Auch die Zugabe wärmender Gewürze oder ein Schuss Wein kann die erwärmende Wirkung eines Gerichtes verstärken. Um einer Mahlzeit einen kühleren Aspekt zu verleihen, eignet sich das Kochen in reichlich Wasser oder die Hinzunahme kühlender Südfrüchte.

### Geschmacksrichtungen

Eine weitere zielgerichtete Auswahl von Nahrungsmitteln ist über die verschiedenen Geschmacksrichtungen möglich. Die fünf Geschmäcker stehen in einem direkten Bezug zu bestimmten inneren Organen. Süß reist zur Milz, Scharf zur Lunge, Salzig zur Niere, Sauer zur Leber und Bitter zum Herzen. Keine Geschmacksrichtung sollte überbetont werden, abgesehen von der süßen Kategorie: Sie wirkt ausgleichend und darf zum Energieaufbau den größten Anteil der täglichen Nahrung ausmachen.

*Süß* befeuchtet und spendet dem Körper aktive Energie. Diese Geschmacksrichtung wirkt regulierend und harmonisierend auf unsere Energien und füllt Schwächen auf. In der Kräutermedizin zum Beispiel werden süße Kräuter zum Auffüllen von Mangel-Zuständen verwendet.
Trotz seines süßen Geschmacks hat jedoch Fabrikzucker keinen positiven Einfluss auf den Körper. Er wirkt stark befeuchtend und daher eher lähmend auf das Qi der Milz – auch wenn die meisten von uns Süßigkeiten sehr lieben! Alternativen sind beispielsweise Müsliriegel und zum Süßen kleine Mengen Ahornsirup, Melasse oder Honig. Jedoch sollten sie sehr sparsam verwendet werden. Natürlich süße Nahrungsmittel wie Getreide dagegen sind die Hauptquelle zur Energiebildung durch die Mitte.

*Scharf* ist ein sehr dynamischer Geschmack. Er mobilisiert aktive Energien und zirkuliert Qi und Blut. Deswegen wird der scharfe Geschmack therapeutisch zur Auflösung von Stagnationen eingesetzt. Schärfe öffnet die Haut, regt das Schwitzen an und scheidet Kälte aus. Außerdem wird das Qi im Darm bewegt und damit die Verdauung gefördert. Obwohl scharfe Nahrungsmittel ihre Wirkung auf ein gestautes Leber-Qi nicht verfehlen, ist in den Wechseljahren vor allem bei scharf-heißen Gerichten Vorsicht geboten, da diese die schon angegriffenen Säfte zusätzlich schädigen können.

Den *salzigen* Geschmack kann man zur Auflösung von Verhärtungen und Knoten einsetzen. Salzig erweicht und senkt Energien in den unteren Teil des Körpers ab. Das typische Nahrungsmittel für diese Wirkung sind die Algen. Interessant ist der salzige Geschmack vor allem deshalb, weil er das Yin der Niere kräftigt. Meeresfische wie der Tintenfisch und fermentierte Nahrungsmittel wie Miso, Sojasauce, Tofu und Tempeh gehören dazu und sind unentbehrliche Bestandteile bei einem Nieren-Yin-Mangel, wie er in den Wechseljahren häufig vorkommt. Kleine Mengen an Salz stimulieren die Säfte, zu viel Salz allerdings trocknet sie aus.

*Sauer* zieht zusammen (adstringiert) und bewahrt so die Säfte. Um Körperflüssigkeiten zu schützen, wird dieser Geschmack gegen Durchfall, äußere Hitze oder bei Schweißausbrüchen beispielsweise in den Wechseljahren eingesetzt. Zitronen, Sauerkraut und saure Äpfel gehören in diese Kategorie. Genießen Sie Nahrungsmittel mit saurem Geschmack jedoch im Übermaß, kann dies zu Stagnationen beitragen. Vor allem bei Feuchtigkeitsansammlungen, die zu Übergewicht führen, sollten Sie mit dieser Geschmacksrichtung vorsichtig sein.

Ein *bitterer* Geschmack trocknet die Säfte und wirkt entzündungshemmend, nach unten absenkend und ausleitend. Die Kaffeebohne ist bitter, heiß und trocknet die Haut aus. Sie regt den Stuhlgang an; unter anderem deswegen trinken viele Menschen morgens eine Tasse Kaffee. Tees aus Thymian, Wacholder und Rosmarin entspannen das Leber-Qi und wirken effektiv Übergewicht, Schweregefühl und Ödemen entgegen.

Bei jedem Nahrungsmittel geht der Geschmack eine bestimmte Verbindung mit der Temperatur ein. *Bitter-erfrischende* Nahrungsmittel wie Artischocken, bittere Salate, Alfalfa, Spargel und Quinoa senken eine Fülle in Herz und Leber ab, *bitter-kalte* sogar aufsteigende Hitze. Beide trocknen Feuchtigkeit und werden dadurch bei Übergewicht wirksam. Damit sind diese eher selten vorkommenden Geschmacksrichtungen sehr interessant für Frauen in den Wechseljahren. *Bitter-Warm* dagegen übt eher eine austrocknende Wirkung aus. Darüber hatten wir bereits beim Thema Kaffee und Zigaretten gesprochen.

> Bitter-erfrischend und bitter-kalt wirkende Nahrungsmittel sind äußerst interessant für die Frau im Wechsel.

*Süß-Kalt* wirkt befeuchtend auf die Milz, jedoch wird eine Umwandlung dieser Feuchtigkeit durch die Verbindung mit Kälte nicht unterstützt. Ein Übermaß an süß-kalten Nahrungsmitteln wie Bananen oder anderen süßen Südfrüchten, Speiseeis und Süßigkeiten fördert damit eine Tendenz zu kalter Feuchtigkeit im Körper, die sich langfristig oft in feuchte Hitze umwandelt. Schauen wir uns *süß-warme* Nahrungsmittel wie zum Beispiel Haferflocken an, so wird hier die befeuchtende Wirkung durch die Wärme ausgeglichen. Sie wirken eher als Energiespender.

## Was Sie vor den Wechseljahren für sich tun können

Als ich vor kurzem einer 40-jährigen Patientin vorschlug, doch hinsichtlich der kommenden Wechseljahre für eine Stabilisierung ihrer Energien Sorge zu tragen, spürte ich gleich bei dem Wort »Wechseljahre«, wie ein unwilliger Ausdruck über ihr Gesicht zog. »Jetzt geht es mir endlich mal gut«, sagte sie, »Ich will jetzt nicht an die Wechseljahre denken, dann wird es ja wieder schwierig.« Bei vielen von uns löst der Gedanke an die kommenden Wechseljahre und die bevorstehende Wandlung ein beklemmendes Gefühl aus. Die meisten Frauen wissen, dass diese Lebensphase häufig nicht unmerklich vor sich geht. Von Problemen mit den Wechseljahren haben sie viel gehört, und das ist der Hauptgrund für ungute Vorahnungen und eine ablehnende Haltung.

Mittlerweile ist jedoch sicherlich deutlich geworden, wie wichtig es ist, dass wir ein wenig mehr auf unseren Körper achten und auf das, was wir zu uns nehmen. Unsere Energielage wird sehr stark von der Ernährung mit beeinflusst. Besonders die Mitte hat unsere Unterstützung verdient, arbeitet sie doch als Energiezentrale für Qi und Blut tagtäglich für uns.

### Die Ernährung der Mitte

Der Aufbau und die Kräftigung der Mitte, also von Milz, Magen und Darm, ist vor allem deswegen so wichtig, weil die überschüssige Kraft dieser Organsysteme schon Jahre vor dem Wechsel allmählich nachlässt (siehe in Teil 2 »Energieflüsse in den Wechseljahren: Energetische Veränderungen«). Auch wenn die Wirkung der Ernährung und ihre Bedeutung für die einzelne Frau durchaus unterschiedlich ist, können wir ihr einen grundlegenden Einfluss nicht absprechen. Halten wir die Kraft unserer Mitte aufrecht, so verzögern wir damit das Altern. Das gilt natürlich nicht nur für uns Frauen! Je länger die Mitte in der Lage ist, in ausreichendem Maße nachgeburtliches Qi zu bilden, umso länger bewahren wir unsere Essenz vor übermäßigem Verbrauch. Gleichzeitig unterstützt eine gesunde Mitte die Kraft der Niere. Hat die Milz nämlich nicht genug eigene Energie zur Umwandlung der aufgenommenen

> Halten wir die Kraft unserer Mitte aufrecht, so verzögern wir damit das Altern.

162

Nahrung, dann wird das Nieren-Yang mehr beansprucht, um die Milz zu erwärmen. Wärme bedeutet Aktivität und Kraft, die uns an anderer Stelle verloren geht.

Die Umwandlung der Nahrung durch die Milz bildet einen Schwerpunkt in unserem Energiehaushalt. Durch die Auswahl unserer Nahrung und die Art, *wie* wir essen, haben wir selbst einen wichtigen Einfluss auf unser gesamtes Wohlergehen. Denn die Mitte steht mit allen Organen in einem direkten Zusammenhang.

Eine *ausreichende Menge an Qi und Blut* entscheidet nicht nur über unser körperliches Wohl und unser Aktivitätspotential, sondern auch über unser seelisches und geistiges Wohlergehen.

Um Qi und Blut zu unterstützen, gibt es zwei Strategien der Nahrungsmittelauswahl: Die erste dient dem Aufbau von Qi, die zweite dem Aufbau von Blut.

Allgemein empfiehlt sich eine *leicht verdauliche Ernährungsweise*. Hochwertige Nahrung kann dann leichter aufgenommen werden. *Alle Geschmacksrichtungen* sollten vertreten sein. Fühlen Sie sich mit *mehreren kleinen Mahlzeiten* wohler als mit drei größeren, geben Sie diesem Impuls gern nach.

> Ein guter Schlaf, Konzentration und ein gesundes Selbstvertrauen sind direkte Auswirkungen einer gesunden Balance von Qi und Blut.

## Qi-Aufbau

Um das Qi der Milz zu kräftigen, bedarf es thermisch *neutraler* und *warmer* Nahrungsmittel. Die günstigste Geschmacksrichtung ist *süß*. Hierfür bevorzugen Sie eine kohlehydratreiche Ernährung mit viel Getreide, dazu einheimisches, frisches und leicht gekochtes Gemüse (gelb, grün oder rot) und kleine Mengen an hochwertigen Proteinen (Fleisch und Fisch).

Sind Sie Vegetarierin, ergänzen Sie ihren Speiseplan durch Hülsenfrüchte.

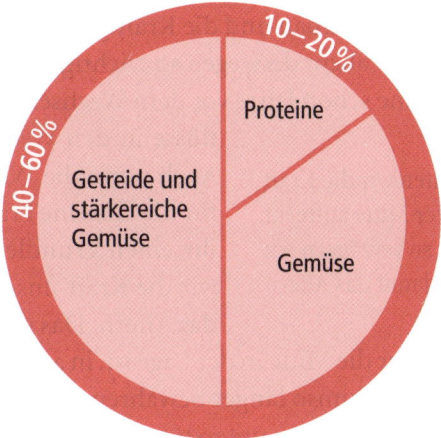

163

Gekochtes Getreide bildet für den gezielten Aufbau des Qi den Schwerpunkt der Ernährung. Der süße Geschmack der unten angegebenen Getreidearten wird vom Körper nur langsam aufgeschlossen und ist der beste Energielieferant für Qi. Stärkehaltige, frisch gekochte Gemüse wie Kürbis und Süßkartoffeln sind ebenfalls sehr effektiv.

Auch lang gekochte *Kraftsuppen* mit Rind und nur wenigen Zutaten eignen sich hervorragend für den Qi-Aufbau.

### Nahrungsmittel für den Qi-Aufbau

- Amaranth, Gerstengrütze, Haferflocken, Hirse, Polenta, Quinoa, *gut gegart:* Rundkornreis
- *in wenig Wasser gedünstet, kurz gebraten oder püriert:* grüne Bohnen, Fenchel, Karotten, Kürbis, Lauch, Maiskolben, Pastinaken, Sellerie, Süßkartoffeln und Zwiebeln
- *kleine Mengen an scharfen Gewürzen wie* frischer Ingwer, Knoblauch, Muskatnuss, Pfeffer und Zimt
- *aromatische Gewürze wie* Basilikum, Kardamom, Koriander, Majoran und Thymian
- schwarze Bohnen, Erbsen, Kichererbsen, Linsen
- Butter
- *in kleinen Mengen:* Ahornsirup, Datteln und Melasse
- Obstkompott
- Huhn, Lamm, Rind
- Makrelen, Sardellen, Thunfisch
- Fencheltee, heißes Wasser

Andere Empfehlungen aus der Sicht der chinesischen Ernährungslehre beziehen sich auf *Lebensmittel, die Sie meiden sollten:*

- Auch wenn *tiefgefrorene* Nahrungsmittel angeblich mehr Vitamine enthalten als die, die Sie frisch kaufen, enthalten sie jedoch kaum noch Qi. Die Lebenskräfte werden durch das Einfrieren der Lebensmittel eliminiert. Auch die *Mikrowelle* vernichtet das Qi weit gehend.[53]
- Naturbelassene, biologisch angebaute Lebensmittel haben einen hohen Genusswert. Sie sind in ihrer Vitalität und Kraft jedem Fertig- oder Light-Produkt und jeder anderen *industriell gefertigten Nahrung* deutlich überlegen.

- Belasten Sie in den Wechseljahren Ihre Mitte nicht zusätzlich durch *schwer verdauliche, blähende, fettige* und *gebratene* Speisen. Außerdem sollten relativ wenig *rohe* Speisen verzehrt werden.

### Zubereitung von Hülsenfrüchten

Um eine erschwerte Verdauung und Blähungen zu vermeiden, bereiten Sie die Hülsenfrüchte auf folgende Weise zu: Wie üblich weichen Sie die Hülsenfrüchte über Nacht in kaltem Wasser ein. Am nächsten Tag kochen Sie sie in neuem Wasser mit einem Stück frischem Ingwer, einem Stück Alge (Kombu, Wakame oder Arame), einigen Lorbeerblättern und ein wenig Orangenschale (nur aus biologischem Anbau), bis sie weich sind. Die Kochzeit kann zwischen einer und zwei Stunden betragen, je nach Art der Hülsenfrüchte. Am Ende nehmen Sie die Zutaten wieder heraus.

- Wichtig ist auch die Einfachheit des Essens: *Zu viele Zutaten* stören die problemlose Aufnahme der Nahrung.
- *Fasten, Hungern* und *abends zu spätes, zu reichliches und unregelmäßiges Essen* schaden einem effektiven Energieaufbau.
- Vermeiden Sie *Schweine- und Rindfleisch,* wenn Sie nicht sicher sind, dass es aus zuverlässiger Zucht kommt. Nicht nur die BSE-Krise hat deutlich gemacht, welche Auswirkungen die Ernährung der Tiere auf die Qualität des Fleisches hat.
- Befeuchtende Nahrungsmittel wie *Milchprodukte* tendieren, wie bereits gesagt, zu Schleimbildung und wirken sich bei einem Qi-Mangel sehr ungünstig aus.
- Dasselbe gilt für sehr süße Produkte, vor allem aus *raffiniertem Zucker,* und für alle *Weißmehlprodukte.* Das ist sicherlich für viele Frauen eine schwierige Aufgabe. Gerade die so geliebten Süßigkeiten scheinen uns in Form von Schokolade, Bonbons, Eiscreme, Gebäck und Kuchen in krisenbehafteten Zeiten gerne hilfreich zur Seite zu stehen. Denn Süß harmonisiert tatsächlich das Qi und gleicht damit Anspannungen aus. Vor allem wenn wir unter Druck stehen oder einen kurzfristigen Energieabfall spüren, bringt uns ein Riegel Schokolade schnell wieder ins Lot! Leider, und darin sind sich wohl alle Ernährungsrichtungen ausnahmsweise einig, schaden wir uns langfristig damit. Chinesisch gesehen, befeuchten Zucker und Mehl den Körper sehr stark und schädigen damit das Qi. Sie verkleben die Därme und unterdrücken einen gesunden Energiefluss.

### Blutaufbau

Nur wenn die Milz kräftig ist, kann Blut ausreichend aufgebaut werden. Aus diesem Grund sollten Nahrungsmittel, die Qi und Blut aufbauen, miteinander kombiniert werden.

Der Blutaufbau über die Ernährung kann bei einer vorherrschenden Schwäche des Blutes als vorbeugende Maßnahme sehr wichtig für den späteren Ablauf der Wechseljahre sein. Allerdings: Nur wenn die Milz kräftig ist, kann Blut ausreichend aufgebaut werden. Aus diesem Grund sollten Nahrungsmittel, die Qi und Blut aufbauen, miteinander kombiniert werden.

Der Schwerpunkt einer blutaufbauenden Ernährungsweise liegt bei grünen, chlorophyllreichen und eisenhaltigen Blattgemüsen, Früchten und tierischen, hochwertigen Proteinen. Vor allem *Huhn* wirkt sich vorteilhaft auf das Blut aus. Reis, Weizen und Haferflocken ergänzen die Gerichte mit ihrem hohen Anteil an Kohlehydraten.

Der Aufbau von Blut mit Hilfe von Hülsenfrüchten (bei Vegetariern) geht langsamer vor sich als mit tierischen Proteinen.

Auch beim Blutaufbau sind *lang gekochte Suppen* sehr sinnvoll, vorzugsweise mit Huhn.

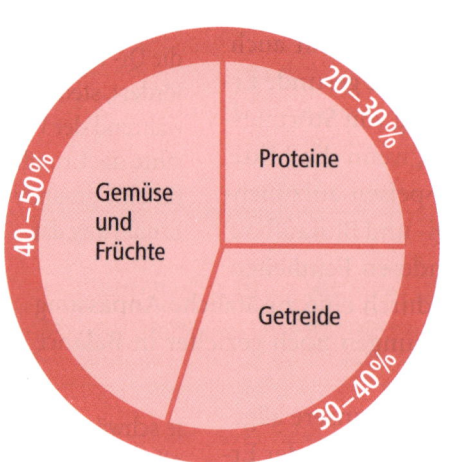

*Nahrungsmittel für den Blutaufbau*

- Dinkel, Haferflocken, Rundkornreis, Süßreis, Weizen
- *Blattsalate wie* Eichblatt, Feldsalat und Lollo Rosso; Petersilie
- rote Beete, Broccoli, Grünkohl, Karotten, Pilze, *grünes Blattgemüse wie* Mangold und Spinat
- schwarze Bohnen, Erbsen und andere Hülsenfrüchte
- schwarzer Sesam, *fermentierte Sojabohnenprodukte wie* Miso, Tempeh und Tofu
- Meeresgemüse wie Arame, Hijiki, Kelp, Kombu, Nori und Wakame; Spirulina-Mikroalgen, Weizengras
- alle Beeren, Kokosnuss, Lychee, rote Trauben

- Huhn, Hühnerleber, Knochenmark, Rind, Taube
- Aal, Austern, Miesmuscheln, Tintenfisch
- Malzbier, roter Traubensaft

Den Genuss von zu viel *bitteren* (austrocknenden), *salzigen* und *scharfen* Speisen dagegen sollten Sie *meiden*.

## Ernährung für unbeschwerte Wechseljahre

Die in den vorangegangenen Abschnitten beschriebene Ernährungsform, die Qi- und Blutbildung fördert, stellt auch während der Wechseljahre die Grundlage für eine gesunde Ernährung dar. Denn die diätetische Behandlung von Störungsmustern kann nur dann zum Erfolg führen, wenn die Mitte stark ist, also wenn die Milz fähig ist, die Speisen aufzunehmen, umzuwandeln und zu verteilen. Der Qi- und Blutaufbau zur Kräftigung der Mitte ist daher allen anderen Feinheiten voranzustellen. Erst dann können wir uns durch eine zusätzliche Anpassung entsprechend den individuellen Energiestörungen noch gezielter in Balance bringen.

*Eine Ernährungsform, die Qi- und Blutbildung fördert, stellt auch während der Wechseljahre die Grundlage für eine gesunde Ernährung dar.*

Außerdem gilt folgende Faustregel: Je schwächer unsere allgemeine Gesundheit ist, umso größer ist der Stellenwert der Ernährung. Wenn robuste Menschen ihrem Körper einiges zumuten können, so gilt das noch lange nicht für jede und jeden! Vergessen Sie jedoch nicht: Wechseljahre sind keine Krankheit! Sie gehören bei der Frau zum natürlichen Prozess des Älterwerdens und bedingen durch veränderte Energieflüsse vorübergehende Disharmonien. Diese fehlende Balance enthüllt und verstärkt allerdings die bereits vorhandenen individuellen Energiestörungen. Damit machen uns die Wechseljahre auf Defizite oder Störungen aufmerksam, die meist seit langem bestehen. Sagen Sie nicht: »Verflucht! Diese blöden Hitzewallungen hören immer noch nicht auf!«, sondern: »Aha, da ist wohl eine alte Störung, von der ich bisher nicht viel wusste. Sie ist also immer noch da. Danke Körper, dass Du mir das zeigst!«

*Je schwächer unsere allgemeine Gesundheit ist, umso größer ist der Stellenwert der Ernährung.*

In den nächsten Abschnitten finden Sie die wichtigsten Energiestörungen, die allgemein in unserer Gesellschaft und speziell auch in den Wechseljahren vorkommen. Je nach persönlicher Situation stehen *das Yin oder das Yang* mehr im Zentrum unserer Aufmerksamkeit.

Wenn Sie beim Lesen des Buches schon eine Idee dazu entwickelt haben, in welchem der Energiemuster Sie sich am ehesten wiederfinden, probieren Sie die darunter aufgeführten Ernährungsratschläge aus. Eine solche Selbsteinschätzung kann allerdings die genaue Diagnose durch eine Fachperson, die in der chinesischen Medizin ausgebildet ist, nicht ersetzen!

Durch eine bewusste Ernährung haben Sie jedoch selbst ein Mittel in der Hand, das sehr effektiv vorbeugend und ausgleichend wirken kann.

Der Schwerpunkt der Ernährung in den Wechseljahren sollte generell im *neutralen, erfrischenden* und *warmen* Temperaturbereich liegen. Die Extreme Kalt und Heiß sollten eher vermieden oder aber ausgeglichen werden. Von den Geschmacksrichtungen her geht es – unabhängig vom *süßen* Geschmack, der vermehrt zum Einsatz kommt – um ein *Gleichgewicht der anderen vier Geschmäcker.* Das Energiesystem ist während der Wechseljahre labil. Später können Sie wieder mehr in die Extreme gehen.

### Yin-Mangel

Die Ernährung für einen gezielten Yin-Aufbau setzt voraus, dass Sie die Nahrungsmittelauswahl für den Qi-Aufbau weiterhin beherzigen. Ansonsten sind die

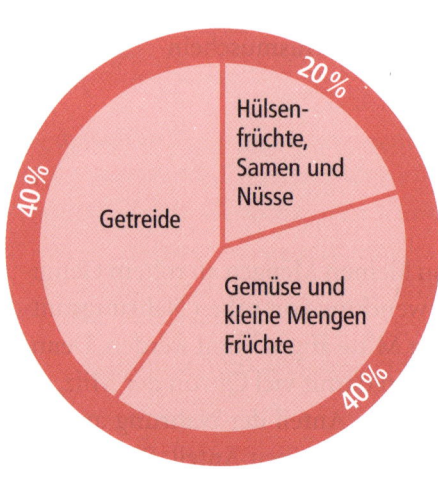

Empfehlungen ähnlich wie die für den Aufbau von Blut (siehe Abschnitt »Blutaufbau«). Nahrungsmittel, die konzentrierte Stoffe enthalten, liefern hier das Material zur Bildung von Yin. Einen sehr hohen Stellenwert haben hierbei proteinhaltige Nahrungsmittel. Etwa ein Fünftel sollten Hülsenfrüchte, Nüsse, Samen und tierische Eiweiße ausmachen. Da aber Eier, Milch und Käse zwar den Yin-Aufbau fördern, jedoch gleichzeitig Feuchtigkeit und Schleim bilden, ist es günstiger, sie weit gehend durch

Sojaprodukte und andere Hülsenfrüchte zu ersetzen. Bei dem reichhaltigen Angebot unserer Biomärkte ist das unproblematisch zu bewerkstelligen. Die Anteile von Gemüsen bzw. Früchten und von Getreide sollten sich die Waage halten.

Eine für den Yin-Aufbau günstige Kochweise ist durch die *Verwendung von mehr Wasser* gekennzeichnet.

> Nahrungsmittel, die konzentrierte Stoffe enthalten, liefern das Material zur Bildung von Yin.

## Nahrungsmittel für den Yin-Aufbau

- Dinkel, Gerste, Hirse, Rundkornreis, Weizen
- *erfrischende Gemüse wie* Auberginen, Champignons, Chinakohl, grüne Bohnen, Kartoffeln, Kürbis, Sellerie, Shitakepilze, Spargel, Spinat, Süßkartoffeln, Tomaten, Rettich, Weißkohl, Zucchini und alle Sprossen
- schwarze Bohnen, Mungbohnen, Nierenbohnen, gelbe Sojabohnen, *sämtliche Sojaprodukte wie* Miso, Sojasauce, Tempeh und Tofu
- *in kleinen Mengen:* Crème fraîche, Dickmilch, Eier, Frischkäse, Joghurt, Milch, Sahne und Schafskäse
- Leinöl, Mandelöl, Olivenöl, Sesamöl
- Kokosnuss, schwarzer Sesam, Sonnenblumenkerne
- Agar-Agar, blau-grüne Algen, Chlorella, Spirulina, *Meeresgemüse wie* Arame, Wakame, Nori, Hijiki, Kombu und Kelp
- Äpfel, Bananen, alle Beeren, Maulbeeren, Trauben, Wasser- und Honigmelonen
- Ente, Knochenmark, Schwein, Taube
- Austern, Krabben, Miesmuscheln, Sardinen, Venusmuscheln
- Aloe-Vera-Saft, milde Früchtetees, Wasser

## Hitze

Um Hitze zu kühlen, ist die Verwendung von kleinen Mengen an rohem Gemüse, Sprossen und Früchten sinnvoll. Die Verwendung von rohen Nahrungsmitteln sollte jedoch immer mit der Kapazität der Mitte abgestimmt werden. Denn sie sind schwer zu verdauen und beanspruchen damit viel Qi von der Milz. Gemüse, Salate und Früchte sollten den größten Anteil der Nahrung ausmachen, Getreide nur ein Drittel und Proteine einen kleinen Anteil. Bei starken

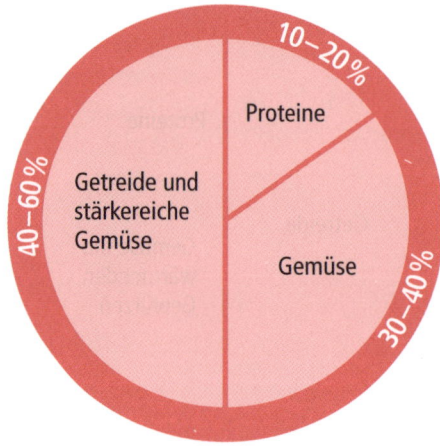

Hitze-Mustern hat man meistens auch viel Durst. Trinken Sie reichlich Wasser und kleine Mengen Fruchtsäfte, mit Wasser verdünnt in kleinen Schlucken. Kühlende Früchtetees oder Pfefferminztee bieten sich ebenfalls an.

*Kurze Kochzeiten* wie beim Blanchieren und Dämpfen haben kühlende Wirkung. Auch Suppen mit *viel Wasser* und *reichlich Gemüse* gleichen Hitzemuster positiv aus.

### Nahrungsmittel, die Hitze klären

- Amaranth, Gerste, Hirse, Weizen, Weizenkleie
- Auberginen, Blumenkohl, Broccoli, Champignons, Chinakohl, Gurken, Kopfsalat, Radieschen, Rettich, Sellerie, Spargel, Spinat, Tomaten, Zucchini
- bittere Salate
- Alfalfasprossen, Mungbohnensprossen, Gersten- und Weizengras
- Sojamilch, Sojasprossen, Tempeh, Tofu
- Sesamöl
- Äpfel, Bananen, Birnen, Trauben, Wassermelonen
- Ente
- Krabben, Venusmuscheln
- Chrysanthemenblütentee, Citronellatee, Früchtetee, grüner Tee, Melissentee, Pfefferminztee, Verbenatee (Eisenkraut), *kleine Mengen* verdünnter Fruchtsaft, *reichlich* Wasser (ohne Kohlensäure)

Leiden Sie stark unter Hitze, werden Sie die Auswirkungen von falschen Nahrungsmitteln und falscher Kochweise schnell spüren: *Rösten, Frittieren* und *Braten* sind Kochweisen, die Speisen erhitzend machen. Vermeiden Sie von Natur aus *heiße* Nahrungsmittel wie scharfe Gewürze, Kaffee, Alkohol und rotes Fleisch.

### Yang-Mangel

Das allgemeine Prinzip zum Aktivieren der wärmenden Yang-Energie entspricht der Ernährung zur Stärkung des Qi. Jedoch werden *wärmende* Nahrungsmittel hinzugefügt, um das Yang von Milz und Niere zu verstärken. Zum Erwärmen eignen sich getrocknete Gewürze, die den Gerichten ein stärkeres Aroma und Geschmack verleihen. Ebenso wie beim Qi-Aufbau besteht der Hauptanteil der Ernährung aus Getreide. Dazu kommt ein gutes Drittel Gemüse und ein kleiner Teil Proteine wie Fleisch und Fisch. Wichtig ist vor allem, dass wir zur Aktivierung unserer Energien sehr viel *Warmes und Gekochtes* essen, noch stärker als beim Qi-Aufbau. Langes Kochen und langsames Braten, Anrösten und Backen ergeben eine erwärmende Kochqualität.

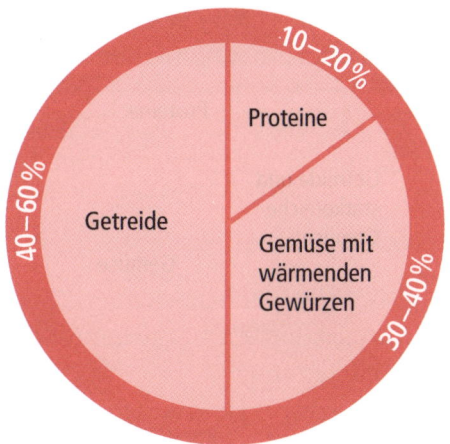

Wichtig ist vor allem, dass wir zur Aktivierung unserer Energien sehr viel Warmes und Gekochtes essen.

---

*Nahrungsmittel für den Yang-Aufbau*

- Haferflocken, geröstete Hirse, Polenta, Quinoa, Rundkornreis, Süßreis
- Fenchel, Frühlingszwiebeln, Hokkaido-Kürbis, Karotten, Lauch, Pastinaken, Süßkartoffeln, Weißkohl, Wirsing, Zwiebeln
- *wärmende, möglichst getrocknete Gewürze wie* Anis, Cayennepfeffer, Fenchelsamen, Gewürznelke, getrockneter Ingwer, Knoblauch, Kümmel, Muskatnuss, getrocknete Orangenschale (nur aus biologischem Anbau), Petersilie, weißer Pfeffer, Rosmarin, Schnittlauch, Sternanis und Zimt
- schwarze Bohnen
- Kastanien, Pistazien, Walnüsse
- Schaf- und Ziegenmilch
- Huhn, Lamm, Rind, Wild
- Aal, Forellen, Garnelen, Lachs, Muscheln
- Anistee, Fencheltee, Gewürztee, Hühner- und Rinderkraftbrühe, heißes Wasser

Zum Yang-Aufbau ist es günstig, auf *Rohkost* in Form von Salaten, rohem Gemüse, Sprossen, Tomaten, Gurken, auf *Tofu* und zu viel *Salz* zu verzichten. *Milchprodukte* können bei einem Milz-Yang-Mangel, der tiefer als ein Qi-Mangel geht, nur schwer umgewandelt werden und lagern sich als Schleim im Körper ab.

### Qi-Stagnation

Das Wichtigste bei gestauten Energien ist, *leicht verdauliche* Speisen zu sich zu nehmen, um den Organismus nicht mit Stoffen zu belasten, die er nicht umwandeln kann.

Auch wenn es generell sehr gut ist, *morgens die größte Mahlzeit* zu sich zu nehmen – am Morgen sind Magen und Darm am aktivsten: Diese Regel gilt ganz besonders bei einer *Stagnation des Leber-Qi.* Planen Sie *alle Mahlzeiten etwas früher* als gewohnt, und nehmen Sie vor allem die letzte Mahlzeit am frühen Abend ein. Es ist vorteilhaft, *häufiger und kleinere Mengen* zu essen, weil auch eine Überfüllung des Magens eine Stagnation verstärkt. Verteilend wirken vor allem *mild gewürzte* Speisen.

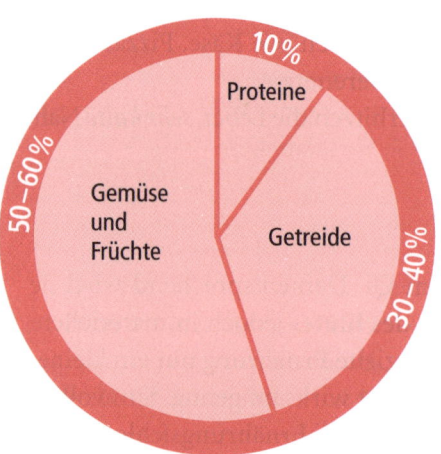

Die Zusammenstellung von viel grünem Gemüse, kleinen Mengen an grünen Blattsalaten, wenig Fleisch und etwa einem Drittel Getreide eignet sich hervorragend, Stagnationen des Qi aufzulösen.

---

*Nahrungsmittel, die Qi bewegen*

- Amaranth, Gerste, Quinoa, Reis, Roggen
- grüne Blattsalate, alle bitteren Salate, alle Sprossen
- Artischocken, Blumenkohl, grüne Bohnen, Broccoli, Fenchel, Karotten, Kohlrabi, Radieschen, Rettich, Rosenkohl, Sellerie, Spargel, Spinat, Weißkohl

- Cumin, Dill, frischer Ingwer, Kardamom, Koriander, Kresse, Lorbeer, Meerrettich, getrocknete Orangenschale (nur aus biologischem Anbau), schwarzer Pfeffer, Pfefferminze, Senfsamen, Zitronenschale (nur aus biologischem Anbau)
- *Vorsicht bei Hitze-Mustern mit* Knoblauch und Zwiebeln
- Olivenöl
- Kirschen, Mandarinen, Pfirsiche, Pflaumen
- *kleine Mengen:* Fisch und Fleisch
- grüner Jasmintee

Achten Sie darauf, möglichst *unbehandelte* Nahrungsmittel zu essen. Vermeiden Sie alle *Zusatzstoffe* wie synthetische Aromastoffe, Farb- und Konservierungsstoffe. Sie belasten die Leber und stören so einen harmonischen Energiefluss. Auch *fetthaltige* oder *schwer verdauliche* Speisen wie Käse, Pizza, Chips, Eier, rotes Fleisch und Eiscreme belasten die Leberenergie.
*Scharf-heiße Gewürze* wie Chili und Cayenne erhitzen die Leber, *sehr kalte* Nahrungsmittel lassen das Qi weiter stagnieren.

## Blutstagnation

Blutstagnation ist eine Folge von gestautem Qi. Dementsprechend wird sie auch ähnlich behandelt. Da eine Stagnation des Blutes jedoch in materiellere Energieaspekte vorgedrungen ist, kann eine gezielte Ernährung nur ein kleiner Bestandteil der Therapie sein – sie ist allein nicht wirksam genug. Sinnvoll ist es jedoch, eine bestehende Blutstagnation nicht durch Ernährungsfehler zu verstärken, sondern ihre Auflösung zu unterstützen.
Eine genaue Diagnose und professionelle Therapie sind bei einer Blutstagnation unbedingt erforderlich. Manche Nahrungsmittel haben sich zusätzlich als günstig bei Blutstagnation erwiesen, ihre Anzahl ist aber klein.
*Scharfe* Nahrungsmittel bewegen Qi und letztendlich auch Blut. Die *Ernährungshinweise für ein gestautes Qi,* wie eben beschrieben, sind daher auf jeden Fall hilfreich.

> ### *Nahrungsmittel, die Blut bewegen*
>
> - Auberginen, Lauch, Schalotten
> - Basilikum, Curcuma, Muskatnuss, Oregano, Rosmarin, Schnittlauch
> - Adukibohnen, Kastanien
> - Krabben
> - Rotwein

*Kalte* Nahrungsmittel fördern Stagnation und sind deshalb zu vermeiden. Doch auch *scharf* und gleichzeitig *heiß* wirkende wie Cayennepfeffer, Knoblauch oder getrockneter Ingwer sind nur mit Vorsicht zu genießen, wenn die Blutstagnation von Hitze begleitet wird.

### Feuchtigkeit und Schleim

Falsche Ernährungsgewohnheiten über einen längeren Zeitraum und eine schwache Mitte haben bei vielen von uns zu Ansammlungen von Schleim und Feuchtigkeit geführt. Sie sind die häufigste Ursache für *Übergewicht.* Um dieses Energiemuster erfolgreich anzugehen, ist vor allem ein zeitweiliger Verzicht auf Milchprodukte, Süßigkeiten und überreichliche Mahlzeiten unumgänglich. »Zurück zur Einfachheit einer Ernährung, welche die Mitte aufbaut!« ist das Geheimnis, um ohne Hungern unkompliziert abzunehmen! Das bedeutet: Verwenden Sie für eine Mahlzeit nur wenige Zutaten, und erlauben Sie sich, das natürliche Aroma der Nahrung zu entdecken.

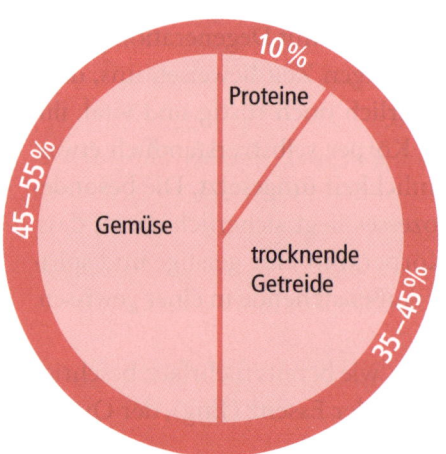

Die Nahrungsmittel sollten genauso wie zum Qi-Aufbau *leicht verdaulich* zubereitet und *gar gekocht* werden. Nehmen Sie also vor allem wenig rohe Speisen zu sich, und halten Sie den Anteil an Proteinen gering. *Bitter-Erfrischend, Bitter-Kalt* und *leicht Scharf* sind die Wirkrichtungen, die den Körper bei der Umwandlung von Feuchtigkeit und Schleim unterstützen.

174

Ebenso wie auch bei der Qi-Stagnation ist hier der Anteil an Gemüsen höher als der Getreideanteil, weil Getreide im Übermaß bei einer Ansammlung von Feuchtigkeit zu süß und zu schwer wirkt.

---

### Nahrungsmittel, die Feuchtigkeit umwandeln

- *trocknende Getreide wie* Buchweizen, Gerste, Hafer, trocken geröstete Hirse, Langkornreis, Polenta und Roggen
- Karotten, Knoblauch, Kohlrabi, Kopfsalat, Kresse, Kürbis, Lauch, Maiskolben, Rettich, Sellerie, Steckrüben, Zwiebeln
- Basilikum, Dill, frischer Ingwer, Kardamom, Koriander, Muskatnuss, Nelken, Oregano, weißer Pfeffer, Rosmarin, Thymian, Wacholder
- Adukibohnen, Linsen, gelbe Sojabohnen
- heißes Wasser, *kleine Mengen:* Banchatee, Getreidekaffee, Gewürztee, grüner Tee, Lapacho-Tee, roter Tee (Pu Erh und Tuo Cha)

---

Vermeiden Sie *süße,* aber auch *fettige* Speisen. *Eier, Milchprodukte, Tofu, Sojamilch, Nüsse* und *Samen, Weizen, Avocado, Südfrüchte* sowie *zu üppige Mahlzeiten* sind entweder zu kalt, zu befeuchtend oder zu schwer verdaulich und schwächen die Kraft der Mitte.

## Natürliches Anti-Aging: die Erhaltung der Essenz

Im üblichen Verständnis wird der Prozess des Alterns mit Degeneration gleichgesetzt. Doch viele ältere Menschen in der heutigen Zeit beweisen uns, dass Älterwerden auch anders geht: Sie sind körperlich noch rüstig und vital, ihr Geist ist wach und klar, und auch wenn der Körper selbstverständlich etwas nachlässt, wird dies eher in Ruhe und Besinnlichkeit umgesetzt. Die besondere Qualität eines würdevollen Alterungsprozesses liegt sicherlich darin, dass die oder der Einzelne trotz abnehmender Körperkraft eine geistige und spirituelle Entwicklung durchmacht , die sich für Außenstehende in einer gewissen Weisheit zeigt..
Die Möglichkeit einer solchen Entwicklung liegt, wie bereits mehrfach beschrieben, in der Nierenkraft und damit schließlich in der Essenz (Jing), der Quelle unserer Vitalität.

175

Wichtiger als alle *aufbauenden* Maßnahmen, auf die wir gleich zu sprechen kommen, ist der *natürliche Erhalt* unserer Essenzkraft und das Wissen darüber, wie wir vermeiden können, im Alltagsleben die wertvolle Essenz zu schädigen. Im Verlauf des Buches sind viele Faktoren bereits angesprochen worden, lassen Sie uns diese noch einmal zusammenfassen:

Zu viel Stress und chronische Überarbeitung wirken sehr schwächend auf die Essenz. Starke Unsicherheit – in uns selbst oder durch äußere Umstände – oder Versagensängste zehren die Essenz-Energie ebenfalls auf. Besonders destruktiv sind Schocks durch emotionale oder körperliche Traumata. In solchen Momenten setzt der Körper für das ganze System Essenz frei, um das Überleben zu sichern.

Andere essenzschädigende Faktoren haben wir weit gehend selbst in der Hand: Viele Kinder zu gebären schwächt die Essenz von Frauen, deren Konstitution vielen Geburten nicht gewachsen ist; zu viele Ejakulationen wirken schwächend bei Männern. Schädigend wirken außerdem Giftstoffe wie beispielsweise in Kaffee, Zigaretten, Alkohol oder Drogen und natürlich der Einfluss unserer Ernährung: Jahrelange mangelhafte Ernährung, zu viele Süßigkeiten und Milchprodukte wirken sich negativ auf unser Energiereservoir aus.

Die Folgen sind bei vielen älteren Menschen zu beobachten: Frühzeitiger Verlust der Zähne, ein schlechtes Gehör und Senilität können Anzeichen für eine geschwächte Essenz sein. Und natürlich gehört auch der Knochenschwund, die Osteoporose, dazu.

> Schon seit Jahrtausenden legen die Chinesen auf die Erhaltung, den Schutz und die Pflege der Essenz größten Wert.

Von jeher ist der Traum von der Unsterblichkeit ein Thema, das die Menschen bewegt. Dies hat nicht nur in unserem Kulturkreis viele wissenschaftliche und alchemistische Traditionen und Schulen ins Leben gerufen.

Einige von Ihnen sind vielleicht bereits mit der Modeerscheinung des Anti-Aging in Kontakt gekommen. Vielleicht hat die eine oder andere bereits Hormone wie DHEA, Melatonin oder ähnliche Substanzen eingenommen, die das Fortschreiten des Alterns angeblich aufhalten oder zumindest verzögern sollen. Doch haben bei wissenschaftlichen Überprüfungen die Erwartungen leider die Ergebnisse übertroffen.

Die Chinesen legen schon seit Jahrtausenden größten Wert auf die Erhaltung, den Schutz und die Pflege der Essenz. Essenz, Qi und Shen werden von ihnen als *Drei Schätze* bezeichnet. Dieses Konzept beinhaltet unter anderem eine Geistesschulung, die dabei hilft, die Essenz und den Zusammenhalt der Drei Schätze zu schützen. Die Erhaltung der Nierenkraft ist eine weitere Voraussetzung, um die Qualität der Essenz zu sichern. Wir finden in der TCM also auch in Bezug auf Anti-Aging wertvolle Hilfen, um auf eine natürliche Weise unsere Kräfte zu erhalten.

Alle in den Abschnitten »Blutaufbau« und »Yin-Mangel« erwähnten aufbauenden Nahrungsmittel bilden indirekt auch einen Schutz für die Essenz. Die Stabilität der Organe der Mitte ist auch hierbei der grundlegende Faktor. Daher wird allgemein empfohlen, in höherem Alter lieber mehrere kleine und leicht bekömmliche Mahlzeiten zu sich zu nehmen.
Es gibt einige Nahrungsmittel, die den Erhalt der Essenz im Speziellen fördern.

---

### Nahrungsmittel für den Aufbau und Erhalt der Essenz

- Aloe Vera, Getreidegras
- blau-grüne Algen, Chlorella, Spirulina
- Ghee (geklärte Butter), Leinöl, Mandeln, Nachtkerzenöl
- Bienenpollen, Royal Jelly
- Miesmuscheln, Sardinen mit Knochen (gekocht und abgeseiht)
- Knochenkraftbrühen angereichert mit Fructus Ligustri (Nu Zhen Zi) und Herba Eclipta (Han Lian Cao)

---

Wie auch sonst oft spielen die Kraftsuppen zur Optimierung von Nahrungsmitteln eine wichtige Rolle:

### Knochenkraftbrühe für ein langes Leben
Verwenden Sie für diese Brühe nur Knochen von artgerecht und ohne Chemie aufgezogenen Tieren (das gilt auch für Fische). Die Knochen sollten gebrochen werden, damit das Mark in die Flüssigkeit übergeht. Die Suppe wird mit Kürbis, Karotten, Sellerie und anderen Wurzelgemüsen angereichert. Vor allem Gemüse mit einem scharfen Geschmack sind wichtig, da diese über ihre Geschmacksrichtung die Nährstoffe aus dem Knochen herausziehen sollen. Köcheln Sie die Suppe mehrere Stunden lang – je länger, desto besser. Danach werden die festen Bestandteile abgeseiht, nur die Brühe wird getrunken. Sie ist auch für den Knochenaufbau sehr zu empfehlen.[54]

Der Aufbau dieser Energie benötigt sehr viel Zeit und Geduld. Die Essenz ist von allen Energieaspekten am schwierigsten zu beeinflussen. Man sagt, dass unser Körper von hundert Teilen Blut einen Teil Essenz für die Niere bereitstellt.

Vom westlichen Standpunkt aus wirken *frische Brennnesseln* kräftigend auf die Nieren. Es gibt auch einige *chinesische Kräuter und Rezepturen,* die gezielt diesen essentiellen Aspekt aufbauen. Mit blumigen Rezeptbezeichnungen wie »Dekokt der zwei Unsterblichen« deuten sie ihre hohe Wirksamkeit an. Als wertvollste Hilfe zur Erhaltung unserer energetischen Basis ist deshalb vor allem die professionelle Behandlung mit chinesischen Kräutertees zu nennen, die sich seit Jahrtausenden bewährt haben.

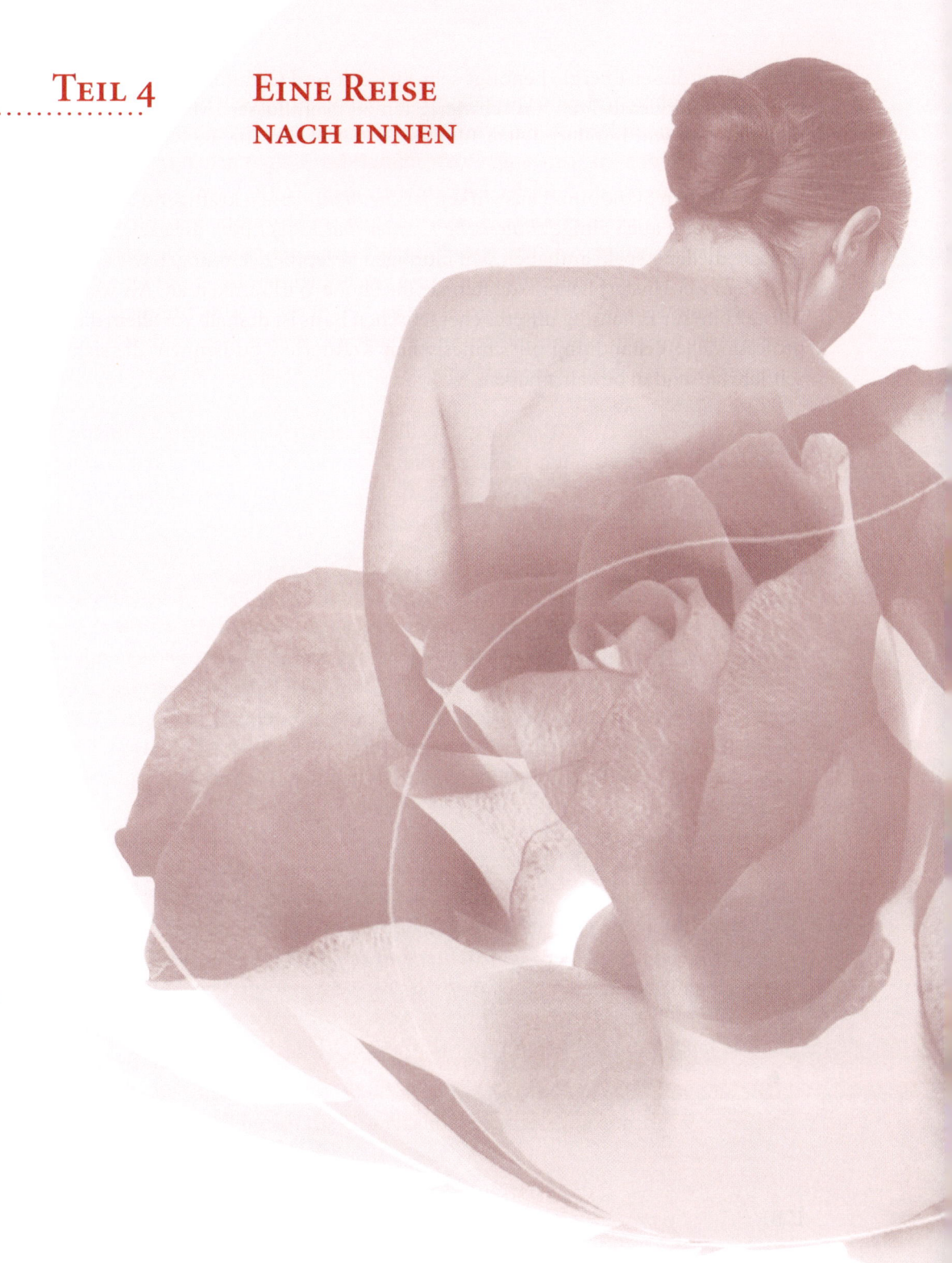

# TEIL 4     EINE REISE NACH INNEN

Die Wechseljahre sind eine ganz natürliche Phase von körperlicher (hormoneller) und innerer Wandlung. Wir Frauen sind also kein fehlerhaftes Produkt der Natur, die uns mit zu wenig Östrogen auf das Alter zugehen lässt. Unser Körper ist grundsätzlich in der Lage, uns zu jeder Zeit – auch während der Wechseljahre – mit einer ausreichenden Menge an Hormonen zu versorgen. Warum aber leiden so viele trotz der Natürlichkeit eines niedriger werdenden Hormonspiegels unter unnatürlichen und erschöpfenden Beschwerden? Welche Faktoren beeinflussen den Körper so, dass es zu dieser Einschränkung unserer Lebensqualität kommt? Oder anders gefragt: Woran liegt es, dass unser Körper durch das vorübergehende Ungleichgewicht so labil auf äußere und innere Störungen reagiert?

Es gibt mindestens zwei Möglichkeiten, dies zu erklären. Beide fordern uns dazu auf, dass wir uns um uns selbst, unseren Körper, unsere Seele und unseren Standpunkt im Leben kümmern. Sie eröffnen zwei parallel verlaufende und sich gegenseitig unterstützende Wege, die Krise der Wechseljahre kreativ zu nutzen:

1. Die eine Erklärungsmöglichkeit bezieht sich auf unseren *persönlichen Lebensstil* und seine Auswirkungen auf den Körper. Darüber haben wir ausführlich gesprochen. In welcher Weise haben wir unsere Kräfte überstrapaziert oder die Bedürfnisse des Körpers ignoriert? Wodurch sind einzelne Energieaspekte überreizt oder geschwächt? Vielleicht sind unsere Energien auf Grund von Krankheiten oder verzehrenden Lebenssituationen erschöpft. Oder Stress, Unzufriedenheit, unerfüllte Sehnsüchte oder andere psychische Faktoren haben wichtige Substanzen im Übermaß verzehrt oder zu einer ungesunden Fülle-Situation geführt.

Wie auch immer, dieser Umstand erfordert Mittel und Wege, uns *energetisch wieder ins Lot zu bringen.* Dazu gehören die bereits besprochene ausgleichende Ernährung, Bewegung, verschiedene Heilmittel und ein Verständnis für unsere körperlichen Energien. Kraft, Vitalität und Lebensfreude sind ohne weiteres nur in einem gesunden Organismus erlebbar. Wenn wir uns vor Augen halten, wie viel Energie und Geld wir oft bereit sind, in unser Auto oder unsere Kleidung zu investieren, sollte uns unser Körper ein Vielfaches wert sein.

2. Die andere Erklärung hat mehr mit *kulturellen und psychologischen Faktoren* zu tun. Wie schon angesprochen, versagt unsere Gesellschaft vielen Frauen

über 50 die Achtung vor ihrer reifen Weiblichkeit und Lebenserfahrung. Das erklärt zum Teil, warum Frauen unseres Kulturkreises stärker zu Beschwerden in den Wechseljahren neigen – anders als in Kulturen, in denen die Frau durch ihr Alter eher eine Aufwertung erfährt. Die fehlende gesellschaftliche Anerkennung hat Auswirkungen auf unser Selbstwertgefühl und unsere Psyche. Wir alle brauchen Liebe, Anerkennung und Respekt von anderen Menschen, um uns wohl zu fühlen. Fehlen diese lebenswichtigen alltäglichen Erfahrungen oder haben wir zumindest Angst, sie zu verlieren, wird es kritisch.

Hinzu kommt unser persönliches Verhältnis zu uns selbst. Wie haben wir bisher unser Leben gelebt, und wie zufrieden sind wir? Wie stehen wir zu uns selbst? Geben wir uns selbst so viel Liebe, Anerkennung und Respekt, wie wir es uns auch von anderen wünschen?

Auch das zunehmende Alter an sich ist angstbehaftet. Es gibt bestimmte kollektiv geprägte Vorstellungen, die wir mit den Wechseljahren und dem Älter werden verbinden. Meistens sind diese Assoziationen eher unangenehm. Uns fallen spontan ein paar negative Eigenschaften ein, die angeblich die Frau in den Wechseljahren charakterisieren. Oder Verluste, die durch das Altern auf uns zukommen könnten. Vor allem Frauen ohne Partnerschaft sind oft emotional stärker betroffen. So werden zunehmend Empfindlichkeiten in uns berührt, die wir in jüngeren Jahren noch gut überdecken konnten.

Allein diese gesellschaftliche Konstellation verstärkt Verunsicherungen und Ängste in vielen Frauen und trägt zu bestehenden inneren Anspannungen bei. Die Körperenergien können sich nicht mehr frei entfalten. Der Energiefluss stagniert zunächst und führt nach längerer Zeit zu Hitze. Für ein gestautes Qi sind zu etwa 70 % Stress und negative Gefühle verantwortlich.

Um dies alles aufzulösen, führt der Weg nach innen. Die psychischen Reaktionen in den Wechseljahren weisen uns auf ungelöste Themen hin. Lassen wir uns von ihnen in unser Inneres führen, steht uns eine aufregende – wenn auch streckenweise nicht unbedingt leichte – Reise bevor. Wie schon in der Pubertät werden jetzt Träume wachgeküsst, von denen manche auch gelebt werden wollen. Die Zeit erscheint nun kostbarer, Kompromisse sind oft nicht mehr tragbar. Wir befinden uns am Beginn der zweiten Lebenshälfte. Was wollen wir daraus machen? Für weiteres Ignorieren und Verschieben scheint nun keine Zeit mehr zu sein. Dieser Weg verlangt Ehrlichkeit von uns, während Wegschau-

> Die psychischen Reaktionen in den Wechseljahren weisen uns auf ungelöste Themen hin.

en den Prozess eher verzögert. Viele von uns haben ihre Midlife-Crisis schon hinter sich gelassen und dabei einige dieser Themen bewältigt. Was jetzt noch an ungelösten Problemen da ist, werden uns die Wechseljahre zeigen.

Durch innere Arbeit ist es uns möglich, Geist und Seele an Punkten, die für uns bis jetzt noch schwierig sind, in eine Harmonie zu führen. Damit stärken wir die Quelle unserer ursprünglichen, unbändigen Kraft und machen große Schritte in unserer Entwicklung als Frau. Aber auch unseren Körper können wir aktiv dabei unterstützen, sich den beschriebenen Veränderungen leichter anzupassen, um uns nach dem Wechsel in einem neuen Gleichgewicht der Energien und mit frischem Elan in einen neuen Lebensabschnitt zu stürzen.

Wesentliche Unterscheidungen, die wir in den Wechseljahren treffen, ergeben sich aus den Fragen: »*Was tut mir gut und was nicht?*« und »*Was macht mir Freude, und was erfüllt mich?*« Wir werden sehen, dass die Antworten, die Sie in diesen Jahren für sich finden werden, zu einer ungeahnten Lebensqualität und Steigerung Ihres Wohlbefindens im persönlichen Bereich führen können.

## Neufindung als Frau

Von unserer Pubertät an wachsen wir manchmal stürmisch, manchmal auch behutsam in unsere Rolle als sexuelles Wesen. Mädchenhaft, raffiniert, erotisch … es gibt unzählige Variationen des Ausdrucks unserer Weiblichkeit. Dabei ist unsere Jugend eine natürliche Zugabe zu unserer persönlichen Ausstrahlung. Als junge Frauen sind wir uns unserer Stärken und Schwächen noch nicht voll bewusst. Viele Eigenschaften, die in uns angelegt sind, sind noch unsichtbar. Erst mit zunehmendem Alter beginnen wir sie zu erkennen und vielleicht auch bewusster einzusetzen.

Mit der Blüte unserer Schönheit beginnt gleichzeitig der Umkehrpunkt. Schon ab Mitte 30 fallen uns Falten auf, durchgemachte Nächte werden nicht mehr so mit Leichtigkeit weggesteckt, Zellulitis kann sich an den Oberschenkeln zeigen. Die Liste ist endlos für die selbstkritische Frau. Die Zeit, uns auf unserer gewohnten natürlichen Frische und Schönheit ausruhen, ist vorbei.

Dieser Wahrheit müssen wir uns in den Wechseljahren stellen. Die Angst davor, mit zunehmendem Alter unattraktiver zu werden, einen Partner nicht mehr wie früher in den Bann ziehen zu können, bis hin zur Befürchtung, am Ende gänzlich ohne Partnerschaft dazustehen – all das gilt es jetzt zu spüren und darüber hinauszugehen. Wir sind keine 30 mehr und wollen es in vielerlei Hinsicht auch nicht mehr sein.

Viele von uns entdecken in dieser Zeit etwas Neues in sich: die Kraft und Ausstrahlung, sie selbst zu sein! Hierin liegt eine neue Freiheit. Aus dieser Kraft, in sich zu ruhen, entsteht die Freiheit und die Unabhängigkeit, alles das anzustreben und im Idealfall dann auch zu tun, was uns glücklich und lebendig macht.

> Viele von uns entdecken in dieser Zeit etwas Neues in sich: die Kraft und Ausstrahlung, sie selbst zu sein!

Es ist eine Zeit, neue Werte zu entwickeln, die unabhängig von äußerer Schönheit und Makellosigkeit Bestand haben. Die Suche nach einer neuen Form der Weiblichkeit beginnt. Denn ab jetzt wird unsere äußere Hülle nicht mehr die Bedeutung haben wie zuvor. Attraktivität ist so gesehen keine Frage der Abwesenheit von Falten. Unsere neue, andere Schönheit wird von innen nach außen strahlen. Unsere Persönlichkeit zählt. Die Ausstrahlung, die uns in der zweiten Lebenshälfte zu unwiderstehlichen Frauen machen kann, kommt aus einer inneren Kraft, aus dem bewussten Annehmen unserer eigenen Individualität und Macht.

Die Frau in den Wechseljahren, die wir in unserer Jugend kannten, war jedoch meistens ganz anders als die Frau, die wir heute selbst sind. Heutzutage sind weitaus mehr Frauen über 50 durchaus attraktiv, beeindruckend und aktiv dabei, eine bedeutsame Aufgabe in unserer Gesellschaft zu erfüllen. Wir leben in einer komplett anderen Zeit mit zahlreichen neuen Möglichkeiten und Freiheiten. Dennoch fehlen uns kollektiv positive Leitbilder, welche die früheren negativen Vorstellungen von den Wechseljahren und alternden Frauen durch ein reales Bild von heute ersetzen. Wir stehen in der Reihe der Frauen, die dieses neue Bild zum Leben erwecken und für die Zukunft wandeln werden.

Für einen weit gehend reibungslosen Übergang in die Wechseljahre ist es hilfreich, dass wir die bevorstehenden Veränderungen nicht ablehnen. Eine persönliche Einstellung, die frei von Widerstand ist, macht uns offen für mögliche Schritte nach vorne hin zu einer stärkeren Verwirklichung unserer Persönlichkeit. Haben wir diese Kraft nicht schon vorher entwickelt, beginnt für uns mit Beginn der Wechseljahre eine interessante Periode des Wachsens.

## Das innere Leitbild

Bevor wir im Folgenden die verschiedenen Phasen und Aspekte betrachten, die zu einem neuen und tragbaren Selbstverständnis und damit in eine kraftvolle Lebensphase hineinführen, nehmen Sie sich jetzt ein bisschen Zeit für sich. Lassen Sie sich auf eine Übung ein, auf deren Ergebnis Sie sich in dieser Zeit des Wandels, wenn es mal besonders turbulent zugehen sollte, zurückbesinnen können.

Dafür sollten Sie die Bereitschaft spüren, in Ihr Inneres einzutauchen. Sie können diese Visualisierungsübung natürlich auch zu jedem anderen Zeitpunkt nachholen.

Wann immer Sie später verzweifelt, traurig oder wütend sind oder auch den Mut verlieren, können Sie auf die innere Vorstellung zurückgreifen, die bei dieser Übung aufgetaucht ist. Wie den Polarstern am Himmel, so können Sie auch dieses Bild als einen Orientierungspunkt verwenden und sich an das wunderbare, kraftvolle innere Potential erinnern, das Ihre Seele für Ihr Leben bereithält!

Sorgen Sie dafür, dass Sie völlig ungestört sind. Setzen oder legen Sie sich gemütlich und bequem hin. Schließen Sie die Augen … Entspannen Sie sich, indem Sie einfach Ihren Atem beobachten, ohne seinen Fluss zu verändern … Lassen Sie sich von seinem Fluss nach innen tragen … Tauchen Sie tief in sich selbst ein …

Wenden Sie sich den gleich folgenden Vorstellungen und Fragen in Ruhe und Besinnlichkeit zu. Vernehmen Sie die eigenen inneren Antworten, die in Form von Bildern, Worten, Tönen oder auch anders aus der Tiefe Ihres Selbst aufsteigen – manchmal ganz schnell, nah und klar, manchmal auch sehr langsam und wie von weit her. Begegnen Sie der Quelle Ihrer inneren Wahrheit mit Offenheit und Unvoreingenommenheit.

Alle Empfindungen, die bei diesen Betrachtungen in Ihnen entstehen, sind wertvoll. Geben Sie ihnen liebevoll Raum und lassen Sie sie nach einiger Zeit wieder gehen.

Lassen Sie Ihre momentane Lebenssituation an sich vorüberziehen…Wie alt sind Sie jetzt gerade…? Sie haben viel erlebt … viel erreicht … und manches vielleicht auch nicht …

Wer sind Sie jetzt? …

Wo befinden Sie sich in Ihrem Leben? … Sind Sie da, wo Sie sein wollen? … Sind Sie erfüllt und zufrieden so, wie Sie jetzt leben? …
Sind Sie die Frau, die Sie sein wollen? … Leben Sie Ihre Potentiale? …
Schauen Sie sich wie von außen an. Lassen Sie noch mehrmals die Frage aufsteigen: Bin das wirklich ich?

Nachdem Sie eine Zeit lang bei dieser Bestandsaufnahme verweilt haben, lassen Sie alles los …
Lassen Sie nun Ihre Aufmerksamkeit nach oben steigen: Verbinden Sie sich mit dem Bereich über Ihrem Scheitel und dehnen Sie sich in diesem Bereich von Ihrem Bewusstsein her aus … Nehmen Sie Kontakt zu Ihrer inneren Weisheit oder Ihrem höheren Selbst auf.
Lassen Sie nun ein neues Bild oder eine andere Art der Vorstellung von sich selbst entstehen: Diese Frau entspricht genau Ihren Wünschen und Potentialen! Lassen Sie vor Ihrem inneren Auge Bilder davon entstehen, wie Sie aussehen … wie Sie sich bewegen … was Sie denken … wie Sie sich fühlen …
Entwickeln Sie so ein lebendiges Bild von sich selbst, wie und wer Sie mit all Ihren Gaben sein können …
Spüren und genießen Sie die geistige Kraft, die in Ihnen ist oder die hinter Ihnen steht.

Wenn die innere Vision deutlicher geworden ist, nehmen Sie sie ganz in sich auf. Identifizieren Sie sich damit. Verankern Sie dieses Bild auf irgendeine Art in Ihrem Körper, in Ihrem Geist oder Ihrem Herzen!
Vielleicht möchten Sie es anschließend malen oder aufschreiben.
Machen Sie sich bewusst klar: Dies ist kein Traum. Das sind Sie!

## DIE SIEBEN PHASEN DER INNEREN WANDLUNG

Nehmen wir die Herausforderung der Wechseljahre an, stehen uns aufregende Zeiten bevor. Viele Frauen ziehen heute den Unwägbarkeiten der Wechseljahre die »Hormonlösung« vor. Dabei laufen sie jedoch Gefahr, an den eigentlichen Themen vorbeizugehen. Denn trotz aller Störgefühle in dieser Zeit liegt eine große Chance darin zu erkennen, durch welchen inneren Hintergrund die energetischen Disharmonien und damit die Symptome ausgelöst werden. Das ist natürlich kein leichter Weg. Unbekanntes und steiniges Terrain erwar-

Niemand anders kann uns sagen, was jetzt für uns richtig ist. Unser Kompass besteht aus den Reaktionen unseres Körpers, unserer Intuition und wachsenden Bewusstheit.

tet uns. Und für jede Frau sieht der Weg anders aus: Ab jetzt geht es vor allem um uns selbst. Niemand anders kann uns sagen, was jetzt für uns richtig ist. Unser Kompass besteht aus den Reaktionen unseres Körpers, unserer Intuition und wachsenden Bewusstheit.

Sind wir bereit, uns diesem Weg zu stellen, durchlaufen wir verschiedene Phasen, oft hin zu einer vollständigen Neuorientierung. Dabei hat sich für mich eine Einteilung in sieben Hauptthemen bewährt. Es kann hilfreich sein, sich die Themen dieser sieben Schritte überblicksartig bewusst zu machen. Die Phasen können nacheinander, teilweise jedoch auch gleichzeitig ablaufen. Unabhängig

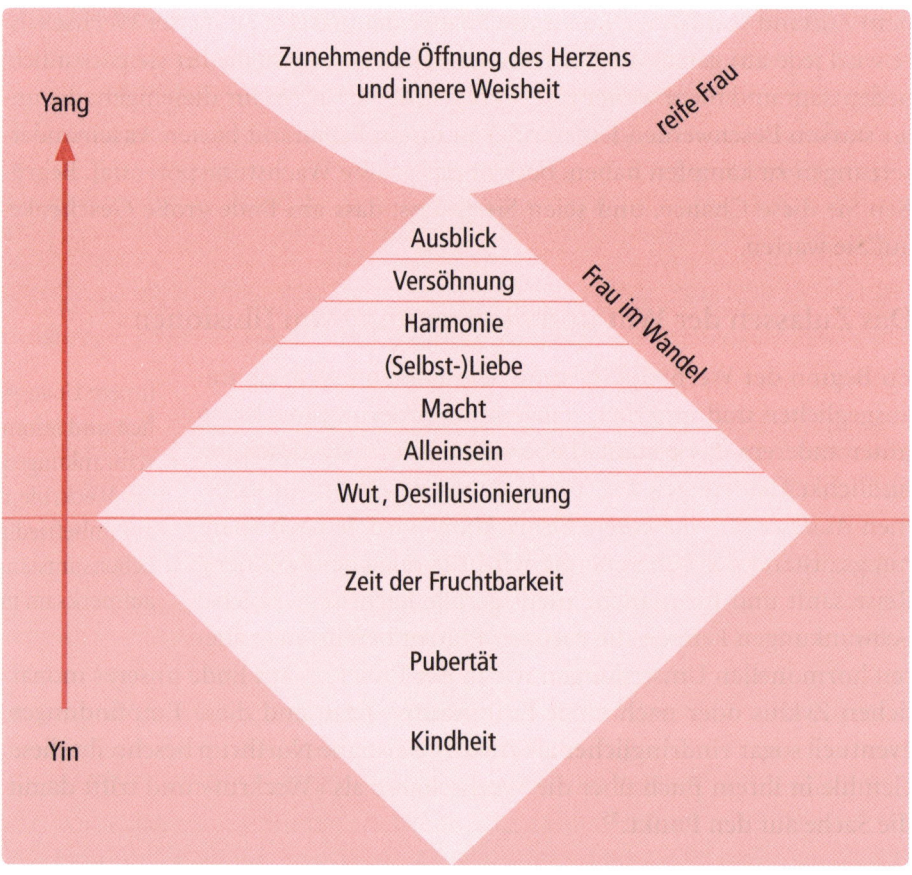

davon müssen sie alle durchschritten werden, sonst schleppen wir schließlich alte Themen mit in den neuen Lebensabschnitt hinein und sind für das Neue noch nicht wirklich frei.

Bei der in den Wechseljahren anstehenden Wandlung können alle unsere Persönlichkeitsbereiche berührt sein. Der individuelle Schwerpunkt hängt natürlich sehr von unserer Lebenssituation und bisherigen Entwicklung ab. Auf Grund der engen Verbindung von Körper, Seele und Geist werden sämtliche Yin-Organe als Träger unserer Psyche und unseres Bewusstsein angeregt. Vor allem werden solche Themen ausgelöst, die wir bisher noch nicht erfolgreich bewältigen konnten – und das ist selbstverständlich sehr individuell. Manche Phasen werden Sie daher deutlich intensiver erleben als andere.

Bei den meisten von uns beginnt die innere Reise in der Prämenopause mit einem Zustand von Gereiztheit und Unzufriedenheit. Im Laufe der Wechseljahre wird jede auf genau die Unzufriedenheiten gestoßen, die für sie persönlich bedeutsam und nicht weiter tolerierbar sind. Vor allem für diejenigen, die unter starken Beschwerden leiden oder in ihrem Leben mit harten Auseinandersetzungen zu kämpfen haben, besteht das größte Wachstumspotential. Begrüßen Sie diese Chance, und seien Sie gewiss, dass am Ende große Geschenke auf Sie warten.

## Das Zulassen der Wut und die Trennung von Illusionen

Zu Beginn der Wechseljahre sind viele Frauen psychisch unausgeglichen und innerlich teilweise orientierungslos. Es ist unter anderem das gestaute Leber-Qi, das jetzt zu diesen Befindlichkeitsstörungen führt und damit zu einem unbequemen *Auslöser für eine innere Entwicklung* wird. Je nach Spannungszustand der Leberenergie wird für manche die innere Reise sanft und für manche nicht gerade leicht sein. Solche Schwankungen kennen die meisten Frauen bereits aus anderen hormonellen Umstellungen wie in der Pubertät, am Ende unseres monatlichen Zyklus oder nach einer Entbindung. Jetzt sind diese Empfindungen eventuell sogar eindringlicher als zuvor. Christiane Northrup beschreibt diese Gefühle in ihrem Buch über die Wechseljahre als »Weckruf« und trifft damit die Sache auf den Punkt.[55]

> Innere Unausgeglichenheit und Stimmungsschwankungen sind wie Weckrufe, die uns auf unbefriedigende Lebensumstände aufmerksam machen.

187

Haben wir solche Weckrufe beispielsweise in den vielen durchlaufenen prämenstruellen Phasen ignoriert, entwickeln sie sich in den Wechseljahren zu einem drängenden Phänomen. Auch jeder bisherige Weckruf hatte die Aufgabe, uns auf körperliche Missstände oder individuelle Probleme aufmerksam zu machen. Wie wir bereits gesehen haben, hat alles, was uns persönlich betrifft, eine Wirkung auf unser Energiesystem. Haben wir die Zeichen weit gehend ignoriert – Zeichen, die uns auf Beziehungsprobleme, auf emotionale Belastungen, finanziellen Druck, berufliche Störfaktoren, falsche Ernährung oder was auch immer aufmerksam machen wollten – wird uns in den Wechseljahren die noch offene Rechnung präsentiert. Der Körper hat nichts vergessen und zeigt uns in mehr oder weniger massiven Wechseljahresbeschwerden und emotionalem Aufruhr auf, dass es etwas in unserem Leben zu ändern gibt – ein nachdrücklicher Versuch vom Energiesystem unseres Körpers, endlich unsere Aufmerksamkeit zu erringen!

Selbst wenn wir immer noch nicht willig sind, wird unser Körper noch lange Zeit nicht nachlassen, uns auf Unstimmigkeiten und ungelöste Probleme aufmerksam zu machen. Nehmen Sie die Weisheit Ihres Körpers dankbar an, richten Sie Ihre Aufmerksamkeit auf sich selbst und auf Ihre innere Wahrheit, die Sie vielleicht lange ignoriert haben.

> Es gibt wenige Phasen, in denen wir so sehr bereit sind wie in den Wechseljahren, unsere persönlich gefärbte Brille abzunehmen und den Wahrheiten ins Auge zu sehen.

Unser ganzes Leben wird mitbestimmt von Vorstellungen: wie die anderen zu sein haben, wie wir selbst zu sein haben und wie unser Leben zu sein hat. Wir sehen uns und die Welt durch eine persönlich gefärbte Brille. Selten stimmen unsere Vorstellungen mit der Realität überein. Und es gibt wenige Phasen, in denen wir so sehr bereit sind wie in den Wechseljahren, die Brille abzunehmen und den Wahrheiten ins Auge zu sehen. Zu lange haben wir dem Prinzip Hoffnung »Ab morgen wird sicher alles anders!« seine Chance gegeben, ohne dass sich viel geändert hat.

### Wut und Trauer

Vor dem Hintergrund der hormonellen Umstellung werden uns Dinge bewusst, die in unserem Leben unbefriedigend sind. Das Gefühl, für die Umsetzung unserer Wünsche nicht mehr unbegrenzt Zeit zu haben, setzt sich allmählich durch. Wir alle haben in unserer Jugend unsere Träume gehabt. Dann begann das eigentliche Leben mit seinen Anforderungen. So manche Träume haben wir daher auf später vertagt oder sie vergessen – sie sind einfach im Alltag untergegangen. Die Tage waren so angefüllt mit Pflichten und Ablenkungen, dass wir völlig ausgefüllt waren oder zumindest geglaubt haben, es zu sein.

Dies ist eine Zeit, in der einige wichtige Wünsche aus der Vergangenheit wieder an die Oberfläche kommen und ihre Berechtigung einklagen. Wann wollen wir unsere ungelebten Träume wahrmachen? Und was ist die Ursache dafür, dass wir sie noch nicht gelebt haben? Lag es an mangelnden Möglichkeiten? Ist uns der Traumprinz immer noch nicht über den Weg gelaufen? Oder wird unser Partner sich noch mal so ändern, wie wir meinen, ihn zu brauchen?

Wir wachen auf und ziehen Bilanz! Wir schauen so *mancher unangenehmen Wahrheit* ins Gesicht und erkennen gleichzeitig das an, was gut war und ist. Wir gestehen uns ein: In der Hoffnung auf morgen kann alles ewig so weitergehen, ohne dass endlich das Richtige oder das, was wir wollen, »von selbst« passiert.

Ein wichtiger Motor, die Wut, gibt uns die Kraft und die Entschlossenheit, nun Dinge in die Wege zu leiten, die uns wichtig sind. Zweifeln Sie Ihre Wut nicht an, Ihre Unzufriedenheit, Ihre Verzweiflung! Hinter diesen intensiven Gefühlen steckt eine Botschaft für Sie. Seien Sie neugierig darauf, was Sie in diesen Zustand gebracht hat. Wenn Sie diesen Zorn übergehen, wie Sie es vielleicht schon viele Male in Ihrem Leben gemacht haben, ist das die Feuerladung für die nächste Hitzewelle!

> Zweifeln Sie Ihre Wut nicht an, Ihre Unzufriedenheit, Ihre Verzweiflung! Hinter diesen intensiven Gefühlen steckt eine Botschaft für Sie.

Es gibt so unendlich viele Gründe, wütend zu sein. Aber als Frauen neigen wir dazu, diese ungenehmen Gefühle zu unterdrücken. Typischer für uns ist das innere Schattenboxen: In endlosen inneren Dialogen sagen wir unserem Gegenüber die Meinung, nur wird es dieser selten so zu hören bekommen. Wir quälen uns mit erlittenen Beleidigungen, Missachtungen oder sonstigen Unvereinbarkeiten herum, bis in den Wechseljahren der Knoten platzt. Nicht eingehaltene Versprechungen, respektlose, abwertende Haltungen, das Gefühl, ausgenutzt oder betrogen, ungerecht behandelt, weggeschoben oder abgelehnt zu werden, oder das Gefühl der Machtlosigkeit bringen uns endlich in Rage! Ungeahnte Gefühlsausbrüche bahnen sich ihren Weg. Endlich bekommt unsere Stimme die Kraft, die sie lange entbehrte. Das Maß ist voll.

Unsere Wut kann immens groß sein. So groß, dass wir selbst Angst vor ihrem Ausbruch haben. Sind wir mit derart intensiven Gefühlen konfrontiert, ist ein Leber-Feuer die körperliche Parallele zu dieser Intensität der Gefühle.

Manchmal ist der Schmerz zu groß, um sich solche Gefühle einzugestehen. Oder die Scham. Sie können jedoch sicher sein, dass diese Themen Sie so lange begleiten, bis Sie sich erlaubt haben, sie zu fühlen, und bis sie ausgeheilt sind. Hinter unserer Wut steckt oft auch eine sehr tiefe Traurigkeit. Wir trauern ungelebten Möglichkeiten nach, den Träumen der Jugend, dem verlorenen Selbst der Jugend, der vergangenen Zeit, die uns jetzt so wertvoll ist. Bei jedem Anflug von Zorn können wir versuchen, dahinter zu schauen. Was ist es, was uns eigentlich daran so berührt? Woran erinnert uns das? Und welche Bedeutung hat es noch in unserem Leben? Der Schmerz kann zuweilen sehr tief gehen. Auch wenn nicht jede das Gefühl hat, sich im Leben wirklich untreu gewesen zu sein: Versäumnisse haben wir alle zu beklagen. In dieser Traurigkeit liegt die Möglichkeit der Reflexion und der Versöhnung mit unserem persönlichen Weg, und dies kann uns nun erst einmal tief nach innen führen. Betrachten Sie Ihre Tränen wie kostbare, glitzernde Edelsteine, die Ihnen Ihren Glanz und Ihre Wahrheit zurückbringen.

### Träume unseres jugendlichen Selbst

Die Wechseljahre sind eine wunderbare Zeit, wieder mit unserem jugendlichen Selbst in Verbindung zu treten. Manche von uns fühlen sich ganz ähnlich wie damals in der Pubertät: Wir sind bereit für neue Abenteuer! Damals haben sich unsere Energien entfaltet, damit wir erwachsen werden. Heute geht es um die Weiterentwicklung des damals gewonnenen Selbst.

Lassen Sie Ihre Träume von damals noch einmal in Ihrem Inneren lebendig werden. Den wenigsten Frauen ist es gelungen, diese Wünsche vollständig umzusetzen. Vieles von dem, was uns vielleicht früher elementar wichtig war, hatten wir schon vergessen.

> Lassen Sie Ihre Träume von damals noch einmal in Ihrem Inneren lebendig werden.

Dabei kann es auch Momente geben, in denen wir traurig werden. Zu lange haben wir uns vielleicht klein gemacht, sind zu Gunsten der anderen von unseren Wünschen zurückgetreten. Der erste Schritt ist jedoch, sich die eigenen Sehnsüchte einzugestehen. Nur wenn wir wissen, wohin wir wollen, können wir unserer inneren Reise eine Richtung geben.

Alte Illusionen müssen verabschiedet werden, und das bedeutet Verlust. Oder wir werden noch einmal wütend, über uns und andere. Denn so leicht ist es nun auch wieder nicht! Es gab schließlich durchaus Gründe für unsere bisherige Lebensführung. Vertraute Strukturen, Schuldgefühle und Verpflichtungen holen uns schnell wieder ein, wenn wir uns erlauben zu träumen und wenn wir über Möglichkeiten nachdenken, wie wir unsere Wünsche doch noch umsetzen könnten. Ein Gefühl von großer Lebendigkeit kann eintreten, wenn wir Ja zu diesen Empfindungen sagen. Ja zu der Wut, Ja zum Schmerz und Ja zu der Notwendigkeit, daraus Konsequenzen zu ziehen. Energetisch betrachtet befreit sich die Leberenergie durch diese innere Zustimmung und kann uns wieder frei zufließen.

Speisen Sie sich nicht mit dem Gedanken ab, das mit diesen Gefühlsschwankungen seien nur die Hormone. Es sind im Wesentlichen nicht die Hormone! Der Hormonwechsel ist vergleichbar mit einer Tür, durch die wir hindurchtreten und hinter der sich eine veränderte Sichtweise abzeichnet.

> Speisen Sie sich nicht mit dem Gedanken ab, das mit diesen Gefühlsschwankungen seien nur die Hormone.

Einiges muss sicherlich für uns »sterben«, wenn wir uns nun von bestimmten Lebensträumen endgültig verabschieden. Aber: Längst nicht alle Träume müssen begraben werden. Es gibt noch so viel zu erleben!

Manche Wünsche sind jedoch nicht oder nur sehr schwer durch unser Tun zu erfüllen, wie zum Beispiel ein bisher unerfüllter Traum von eigenen Kindern oder die Sehnsucht nach einer glücklichen Partnerschaft. In diesen Fällen können Sie Ihren Wunsch »ins Universum schicken« und an eine höhere Instanz abgeben. Lassen Sie damit alle Anstrengungen los, und öffnen Sie sich für die Erfüllung.

Andere Träume jedoch können nur wir allein wahr machen. Wir haben jetzt die Kraft dazu. Packen wir es endlich an!

### Neue Rollen einnehmen

Wir geben uns selbst eine neue Bedeutung, wenn wir beginnen, uns und *unsere eigenen Wünsche ernst* zu nehmen. Als Mutter und Lebensgefährtin sind viele darauf konditioniert, den anderen immer den Vorrang zu geben, die anderen zu unterstützen und zu begleiten. Wir achten darauf, dass unser Sohn mit seinem Vater ein gutes Verhältnis hat. Wir bereiten das Essen für die Familie zu, mit dem Ziel, dass es den anderen gut schmeckt und möglichst nahrhaft ist, damit alle gesund und kräftig sind. Wir decken tagein, tagaus den Tisch, um den Familienzusammenhalt zu fördern. Wir springen auf, wenn die Lieben etwas wünschen, und kümmern uns sofort darum. Wir kutschieren sie umher, um

191

*ihre* Interessen und Gaben zu fördern. Aber sogar als Frau ohne Familie oder Partnerschaft sind wir häufig für die anderen mit größerem Verantwortungsgefühl da als für uns selbst.

Dies entspricht der Energie von uns Frauen. Die Kraft des Yin macht das Umsorgen zu einer befriedigenden Aufgabe. Mit tiefer Freude und innerem Glück haben wir die Entwicklungsschritte unserer Kinder beobachtet, sie liebevoll umsorgt und gefördert, unseren Lebensrhythmus dem ihren angepasst. Genauso wie wir bereit waren, unserem Partner die Rückendeckung zu geben, die für eine erfolgreiche Karriere nicht unerheblich ist. Im familiären Erleben liegt natürlicherweise eine tiefe Erfüllung für viele Frauen – jedoch nicht für jede und nicht ununterbrochen! Denn auf der anderen Seite fällt immer wieder die Unzufriedenheit vieler Mütter auf. Sie wollen oft gerne auch wieder außerhalb der Familie arbeiten und mehr im Leben stehen. Muttersein ist häufig ein 24-Stunden-Job, der manchmal einsam macht und nicht die Anerkennung erfährt, die er verdient.

> Im familiären Erleben liegt natürlicherweise eine tiefe Erfüllung für viele Frauen – jedoch nicht für jede und nicht ununterbrochen!

Das ändert sich jedoch mit den Jahren vom Umfang her. Bedingt durch das Aufwachsen unserer Kinder erwachen jetzt neue Kräfte in uns. Auch wenn die Familie nicht an Wichtigkeit verlieren wird, steht ein Rollenwechsel für uns an. Unser Körper macht uns mit seinen Symptomen auf Störungen aufmerksam. Er konfrontiert uns mit Wahrnehmungen, die wir lange vermieden haben, wie auch mit negativen Gefühlen, die mit unseren bisherigen Aufgaben zusammenhängen. Er zeigt uns, wo wir uns selbst zurückgenommen oder vernachlässigt haben – oder auch uns selbst vernachlässigen mussten. Wo es Zeit wird, eine bestimmte Bereitschaft zur Fürsorge aufzukündigen, die vielleicht auch gar nicht mehr in dem Maße gewünscht wird.

Uns selbst mehr ins Zentrum zu stellen und nicht nur anderen zu dienen, kann eine der Konsequenzen sein. Die Wahrnehmung eigener Ziele und Vorstellungen erzeugt eine neue innere Ausrichtung.

## Die Erkenntnis des Alleinseins

Auch wenn wir in einer guten Partnerschaft und Familie leben und von einem verständnisvollen, unterstützenden Freundeskreis umgeben sind, haben wir manchmal doch das Gefühl von tiefer Einsamkeit. Durch die innere Wandlung bedingt, *lösen wir uns innerlich von anderen ab*. Manchmal ist auch die Scham über unsere Auseinandersetzung mit dem Altern ein Grund dafür, dass wir uns eher zurückziehen und uns nicht so preisgeben wollen.

Das Gefühl von Alleinsein ist einerseits zwangsläufig Teil des inneren Prozesses, den wir durchlaufen, andererseits ist es von uns gewünscht. Denn dadurch erleben wir uns auch in einem intensiveren Kontakt mit uns selbst. Der Abstand zu den anderen macht Reflexionen über unsere persönliche Situation eher möglich. Er kommt unserem Bedürfnis entgegen, Zeit für uns selbst zu haben, uns selbst mehr zu spüren und einen Raum abzustecken, den wir als »unser eigenes Leben« empfinden. Unsere Selbstwahrnehmung verändert sich, und wir brauchen Zeit dafür. Wir spüren genau, dass wir jetzt eigene Lösungen finden müssen. Keine Frauenzeitschrift wird uns den richtigen Weg zeigen können.

Die Erkenntnis, dass wir nun nicht mehr zu den Jungen gehören, setzt sich nur langsam durch. Vielleicht überkommt es uns beim Kauf eines Rockes, dass ein Minirock trotz toller Beine nicht mehr das Wohlgefühl auslöst wie früher. Oder dass uns andere offensichtlich als reifer (älter? O Göttin, bitte nicht!) wahrnehmen, als es unserem eigenen Lebensgefühl

> Die Erkenntnis, dass wir nun nicht mehr zu den Jungen gehören, setzt sich nur langsam durch.

entspricht. Noch ärger wird es, wenn Freundinnen, die deutlich jünger sind als wir, uns diesen Altersunterschied spüren lassen. Und extrem schmerzhaft, wenn der Partner sich in eine jüngere Frau verliebt. In schlechten Momenten glauben wir dann, alle Züge unseres Lebens seien an uns vorbeigefahren und wir würden nur noch den Schlusslichtern hinterherschauen. Auch wenn wir in der Tiefe unseres Seins genau wissen, dass das so nicht stimmt, können in dieser Lebensphase sehr perspektivlose und trostlose Momente auftreten.

Ich kann Sie aber beruhigen. Frauen, die diese Umstellungsphase hinter sich haben, fühlen sich anschließend meistens sehr wohl und sind mit neuen Plänen beschäftigt. Sie vermitteln überhaupt nicht den Eindruck, sie hätten mit ihrem Leben abgeschlossen. Und auffallend ist auch: Frauen, die sich dieser Lebensphase bewusst gestellt und sie durchlebt haben, haben damit auch viele Unsicherheiten über sich selbst hinter sich gelassen und sind nun in einer bewundernswerten Gelassenheit sie selbst. Daher gehen sie meistens in einer sehr schönen Weise souverän mit sich und anderen um.

193

**Das Leere-Nest-Syndrom und andere Lebensveränderungen**

In die Zeit des Wechsels fallen nicht selten äußere Anlässe, die uns aus gewohnten Sicherheitsstrukturen herausreißen. Diese verstärken den ohnehin anstehenden Prozess des Rückzugs. Auch wenn wir äußerlich mitten im Leben stehen, ist das innere Erleben bei vielen von uns ein anderes. Wir fühlen uns allein.

Vor allem das Flüggewerden der Kinder ist ein starker Auslöser. Haben wir unsere Sinngebung im Wesentlichen in der Fürsorge für die Familie gefunden, kann die zunehmende Unabhängigkeit der Kinder das Gefühl der Einsamkeit verstärken.

> Sind wir auch nicht alle Mütter, so sind wir doch auf jeden Fall alle Kinder.

> Mit dem Tod der Eltern hören wir auf, Kinder zu sein.

Auch der Tod eines Elternteils kann die Krise der Wechseljahre verstärken. Sind wir auch nicht alle Mütter, so sind wir doch auf jeden Fall alle Kinder. Ob es uns bewusst war oder nicht: Das Vorhandensein der Eltern, die als Hintergrund unseres Lebens für die meisten von uns immer existent waren, war doch sehr bedeutsam. Mit dem Tod des zweiten Elternteils hören wir auf, Kinder zu sein. Ein endgültiger Schnitt, durch den uns oft auch bewusst wird, dass nun wir in der Reihe derer stehen, die auf den Tod zugehen.

Auch viele Scheidungen fallen in diese Lebensphase und lösen häufig zunächst eine tiefe Leere aus, unabhängig davon, wie negativ manches vor der Trennung war.

Probleme in der Arbeit besetzen uns mit Ängsten, ob wir in unserem Alter überhaupt noch eine neue Stelle finden könnten. Solche Themen wiegen in den Wechseljahren schwerer als zu einem anderen Zeitpunkt. Denn die Zukunft scheint kleiner und begrenzter geworden zu sein.

Unabhängig davon, ob eines dieser Themen auf Sie zutrifft, werden Sie voraussichtlich über kurz oder lang dem Gefühl der Leere begegnen. Es wird oft durch Verlust, Trennung und Tod ausgelöst. Aber schon allein die Veränderungen, die wir in den Wechseljahren ohnehin durchlaufen, reichen aus, um zumindest vorübergehende Gefühle von Leere, Frustration und Sinnlosigkeit auf den Plan zu rufen.

Trotz beängstigender Komponenten liegt darin eine große Chance, diese Leere mit Inhalten zu füllen, die uns jetzt mehr entsprechen, und damit die Geburt eines neuen Lebens einzuleiten. Denn nur was leer ist, kann sich von neuem anfüllen.

## Die Kraft im Alleinsein

Im Laufe ihres Lebens haben die meisten Frauen bereits die Erfahrung gemacht, dass Zeiten intensiver Wandlung mit Phasen des Rückzugs und des Alleinseins einhergehen können. Das ist in den Wechseljahren nicht anders. Die Kraft, die wir für die Veränderungen brauchen, ziehen wir ganz besonders aus diesem Alleinsein. Wir brauchen diese Zeit der Reflexion, um uns von alten Identitäten lösen zu können. In diesen Momenten erkennen wir die Ursachen von Unzufriedenheit und bestehenden Unstimmigkeiten und können eigene Schlüsse für die Zukunft daraus ziehen.

Trotz positiver Ausblicke sind die Phasen des Alleinseins manchmal wie eine bittere Pille. Wir fühlen uns einsam und verlassen, vor allem, wenn die Einsamkeit sehr plötzlich durch äußere Lebensumstände entsteht. Wenn zu den einschneidenden Veränderungen noch eine Trennung oder Konflikte mit anderen hinzukommen, so dass die Brücke zur Außenwelt schmaler wird, tritt Angst auf. Dieses Gefühl kann jedoch auch dann auftauchen, wenn wir eigentlich keinen Grund dazu hätten.

Ängste vor der Zukunft werden angerührt und die bange Frage, wie wir wohl im Alter unser Leben verbringen werden. Besonders betroffen sind davon Frauen, die gerade eine kritische Phase in ihrer Partnerschaft durchleben oder allein leben.

Es kann jedoch eine sehr schöne Erfahrung sein, sich ungewohnte Freiräume zu nehmen. Auch Frauen, die nicht zu den introvertierten Menschen gehören, haben zu ihrem eigenen Erstaunen immer häufiger Momente, in denen sie allein sein und einfach Ruhe genießen wollen. Gefühle und Erkenntnisse integrieren sich und fassen Fuß in unserer Realität. Dabei wundern wir uns vielleicht, wie wenig wir dabei vermissen, ganz im Gegenteil, wie nährend das Alleinsein sein kann. Und spüren, wie wichtig diese Stunden der Einkehr sind, um wieder ins Reine mit uns zu kommen, und wie heilsam es ist, diesen Impulsen immer wieder nachzugehen. Nehmen Sie sich die Zeit. In der Einsamkeit liegt unsere Kraft, im Alleinsein begegnen wir uns selbst.

> In der Einsamkeit liegt unsere Kraft, im Alleinsein begegnen wir uns selbst.

Ein paar Schritte im Freien oder ein kleiner Waldspaziergang können Wunder wirken. Wenn Sie unzufrieden und verunsichert sind, ist kaum etwas besser als der unmittelbare Kontakt mit der Natur. Ihre Probleme verlieren unter der

Weite des Himmels an Größe und Bedeutung. Hier spüren Sie sich wieder und finden in ein inneres Gleichgewicht zurück. Hier verfliegt die Einsamkeit, und das Gefühl von Verbundensein mit allem tritt in unser Bewusstsein. Mit körperlicher Bewegung können Sie aus den inneren, quälenden Einbahnstraßen aussteigen. Häufig, wenn ich ein Problem nicht lösen kann, jogge ich eine halbe Stunde durch den Wald. Nach ein paar Minuten ist mein Kopf wieder frei. Und nach dem Lauf hat sich die Lösung für mein Problem oft gefunden.

Für manche von uns ist dieses eine ungewohnte Erfahrung. Die Wechseljahre werfen uns auf uns selbst zurück. Das ist einer der wertvollen Aspekte an ihnen. Wir sind an einem Punkt in unserem Leben angelangt, der wenig Einmischung von außen duldet. Lange haben wir im Dienst unserer Familie, anderer Menschen oder Institutionen gestanden, uns zurückgestellt und unsere Bedürfnisse zu wenig wahrgenommen. Gerade Frauen ohne eigene Familie tragen häufig zur Stabilität ihres sozialen Umfeldes bei, indem sie sich in ihren Freundschaftsbeziehungen unentbehrlich machen. Andere Menschen haben ihre Wünsche an uns gerichtet und unser Einsatz bestand nicht selten darin, allen gerecht werden zu wollen. So richtig das in der Vergangenheit gewesen sein mag, eine Änderung steht an. So kann es nicht weitergehen, wenn wir nicht an uns selbst vorbeileben wollen. Natürlich stehen dem Ausbrechen aus vertrauten Verpflichtungen und Gewohnheiten oft zunächst Hindernisse im Weg.

Wenn mir eine 55-jährige Patientin erzählt, sie habe ihr ganzes Leben Rücksicht auf ihren Mann genommen und sei sich nicht sicher, ob sie das bis zum Ende ihres Lebens so weitermachen wolle, wird deutlich, dass sie zum ersten Mal ihre eigenen Bedürfnisse und Wünsche als wichtig wahrnimmt und erwägt, sie über die Interessen ihres Mannes zu stellen. Ein Schritt, der nicht leicht sein wird, wenn ihr Partner sich nicht langfristig mitverändert. Solche Erkenntnisse beinhalten nicht selten ein großes Konfliktpotential, und das nicht nur für uns selbst. Tief greifende Auseinandersetzungen mit unserem Umfeld stehen uns eventuell bevor.

Das Bedürfnis, viel allein zu sein, ermöglicht uns einen neuen Zugang zu uns selbst. Die Sehnsucht ist erwacht, in uns selbst endlich ein Zuhause zu finden, mehr in unserer Mitte zu ruhen und aus ihr heraus zu handeln. Vorbei ist die rastlose Jagd nach Abenteuern, Partys, neuen Menschen, die Suche nach Kontakt und Austausch – auf einmal kann es wichtiger sein, Stille und Entspannung zu genießen. Manche gesellschaftlichen Anlässe, Begegnungen mit bestimmten Menschen oder Herausforderungen im Beruf lösen schon in der Vorstellung Hitzegefühle aus, Unruhe und Angst. Und natürlich müssen wir uns fragen, warum das so ist. Vertrauen Sie bei allen Vorkommnissen darauf, dass sich die Zeiten auch wieder ändern und dass Sie aus dieser Reise gestärkt hervorgehen werden.

## Die Übernahme unserer Macht

Der Ärger und die Wut, die wir in Bezug auf unstimmige Lebensumstände spüren, eine allmähliche Desillusionierung und die daraus gewonnene Klarheit verlangen Taten von uns. Noch nie vorher haben wir die Missstände, Aspekte von Selbstverrat und Selbstverleugnung so klar wahrgenommen wie jetzt in den mittleren Lebensjahren. Die dabei entstandenen Emotionen wollen endlich beachtet werden. Der innere Druck ist angestiegen – und damit auch die Entschlossenheit, unser Leben neu in die Hand zu nehmen. Wir wollen uns aus Verstrickungen befreien, die unserer Selbstentfaltung im Weg stehen.

Die Weckrufe unseres Körpers machen Veränderungen zwingend. Sie zeigen uns die Momente, in denen wir Angst haben,

> Noch nie vorher haben wir die Missstände, Aspekte von Selbstverrat und Selbstverleugnung so klar wahrgenommen wie jetzt.

uns klein machen, ausweichen oder Erwartungen nicht erfüllen, anhand von Hitzewallungen, Schlafstörungen, diffusen Ängsten und Wutgefühlen – alles Indikatoren, die uns ins Handeln bringen sollen.

In vielen Fällen sind wir selbst die Verursacherinnen unserer Krise. Der Wunsch von uns Frauen, unentbehrlich und wichtig zu sein und eine große Bedeutung für die anderen zu haben, wird schließlich dann als Belastung wahrgenommen, wenn wir damit über unsere Kräfte gegangen sind oder wenn wir letztendlich den anderen zuliebe gegen unsere innere Überzeugung gehandelt haben. Die körperlichen Symptome der Wechseljahre verstärken ein ungutes Engegefühl. Die weibliche Attitüde, für alles und jeden ein offenes Ohr zu haben, immer geduldig zuzuhören oder Dinge auszuhalten, die nicht selten eine Zumutung sind und passiv von uns mitgetragen werden, wird jetzt zu einer Überforderung, die eine negative Wirkung auf den Fluss der Leberenergie ausübt.

Selbst wenn wir unser Leben bisher sehr erfüllt und selbstbestimmt gelebt haben, sind wir häufig diesem Prozess ausgesetzt. Vielleicht sind jetzt neue Ziele gefragt, und es geht darum, sich von alten Anerkennungsmustern zu lösen.

> Überall dort, wo wir unsere Macht an andere abgegeben haben, drückt nun der Schuh.

Überall dort, wo wir unsere *Macht an andere abgegeben* haben, drückt nun der Schuh. Unabhängig davon, wie sehr wir in unserem Leben Unterstützung erfahren haben, reifen der Wunsch und die Kraft, unser Leben selbst zu ordnen. Bequeme Kompromisse, die uns in mehr oder weniger subtilen Abhängigkeiten gehalten haben, lösen jetzt den Drang auszubrechen aus. Auf der anderen Seite trauen wir uns erst einmal noch zu wenig zu. Die beiden ersten Phasen – die irritierende Wut und Trauer über verloren gegangene Möglichkeiten sowie die Zeit des Rückzugs mit starken Gefühlen von Schmerz und Einsamkeit – haben uns eine neue Brille aufgesetzt. Und wir sind uns selbst dabei näher gekommen. Unsere Wahrnehmung für bestimmte Aspekte des Lebens ist geschärft. Jetzt wollen wir es neu in die Hand nehmen, uns von Veraltetem trennen, neue Elemente hinzufügen oder eine neue Richtung einschlagen.

Das schmerzhafte Gefühl, in dieser intensiven Zeit *weit gehend auf uns allein angewiesen* zu sein, hat unser Verhältnis zu sonst nahen Menschen distanzierter werden lassen. Manchmal fehlt uns sogar der Zugang zu unserem Partner. Das hat jedoch nichts mit der grundsätzlichen Qualität unserer Partnerschaft zu tun. Denn bei dieser tiefen Transformation hin zu einer reifen Frau kann uns ein noch so liebenswerter und kluger Partner kaum helfen.

> Nur da, wo Wandlung und ehrlicher Austausch möglich sind, können unsere Beziehungen fruchtbar weitergehen.

Alle Menschen, auch die uns vertrauten, werden unter neuen Gesichtspunkten von uns beäugt. Auch wenn wir keine Freundschaften verlieren wollen, verändern sich unsere Gefühle und Einschätzungen. Nur da, wo Wandlung und ehrlicher Austausch möglich sind, können unsere Beziehungen fruchtbar weitergehen. Auf Grund unserer erhöhten Sensibilität entdecken wir, dass manche Kontakte auf einem Fundament aufgebaut sind, über das wir hinausgewachsen sind.

Sie wollen keine ungebetenen Ratschläge mehr hören. Sie wollen nicht mehr angezweifelt werden, wenn Sie innerlich klar sind. Sie wollen sich aus Abhängigkeiten lösen. Und vor allem ist die Zeit der faulen Kompromisse vorbei. Sie sind weder bereit, weiterhin das Mauerblümchen oder die unentbehrliche graue Maus zu spielen, noch wollen Sie sich anders zeigen, als Sie tatsächlich sind. Es fängt an, Ihnen egal zu sein, ob Sie mit Ihrer persönlichen Art anecken oder ob andere Sie um Ihr selbstbewusstes Auftreten beneiden. Sie wollen nicht nachgeben nur um des lieben Friedens willen. Wir spüren nun besser, was und wer uns gut tut, wer uns positiv gegenübersteht und unseren Prozess liebevoll begleitend und tolerant unterstützt.

Unsere Blickrichtung geht jetzt nach vorne. Wir haben ausgelotet, was wir nicht mehr wollen. Das ist natürlich nicht genug. Die Frage ist vielmehr: Was machen wir, damit es aufhört? Der nächste Schritt, eine deutliche Abgrenzung, erfordert großen Mut.

### Die Angst vor Konsequenzen

Sind wir innerlich an diesem Punkt angelangt, kommt Angst auf: Was passiert, wenn ich mehr *Einfluss* einfordere? Was, wenn ich tatsächlich *Nein* sage? Wenn ich *andere Prioritäten* setze? Wollen wir unserem eigenen, ganz individuellen Weg folgen, müssen wir uns aus »moralischen Verpflichtungen« herauslösen, in die wir uns früher einmal begeben haben, die aber jetzt nicht mehr zu uns passen – aus welchen Gründen auch immer.

Alle Beziehungen und Freundschaften werden untersucht und geprüft, *neue Grenzen werden vorsichtig ausgelotet.* Vor allem bei Menschen, die uns immer unterstützt haben, bekommen wir ein schlechtes Gewissen. Denn undankbar wollen wir auch nicht sein. Ein ungutes Gefühl haben wir aber auch bei denen, die sich bisher stets auf unsere Verfügbarkeit verlassen konnten. Aber so weitergehen kann es auch nicht. Eine schwierige Phase, durch die Sie hindurchmüssen! Die Angst davor, nicht verstanden zu werden und schließlich allein dazustehen, ist groß. Es ist jedoch wichtig, durch dieses Tor der Angst zu gehen.

Erinnern Sie sich an Ihre Pubertät. Einen ähnlichen Prozess der Durchsetzung haben Sie damals bereits erlebt. Es ging um die Loslösung von den Eltern und die Erlaubnis, eine individuelle, selbstbestimmte Frau zu sein. Niemand konnte Ihnen diese Erlaubnis geben. Sie haben sie eingefordert und schließlich sich selbst gegeben. Dieser Prozess setzt sich jetzt auf einer anderen Ebene fort.

> Einen ähnlichen Prozess der Durchsetzung haben Sie bereits in der Pubertät erlebt.

Machen wir uns nichts vor: Die Schritte, die Sie jetzt gehen werden, können tatsächlich von Verlusten begleitet sein, die nicht leicht wegzustecken sind. Nur Sie können wissen, ob ein Nein oder eine klare Abgrenzung trotzdem richtig für Sie sind.

### Die Kraft des Nein

Bis zu diesem Punkt sind alle Prozesse in unserem Inneren abgelaufen. Nun aber tatsächlich Nein zu sagen und Grenzen zu setzen, ist der erste wirkliche Schritt zur Umkehr zu uns selbst. Nicht nur die anderen sind wichtig, auch wir genießen das Recht auf ein gutes Gefühl! Haben wir unsere Angst, etwas Altes zu verlieren, mit dem abgewogen, was wir zu gewinnen haben, und sie schließlich überwunden, führt der Weg weiter nach vorne. Sonst bliebe unser Leben so, wie es bisher war.

Nun beginnen die *Auseinandersetzungen mit dem Umfeld*. Ob wir damit beginnen, zu unserer Meinung zu stehen, unsere eigenen Wünsche auszudrücken oder uns von den Wünschen anderer abzugrenzen: Im Grunde geht es darum, uns selbst wieder zu vertrauen und die eigene Kraft wieder von dort zurückzuholen, wo wir sie abgegeben hatten. Nämlich bei der Zustimmung und Anerkennung von anderen Menschen.

> Beobachten Sie aufmerksam alle täglichen Ereignisse, die Druck in Ihnen aufbauen.

Beobachten Sie aufmerksam alle täglichen Ereignisse, die Druck in Ihnen aufbauen. Druck verstärkt ein gestautes Leber-Qi. Prüfen Sie bei allen Anforderungen, wie Ihr Körper reagiert. Ob eine Freundin gerade in dem Moment um Ihre Hilfe bittet, in dem Ihr Enkelkind schreit oder Ihr Chef seinen Frust bei Ihnen ablädt – der Alltag bietet viele Möglichkeiten, sich selbst zu beobachten: Verspannt sich Ihr Nacken? Bekommen Sie Rückenschmerzen? Lauschen Sie auf die Botschaften ihres Körpers, und vertrauen Sie ihnen. Wenn Sie diesen Wahrnehmungen einmal Raum geben, werden Sie mit vielfältigen Informationen belohnt. Sind Sie am Ende des Tages erschöpft, gereizt oder angespannt, nehmen Sie sich Zeit für ein paar Reflexionen über den Verlauf Ihres Tages. Was sind die Ursachen für die unangenehmen Zustände? Haben Sie versäumt, Stopp zu sagen, als es anfing, Ihnen zu viel zu werden? Sind Sie wieder über Ihre Grenze gegangen, um möglichst viel zu schaffen oder niemanden zu enttäuschen? Manchmal gibt es Handlungsabläufe, die so schnell passieren, dass wir automatisch in alte Muster hineinrutschen. »Wenn Du es eilig hast, gehe langsam«[56]: Diesen Rat zu beherzigen, ist auf jeden Fall einen Versuch wert.

Eine einmalige Durchsetzung in wichtigen Bereichen Ihres Lebens wird nicht ausreichen. Die Gefahr, dass Schuldgefühle und alte Strukturen Sie wieder einholen, ist groß! Unterschätzen Sie diesen Sog nicht. Wachheit, Klarheit und eine gute Portion Humor sind wichtige Attribute, die Ihnen in dieser Lebensspanne helfen können. Wenn Sie beginnen, mehr auf Ihr Inneres zu hören und sich abgrenzen, bedeutet das nicht automatisch, dass Sie ab jetzt lieblos werden. Auf Vorwürfe von anderen sollten Sie sich jedoch gefasst machen.

Wichtig ist es jetzt dranzubleiben. Denn erst wenn Sie konkrete Schritte vollzogen haben, werden Sie auch Erleichterung bemerken können. Der Gewinn ist letztlich enorm. Haben Sie einmal eine Hürde überwunden und sind für sich und Ihre Wahrheit eingestanden, wird viel Energie frei. Energiestaus, diese wichtigen Auslöser für manche körperlichen Beschwerden, lösen sich auf. Jetzt wird ein Kraftzuwachs spürbar, auch wenn er zusätzlich von Schmerz und Trauer über den Verlust von alten, Sicherheit gebenden Beziehungen und Strukturen begleitet ist.

Je mehr es Ihnen zudem gelingt, sich aus den ersten, normalen (Über-)Reaktionen von lange unterdrückter Wut zu befreien und klar und gelassen zu sein, umso leichter werden Ihr Partner, Ihre Freundinnen, Freunde und Verwandten Ihre neu erworbenen Grenzen, Ihre Ehrlichkeit und Offenheit akzeptieren. Letztlich werden Sie sich in dem Maße ernster genommen fühlen, in dem Sie selbst sich ernst nehmen.

Die entscheidende Wende der Wechseljahre liegt in diesem Punkt des Neinsagens. Sie kommen dabei mit Ihrer persönlichen Führung und einem Kraftzuwachs in Kontakt. Neue Perspektiven zeichnen sich ab. Ihr Selbstvertrauen bekommt neue Nahrung.

> Haben Sie den Schritt getan, für sich und Ihre Wahrheit einzustehen, wird viel Energie frei.

## Das Ja zu uns selbst

Langsam stehen Sie mehr und mehr für sich ein. Sie beginnen sich selbst in die Mitte Ihres Lebens zu stellen. Die ersten drei Phasen der Wandlung sind die schwierigsten. Haben Sie sie überwunden, kann Ihr Leber-Qi wieder freier fließen. Damit haben Sie an Klarheit und Durchsetzung gewonnen. Die Leberenergie ist der Träger unseres Ich, das nach Verwirklichung im Leben verlangt. Sobald Sie diese Kraft zulassen, lösen sich viele Störungen der Wechseljahre von allein auf.

> Sobald Ihre Ich-Kraft frei wird, lösen sich viele Störungen der Wechseljahre von allein auf.

Zentral ist jetzt die *innere Auseinandersetzung mit der Frage, was uns gut tut* – von Moment zu Moment. Haben wir uns früher extrem verausgabt, bevor wir uns endlich einmal die Ruhe erlaubten, die wir schon lange brauchten, so erkennen wir jetzt bereits im Vorfeld, wann es Zeit ist, eine Pause einzulegen. Wir sind mehr und mehr in der Lage, unsere Kraft bewusst und kontrolliert einzusetzen und Unwesentliches auszugrenzen. Lust und Genuss erleben einen Aufschwung in unserem Alltag. Die Zeit des ewigen Rumhetzens, um alles in kurzer Zeit erledigen zu können, hat seinen Glanz überlebt. Häufig bedeutet das noch nicht einmal, dass wir weniger schaffen. Aber wir haben jetzt mehr Spaß an dem, was wir tun und wie wir es tun.

Ein bewusster Umgang mit unserer Energie verlangt eine konsequentere Einhaltung von bestimmten Grenzen. Unser Umfeld muss mit diesen Begrenzungen klarkommen. Aber je selbstverständlicher die Art und Weise ist, in der wir unser eigenes Territorium und unsere Lebensbedürfnisse einfordern, umso eher wird dies von den anderen akzeptiert. Leicht ist dieser Schritt gewiss nicht. Der Vorwurf, egoistisch zu sein, ist die Achillesferse der meisten Frauen. Ein hoher Grad an Selbstakzeptanz und vielleicht auch die Erkenntnis, welches Ausmaß die Selbstverleugnung bereits hatte, tragen dazu bei, die alte Falle endgültig hinter uns zu lassen, zunehmend auch ohne Schuldgefühle zu uns zu stehen und dabei dennoch die berechtigten Bedürfnisse anderer Menschen an uns nicht zu übersehen.

> Der Vorwurf, egoistisch zu sein, ist die Achillesferse der meisten Frauen.

Durch *klare Grenzen* haben Sie sich innerlich aus Strukturen gelöst, die Sie zuvor Selbstvertrauen und Energie gekostet haben. Ein größerer innerer Raum entsteht. Und damit Platz für neue Ideen und Pläne, das eigene Leben zu gestalten und es anders auszurichten. Die Abgrenzung nach außen stärkt die Verbindung nach innen. Auf einmal bekommen Sie Lust, sich neuen Herausforderungen zu stellen. Sie haben wieder Energie frei, und das beflügelt Sie. Auch wenn die tief greifenden Veränderungen der Wechseljahre noch nicht abgeschlossen sind, haben Sie jetzt die entscheidenden Schritte hin zu etwas Neuem getan. Sie stehen mehr und mehr zu sich selbst. Nachdem Sie zuerst mehr oder weniger freudig oder widerwillig in den ganzen Prozess hineingestolpert sind, wächst jetzt Ihre Entschlossenheit, diese Jahre, so schwierig sie für manche von Ihnen auch werden mögen, für den Bau eines neuen Fundamentes zu nutzen. Dafür ist es wichtig, dass Sie sich bewusst eine innere Disziplin aufbauen, die

Sie auch in schwierigen Momenten durch die Wandlungsprozesse trägt. Denn Mut und Entschlossenheit allein sind nicht genug. Zu viele Stromschnellen können uns wieder in Unsicherheiten stürzen. Selbstzweifel, ständiges Vergleichen mit anderen und Ängste können neue Impulse immer wieder im Keim ersticken. Es ist Zeit, ein persönliches Programm aufzustellen, wie Sie kommenden Krisen begegnen können.

## Wegweiser durch die Wechseljahre

Wenn Sie ein neues Haus bauen, unternehmen Sie alles, um die ersten Mauern zu stützen. Sie decken das entstehende Gebäude gegen Regen und Sturm ab, schützen es vor Frost und harter Witterung. Sie sind in Ihrem Wandlungsprozess jetzt selbst so wie ein neues Haus. Ihre frisch erworbenen Sichtweisen, Ihr ungewohntes Verhalten den Mitmenschen gegenüber, die neu entstehende Beziehung zu Ihnen selbst – das alles ist wie eine Baustelle, die noch vorangebracht werden muss. Vieles steht schon, und Sie sind wild entschlossen weiterzubauen.

Sie sollten in jedem Fall Vorbereitungen für schwierige Bauabschnitte treffen. Dafür gibt es viele Möglichkeiten. Entscheiden Sie, welche davon für Sie hilfreich sein könnten, und entdecken Sie noch weitere, die es Ihnen erleichtern, Ihren eigenen Prozess zu festigen!

1. Einer der wichtigsten Pfeiler für weitere Fortschritte ist *Selbstdisziplin*. Entscheiden Sie sich für ein oder mehrere Dinge, die Sie regelmäßig für sich selbst tun, egal wie schlecht es Ihnen in manchen Momenten gehen mag. Und auch unabhängig davon, was andere von Ihnen erwarten mögen. Das wird Ihnen Kraft geben und das Vertrauen in Sie selbst und Ihren Weg weiter kräftigen.

   Viele meiner Patientinnen gehen zwei- bis dreimal wöchentlich ins Fitnessstudio – eine bemerkenswerte Disziplin. Sie brauchen das, um sich psychisch zu stabilisieren. Durch den Kontakt mit dem Körper, durch die Aktivität der Muskeln bekommen wir auch in Zeiten, in denen wir uns schwach und wehrlos fühlen, wieder ein Gefühl für unsere physische Tatkraft. Das ist ein wichtiger Anker, um Depression, Niedergeschlagenheit und Frustration zu überwinden und einfach weiter nach vorne zu gehen, anstatt sich im Bett zu verkriechen. Allein die Tatsache, dass Sie irgend etwas tun, nur für Sie selbst, hat eine heilende Wirkung.

2. Nehmen Sie sich jeden Tag etwas *Zeit ganz allein für sich*, verabreden Sie sich mit sich selbst. Ohne Kinder, Partner und Telefon. Gestalten Sie diese Zeit, wie es Ihnen Spaß macht. Hören Sie Musik, machen Sie Yoga, lesen Sie ein interessantes Buch, oder gehen Sie in die Sauna. Geben Sie dieser Zeit eine ebenso große Priorität wie einem beliebigen anderen Termin, und machen Sie sie zur Routine in Ihrem Tagesablauf. Verbinden Sie sich immer wieder mit Ihrem inneren Leitbild (siehe die Übung zu Beginn dieses Buchteils).

3. Lassen Sie sich ab und zu *verwöhnen*. Eine liebevolle Massage oder ein nur für Sie zubereitetes wohlschmeckendes Mahl kann Wunder wirken. Formulieren Sie dafür Ihre Wünsche an andere klar und offen, beispielsweise auch Ihrem Partner gegenüber.

4. Suchen Sie sich *Unterstützung*. Am besten ist eine Freundin, die bereits die Wechseljahre hinter sich hat und mit der Sie sich über Ihre Erfahrungen austauschen können. Aber auch jemand anders, der oder die in der Lage ist, Sie im Alltag in *Ihren* Anliegen zu bestärken, kann hilfreich sein.

5. Um das, was während der Wechseljahre in und mit Ihnen passiert, zu identifizieren, kann es für Sie selbst hilfreich sein, *Ihre Erfahrungen aufzuschreiben oder anders künstlerisch zu verarbeiten*. Manchmal überfällt uns ein Wirrwarr von Emotionen auf unserer Reise zu uns selbst. Durch Schreiben oder Malen können wir diese Gefühle leichter einordnen und erkennen. In dem Moment, indem wir sie benennen, lassen sich auch komplexe innere Vorgänge leichter integrieren.

6. *Handeln Sie nicht aus überhitzten Gefühlen heraus.* Denn manchmal sind wir durch die Überreizung der Energien ungerecht, aufbrausend oder ungeduldig. Überschlafen Sie wichtige Entscheidungen.

7. *Glauben Sie an Ihre Kraft.* Geben Sie sich selbst positive Unterstützung. Erlauben Sie nicht, dass Zweifel und Ängste überhand nehmen.

Wenn wir bedenken, wie oft wir schon Änderungen angestrebt haben, aus denen dann doch nichts wurde! Alte Gewohnheiten lassen sich nicht so schnell besiegen und schlei-
chen sich gerne wieder ein. Niemand wird es für uns tun,
niemand kann es für uns tun. Diese Themen wirklich umzusetzen ist Ausdruck von einem Ja zu uns selbst. Und das sind
wir uns selbst wert!

Vergessen Sie nicht: Die tägliche Entscheidung für uns selbst
und ein gewisses Maß an Disziplin lassen uns Durststrecken
von Unlust, Selbstzweifeln und Sinnlosigkeitsgefühlen leichter überwinden.

> Die tägliche Entschei-
> dung für uns selbst und
> ein gewisses Maß an
> Disziplin lassen uns
> Durststrecken von Un-
> lust, Selbstzweifeln und
> Sinnlosigkeitsgefühlen
> leichter überwinden.

## Achtung und Liebe für uns selbst und andere

Bei anderen sparen wir oft nicht mit Lob, Anerkennung und
Respekt. Meistens jedoch sind wir uns selbst gegenüber an-
spruchsvoller und unerbittlicher als mit anderen. Bevor wir erwarten können, dass andere uns Achtung und Respekt zukommen lassen, müssen wir dies für uns selbst empfinden können.
Wenn Sie sich in Ihrem Können und Ihrem Sein nicht achten,
wird es auch Ihrer Umwelt nur schwer möglich sein, Ihnen die-
se Bestätigung zu geben. Aber wenn Sie schließlich *mit sich so liebevoll und achtsam umgehen, wie Sie es auch mit anderen tun,* ziehen mehr Ruhe, Genuss und
Freude in Ihr Leben ein. Sehen Sie sich die Frau in den mittleren Jahren gut im
Spiegel an. Schauen Sie sich tief in die Augen, und fragen Sie sich, wie Sie zu sich
selbst stehen, mit all Ihren Macken. Sind Sie sich selbst die beste Freundin?
Vielleicht ist die Zeit gekommen, auch sich selbst ein wenig zu verwöhnen?
Schließlich haben Sie eine anstrengende Zeit hinter sich. Gönnen Sie sich etwas Gutes, was immer das für Sie bedeuten mag. Das kann ein Einkaufsbum-
mel durch Geschäfte sein, die Sie sonst für zu teuer erachten. Um diese neue
Frau weiter zu entdecken und herauszufinden, was ihr stehen könnte. Vielleicht
braucht auch Ihr Körper vermehrte Aufmerksamkeit? Sie könnten eine Ganz-
körpermassage oder einen Gesichtspflegetermin buchen oder mit einem Gym-
nastikkurs beginnen. Vielleicht fahren Sie auch lieber für ein paar Tage in die
Berge, beispielsweise mit einer guten Freundin – oder auch gerade allein. Es gibt
so viele Möglichkeiten, sich selbst zu verwöhnen und sich dabei nah zu sein.

> Bevor wir erwarten
> können, dass andere uns
> Achtung und Respekt zu-
> kommen lassen, müssen
> wir dies für uns selbst
> empfinden können.

## *Spiegelübung*

Diese Übung kann hilfreich sein, wenn Sie herausfinden möchten, in welchen Bereichen Sie noch Schwierigkeiten haben, sich selbst ganz anzunehmen. Sie brauchen dafür etwa 10 Minuten.

Schauen Sie in einen Spiegel, und begegnen Sie dieser Frau mit Ihren Augen. Sagen Sie laut »Ja!« zu sich selbst. Das machen Sie fünf Minuten lang.
Sollten Sie Schwierigkeiten bekommen, ein Ja zu fühlen, drücken Sie ihren Widerspruch sofort verbal aus, indem Sie zum Beispiel laut sagen: »Nein, das stimmt nicht, weil …« Diesen Satz wiederholen Sie dann mehrmals. Anschließend kehren Sie zu Ihrem Ja zurück, bis wieder ein Nein auftaucht – und so weiter, bis die fünf Minuten herum sind.
Nun schließen Sie die Augen. Lassen Sie die Übung nachwirken. Eventuell tauchen weitere Widerstände in Form von Neins auf. Beobachten Sie Ihre Gedanken und Gefühle, und lassen Sie sie einfach wie Wolken vorüberziehen.

Am günstigsten ist es, wenn Sie diese Übung abends vor dem Schlafengehen machen. So kann Ihr Unterbewusstes noch weiter im Schlaf damit arbeiten. Sie sollte an sieben aufeinander folgenden Tagen durchgeführt werden, ohne dass Sie einen Tag auslassen.

Es ist sicherlich nicht so, dass diese kleine Übung Ihr Verhältnis zu Ihnen selbst entscheidend verändern wird. Sie kann Ihnen jedoch bewusst machen, in welchen Punkten Sie nicht in Übereinstimmung mit sich sind, sich ablehnen oder sogar verurteilen. Unter dieser oft gnadenlosen Selbstkritik leiden viele von uns. Dieser typisch weibliche Perfektionsanspruch ist eine wichtige Ursache für eine Leber-Qi-Stagnation.
Machen Sie sich klar, dass Sie damit das verhindern, worum es den meisten Menschen in der Tiefe wirklich geht: Liebe! Wir alle wollen vor allem lieben und geliebt werden. Halten wir uns nicht für liebenswert, ist der spontane, lebendige Ausdruck unserer herzlichen und warmen Gefühle für andere nicht wirklich frei. Misstrauen, Angst und Missverständnisse sind dann Bestandteile unserer Beziehungen.
Nähe und Austausch mit Menschen, die wir wirklich mögen, ist wohl die wichtigste Bedingung für unser Wohlbefinden. Haben wir uns in den vergangenen drei Phasen von unguten Fesseln befreit und um unsere innere Freiheit und Selbstbestimmung gekämpft, so war das sicherlich notwendig. Doch jetzt

kommt eine Zeit, nach anstrengenden Auseinandersetzungen, in der wir gelieb-ten Menschen wieder nah sein wollen. Denn im Grunde unseres Herzens wol-len wir als die, die wir sind, angenommen sein und haben auch den Wunsch, andere »ohne Wenn und Aber« zu akzeptieren. Offenheit, Vertrauen und Ange-nommensein sind eine wichtige Nahrung für die Seele jedes Menschen.

### Körpergefühl und Sinnlichkeit

Leben Sie in einer intakten Partnerschaft, gehören Zärtlichkeit, Sexualität und Wärme zu Ihrem Alltag. Nichts ist besser für ein angespanntes Leber-Qi als ein paar ausführliche Streicheleinhei-ten. Schwieriger ist es, wenn Sie ohne Partner sind. Sexualität, re-gelmäßiger Körperkontakt, Streicheln und das überfließende Liebesgefühl werden von manchen Frauen nach einiger Zeit kaum noch vermisst. Trotzdem gehören Körperkontakt und Sinnlichkeit eigentlich zu einem erfüll-ten Leben dazu, selbst wenn wir in einer Zeit der Singles leben. Die Haut und das Berührtwerden stellen eine wichtige Brücke zu unseren Empfindungen her. Mit der Haut begegnen wir der Außenwelt und anderen Menschen auf eine un-gemein intime Weise.

> Körperkontakt und Sinnlichkeit gehören zu einem erfüllten Leben.

Eine meiner Patientinnen, die unter dem Schock eines Brustkrebsverdachtes stand und in dieser Zeit stark angeschwollene und schmerzhafte Brüste hatte, mochte sich in diesem Bereich nicht mehr berühren – dies war unter anderem auch ein Ausdruck einer tiefen Verletztheit darüber, dass ihr Partner sie verlas-sen hatte. Erst durch eine beiläufige Bemerkung von mir wurde sie darauf auf-merksam, wie wichtig es für sie war, wieder Kontakt zu ihren Brüsten aufzuneh-men. Indem sie sich ihren schmerzhaften Brüsten wieder zuwandte, gelang es ihr über längere Zeit hin, die Brüste wieder in ihr Körpergefüge zu integrieren und als Teil ihrer Weiblichkeit anzunehmen.

Nehmen Sie sich in traurigen Momenten manchmal selbst in den Arm? Oft ge-lingt es uns erst dadurch, unsere Traurigkeit besser spüren. Oder können Sie erst weinen, wenn jemand anders sich Ihnen liebevoll zuwendet, Sie in den Arm nimmt und einfach wirklich für Sie da ist? Wir brauchen den Kontakt zu unserem Körper, um mit uns selbst intim zu sein.
Wenn wir keinen Partner haben, der uns diese körperliche Präsenz spüren lässt, gibt es dennoch zahlreiche Möglichkeiten, uns mit unserem Körper eins zu füh-

len. Tanzen, behagliche Körperpflege, nackt in den Wellen tauchen … lassen Sie Ihrer Phantasie freien Lauf: Erstellen Sie für sich eine ganz persönliche Liste mit all den genussvollen Aktivitäten, die Ihnen gut tun – ob allein oder mit anderen – und Ihnen helfen, den Zugang zu Ihrer ureigenen Erotik und Vitalität wach zu halten.

### Schönheit von innen

Das Schönheitsideal, das uns durch die Medien vermittelt wird, ist ständiger Veränderung unterworfen. Ob es früher die runden, weiblichen Formen waren oder heute die schmalen, androgynen: Wir alle sind mehr oder weniger von bestimmten Vorstellungen vom idealen Gesicht und der perfekten Figur geprägt. Parallel dazu zeichnet sich gerade in den letzten Jahren ein neuer Trend ab: Zunehmend tauchen auch »weniger schöne«, dafür aber umso charaktervollere Gesichter in Film und Zeitschriften auf. Diese Tendenz werden viele von uns sicher begrüßen. Nicht mehr vor allem junge, makellose Gesichter scheinen interessant zu sein und bewundert zu werden, sondern immer öfter auch diejenigen, auf denen das Leben ausdrucksstarke Spuren hinterlassen hat. Und da haben wir als Frauen in den mittleren Jahren viel zu bieten. Denn gelebt haben wir – auch wenn wir selbst nicht ständig das Gefühl eines reichen Lebens hatten! Unsere Erfahrungen haben ihre Spuren hinterlassen und unser Gesicht individuell geprägt. Sind wir damit einverstanden, sagen wir Ja zu der Reife, die wir gewonnen haben, Ja zu dem Prozess des Älterwerdens, können wir das ausstrahlen, worum es in dieser Zeit unter anderem für uns geht: eine reife, attraktive und Lebendigkeit ausstrahlende Form von Weiblichkeit.
Trotz ergrauender Haare, zunehmender Faltenbildung und anderer Alterserscheinungen ist eines der wichtigsten Dinge für den Erhalt unserer persönlichen Ausstrahlung unsere Weichheit, die wir uns bewahren können. Diese weibliche Energie geht manchmal im Kampf des Lebens unter. Sind wir jedoch seelisch »gut genährt« und begrüßen wir unsere eigenen Sehnsüchte und Empfindsamkeiten als einen beachtenswerten Teil von uns, wird sich dies als weiblicher, weicher Ausdruck auch in unserem Gesicht widerspiegeln.

In den Wechseljahren verlagert sich das Bewusstsein von unserer Identität zunehmend von außen nach innen. Mehr und mehr geht es um die Kraft unserer Persönlichkeit, um unser Sein und unseren inneren seelischen Zustand. Diejenigen, die als junge Frauen mit Schönheit und Attraktivität beschenkt wurden und sich auf ihre äußere Wirkung verlassen konnten, haben es jetzt schwerer als diejenigen, die vom Schicksal nicht so verwöhnt waren. Denn diese Frauen haben schon früh lernen müssen, sich im Kontakt mit anderen stärker auf ihre inneren Qualitäten zu beziehen und statt einer äußeren die innere Schönheit in sich zu entdecken.

> In jedem Alter können Sie Weiblichkeit und innere Schönheit ausstrahlen.

Kein Grund jedoch, der Schönheit und Weiblichkeit nicht weiterhin Tribut zu zollen! Denn unser Leben als geschlechtliches Wesen ist mit dem Eintritt in die Wechseljahre nicht vorüber. Egal in welchem Alter wir sind, Weiblichkeit ist für die meisten Frauen ein wichtiges Thema. Und wie eine junge Frau die ihr eigene Anmut hat, so hat auch die Frau in den mittleren Jahren den ihr eigenen Glanz. In jedem Alter können Sie Weiblichkeit und innere Schönheit ausstrahlen. Jetzt geht es darum, die Zeichen der Zeit zu akzeptieren und trotz des zunehmenden Alters mit dem Gefühl verbunden zu bleiben, eine Frau zu sein.

Betrachten wir einen Baum im Frühjahr, so besticht sein Liebreiz durch die Zartheit der Blätter. Im Sommer ist das Grün der Blätter tiefer geworden, im Spätsommer ist der Baum in seiner voll entfalteten Kraft, aber die ersten braun gewordenen Blätter sind bereits abgefallen. In diesem Übergangsstadium vom Spätsommer zum Herbst befinden wir uns während der Wechseljahre. Doch auch im Herbst, wenn die Farben wechseln, zeigt sich der Baum in seiner Schönheit, ebenso wie im Winter, wenn seine klare Gestalt sichtbar wird. Wer von uns kennt nicht Frauen in mittleren Jahren, die wunderschön sind? Und das liegt dann bestimmt nicht daran, dass sie keine Falten hätten. Ihr Geheimnis besteht in einem Strahlen, das von innen kommt! Diesen Frauen ist genau das gelungen, wonach wir uns alle sehnen: eine Integration ihrer Lebenserfahrungen, ohne in Mangel, Bitterkeit und Unerfülltheit stecken zu bleiben.

> Die eigentliche Sicherheit finden wir nur im Vertrauen auf unsere eigene Kraft.

## Fürsorge für uns selbst und Harmonie mit anderen

Auch wenn wir in den Wechseljahren die Qualitäten von Unabhängigkeit, reifer Weiblichkeit, Selbstbewusstsein und Kraft immer mehr entwickeln, gibt es ein weiteres Bedürfnis, das mit zunehmenden Alter unsere Aufmerksamkeit fordert: das Verlangen nach verschiedenen Formen des Aufgehobenseins und der Sicherheit!

Wir haben leider zu oft erfahren, dass »sicher« nicht wirklich sicher sein muss. In einer Zeitepoche, in der die Stimmigkeit des Moments über dauerhafte Verbindlichkeiten gestellt wird, müssen wir für unser Bedürfnis nach Sicherheit selbst Verantwortung übernehmen. Die eigentliche Sicherheit finden wir nur im Vertrauen auf unsere eigene Kraft. Wir können jedoch auch im Außen einiges dafür tun, dass wir uns zumindest sicherer fühlen. Das Gefühl von Sicherheit, auch im Materiellen, hat aus Sicht der chinesischen Medizin seinen Sitz in unserer Niere. Die vorübergehenden Schwankungen des Yin und Yang der Niere lassen das Thema Sicherheit während der Wechseljahre hochaktuell werden.

### Finanzielle Freiheit

Geld zu haben bedeutet neben finanzieller Sorglosigkeit im Alltag auch Anerkennung und Macht in der Gesellschaft, vor allem aber Sicherheit im Alter. Unabhängig vom Sicherheitsaspekt verbindet jede von uns andere Vorteile mit dem Besitz von Geld. Eins lässt sich jedoch generell sagen: Kaum etwas spiegelt so sehr unser Selbstbewusstsein wider wie unser Umgang mit Geld!

> Finanzielle Freiheit gibt uns das Gefühl, unser Leben im Griff zu haben und persönlich unabhängig zu sein.

Wie viel Geld wir für unsere Arbeit nehmen, wie sehr wir von anderen finanziell abhängig sind, in welcher Weise wir finanziell vorsorgen, wofür wir unser Geld ausgeben und wen wir mit unserem Geld unterstützen – all das ist unglaublich aufschlussreich: über unser Verhältnis zu uns selbst, über den Wert, den wir uns selbst geben, und wie wir uns in der Welt sehen. Ein Thema also, mit dem frau sich unbedingt befassen sollte. Wenn Sie bis zu den Wechseljahren noch keine umfassende Klärung ihrer finanziellen Verhältnisse vorgenommen haben, wird dieser Tatbestand zu mehr oder weniger bewussten Unruhezuständen führen. Diese Angelegenheit müssen Sie nun in die Hand nehmen. Denn finanzielle Freiheit gibt uns das Gefühl, unser Leben im Griff zu haben und persönlich unabhängig zu sein.

Gehen wir dieses Thema an, stoßen wir auf viele Überzeugungen, die unbewusst unser Verhältnis zum Geld steuern. Viele lehnen beispielsweise ein »Streben nach Reichtum« ab. Innere Sätze wie »Es gibt so viele Dinge, die wichtiger sind als Geld« oder »Etwas wegen des Geldes zu tun, ist schlecht, weil …« oder »Geld ist das Einzige, was sie/ihn interessiert« dokumentieren ablehnende Haltungen gegenüber einer Sache, die durchaus nicht unwichtig für unsere Lebensqualität ist und die wir in unserem Leben willkommen heißen sollten.

Immer wieder erzählen mir Patientinnen, sie machten sich gemeinsam mit ihren Freundinnen oder Partnern Gedanken über die Versorgung im Alter. Sie schmieden Pläne, wie sie ihr Geld möglichst gewinnbringend und sicher anlegen könnten, oder entwerfen Visionen, wie sie im Alter leben wollen. Diese Überlegungen gehören wohl in die Lebensphase ab 40 dazu. Umso mehr, da viele Frauen allein leben und sich daher zwangsläufig diesem Thema zuwenden müssen, das noch bis vor kurzem zur Machtdomäne der Männer gehörte.

Auch wenn wir in einer stabilen und guten Partnerschaft leben, sollten wir über unsere finanziellen Verhältnisse Bescheid wissen. Dabei geht es nicht nur um die Größe des Vermögens, sondern auch um alle Verträge, die daran geknüpft sind. Stoßen wir bei diesem Schritt auf Schwierigkeiten, verweigert uns der Partner oder die Familie das Recht auf Mitsprache und Einfluss, wird uns schnell sehr deutlich werden, in welcher Weise Geld mit Macht und Kontrolle verbunden ist. Auch wenn unser Wunsch, versorgt und umhegt zu werden, den selbstständigen Umgang mit Geld erschwert, kann es uns nur zugute kommen, wenn wir wissen, dass wir im Notfall finanziell für uns selbst einstehen können und über alle Komponenten informiert sind.

In kaum einem anderen Bereich ist das Geldverdienen so ambivalent wie in den therapeutischen und sozialen Berufen – häufig typische Frauenberufe. Unsere urweibliche und mütterliche Konditionierung, anderen zu helfen und sie zu unterstützen, auch wenn es über unsere Kraft geht, lässt die Forderung nach einem entsprechenden Ausgleich häufig in den Hintergrund treten.

Es gehört heute zum Leben und wirklichen Erwachsensein dazu, das eigene Verhältnis zum Geld für sich zu klären und diesbezüglich auf eigenen Füßen stehen zu können. Der Einsatz lohnt sich: Ein größeres Selbstvertrauen, das Gefühl von persönlicher Macht und innerer Freiheit sind die Folge. Auch wenn Sicherheit letztlich nie zu garantieren ist: Das Wissen, ausreichend versorgt zu sein, wirkt sich auf jede Frau in der Wurzel extrem kräftigend aus. Falls es offene Fragen bezüglich der Sicherheiten im Alter gibt, ist jetzt die Zeit, diese anzusprechen – sei es mit Ihrem Partner, Ihren Eltern oder einem Finanzberater. Auch wenn noch viele Jahre vor Ihnen liegen, in denen Sie noch nicht auf eine Rente angewiesen sind, ist nun der letzte Zeitpunkt, wirkungsvolle Weichen für die Zukunft zu stellen. Die meisten von uns haben jetzt noch etwa 10 bis

20 Jahre Zeit, für einen sicheren Lebensabend vorzusorgen, falls sie das noch nicht ausreichend getan haben.

### Zu Hause sein

Das eigene Heim kann in dieser Phase intensiver Wandlungen für manche von uns eine wichtige Anlaufstation werden. Wie in einem Nest können wir hier verletzlich und offen sein und uns sicher fühlen. Im besten Falle sind wir hier ungestört, fühlen uns uneingeschränkt wohl und sind in unserem Sein unangetastet. Zumindest eine Ecke Ihres Zuhauses sollte nur Ihnen zur Verfügung stehen.

*Betrachten Sie Ihr häusliches Reich wie einen Spiegel Ihres Selbst.*

Haben wir vor den Wechseljahren unser Zuhause in erster Linie auf die Bedürfnisse unserer Familie ausgerichtet, überfällt manche Frauen nun ein starker Impuls, es zu verschönern und völlig neu umzugestalten. Das Ausmisten ist dabei eine optimale Gelegenheit, alten Ballast abzuwerfen!

Betrachten Sie Ihr häusliches Reich wie einen Spiegel Ihres Selbst. Die seelische Veränderung zeigt sich auch in der Umgestaltung Ihres Hauses. Je mehr sich Ihre »innere Landschaft« verändert, umso stärker kann der Drang sein, auch das Außen zu verändern und es den neu entdeckten Bedürfnissen anzupassen.

Doch das Gefühl, zu Hause zu sein, ist nicht nur an einen Ort gebunden. Durch das Erwachsenwerden der Kinder entsteht häufig das Bedürfnis, sich mit Gleichgesinnten, Freundinnen und Freunden intensiver auszutauschen und eine geistige Heimat mit anderen zu erleben. Wir sind innerlich nicht nur in unserer Familie zu Hause, sondern auch bei anderen Menschen, die uns nah sind oder deren geistige Welten wir teilen. Dies vermittelt uns ein tiefes Gefühl von Verbundenheit. Die Pflege solcher Kontakte nährt die Überzeugung, in dieser Welt aufgenommen und willkommen zu sein.

### Im Gleichgewicht zwischen Geben und Nehmen

Je mehr wir uns in unserem neuen Selbstverständnis verankert haben, je mehr wir unsere inneren Räume geöffnet haben, umso stärker ist auch der Drang, uns in einer neuen Weise wieder unserer Umwelt zuzuwenden. Der Selbstaufopferung wurden kräftig die Flügel beschnitten, damit wir wieder Luft zum Atmen hatten. Wir haben dabei vielleicht erkannt, dass die frühere Uneigennützigkeit nicht immer ganz ehrlich empfunden war. Unser Einsatz diente nicht nur den Notwendigkeiten, sondern wir benutzten ihn auch dazu, Anerkennung, Liebe und Respekt zu erwerben. Ein Deal, der uns oft zu viel gekostet hat. Selbsterkenntnis und inneres Wachstum sollten jedoch nicht zum Selbstzweck werden, und Fürsorge, Liebe und Harmonie sind natürliche Wesensteile von uns, die auch jetzt noch gelebt sein wollen. Nur opfern wollen wir uns nicht mehr! Es ist ein reifer Ausdruck unseres Selbst, das Gewonnene wieder teilen und mit anderen ausleben zu wollen.

Lernen Sie, um Unterstützung zu bitten, wenn Ihnen bestimmte Aufgaben, die Sie für sinnvoll halten und die Ihnen Spaß machen, dann aber doch wieder zu viel werden. In Zukunft gilt es klar zu unterscheiden, was das eigene Motiv für den Einsatz für andere ist. Steckt wirklich Liebe oder die Lust zu teilen dahinter, oder erwarten Sie eine Gegenleistung? Auch das muss kein Problem sein, nur sollten Sie sich zumindest selbst

> Nur aus einem Überschuss heraus fließt unsere Energie auf natürliche Art von innen nach außen den anderen zu.

über Ihre Ansprüche im Klaren sein. Oder nährt Sie die Dankbarkeit der anderen noch so sehr, dass es sich dafür lohnt, Ihrer Gesundheit zu schaden? Gehen Sie Schuldgefühlen aus dem Weg, indem Sie anderen helfen?

Die Erfahrungen der vergangenen Zeit haben uns mehr als deutlich darauf aufmerksam gemacht, wie wichtig es ist, eine gesunde Balance einzuhalten. Nur aus einem Überschuss heraus fließt unsere Energie auf natürliche Art von innen nach außen den anderen zu. Je mehr wir uns um uns selbst kümmern, umso besser ist es letztlich auch für die anderen.

Ich bin davon überzeugt, dass Liebe, Mitgefühl und Helfenwollen durchaus zu uns gehören. Sicherlich haben viele Frauen auch aus diesem Grund einen helfenden Beruf gewählt. Dabei ist das Motiv selbstverständlich durchaus egoistisch: Es kann viel Freude machen und sehr befriedigend sein, andere Menschen bei tiefen Prozessen auf ihrem Weg zu unterstützen – sei es gesundheitlich oder auf ihrer inneren Reise zu sich selbst – und sich dabei auch selbst zu begegnen. Die Erfahrung, sich bei dieser Tätigkeit spirituell öffnen und über eigene Begrenzungen hinausgehen zu können, stellt eine zusätzliche erfüllende Komponente in solchen Berufsfeldern dar.

## Aussöhnung mit der Vergangenheit

Die Jahre des Wechsels sind wie eine Bergwanderung, die uns zu einem Gipfel führen wird. Wenn Sie ihn fast erreicht haben, lädt ein Plateau Sie zum Verweilen ein. Sie haben auf dem Weg nach oben viel erlebt und sind sich selbst näher gekommen, Sie fühlen sich kräftiger, selbstbestimmter und vitaler. Bestimmte Teile Ihres neuen Lebens sind schon sichtbar geworden.

Und trotzdem, vielleicht lastet Ihnen noch etwas auf der Seele, bevor Sie endgültig in den nächsten Lebensabschnitt eintreten können. Vieles hat sich geändert, vielleicht auch manches, das uns einst wert und teuer war. Einige Lebensstrukturen haben sich überholt, alte Muster aus der Vergangenheit sind bereinigt, und eine frühere Art des Fühlens haben wir hinter uns gelassen.

> Ein wichtiger Schlüssel liegt im Vertrauen, dass die Dinge gerade so richtig sind, wie sie sind.

Melancholie und Trauer über verpasste Gelegenheiten, Ungerechtigkeiten oder Schicksalsschläge kann uns dennoch überkommen. Kurz, ein Lebensabschnitt nähert sich seinem Ende, und ein Abschied steht an. Damit geht die Notwendigkeit einher, Unabgeschlossenes wirklich zu beenden und uns mit Vergangenem auszusöhnen.

Voraussetzung für eine positive Weiterentwicklung ist, dass wir den momentanen Zustand völlig akzeptieren. Ein wichtiger Schlüssel liegt im Vertrauen, dass die Dinge gerade so richtig sind, wie sie sind. Wenn wir Hindernissen in unserem Leben mit der inneren Einstellung begegnen, dass wir hinterfragen, wofür sie gut sind, nehmen wir sie als Teil unserer Lebensaufgaben an. So können wir Schwierigkeiten in unserem Leben konstruktiv begegnen und sie im Sinne von Wachstumsmöglichkeiten nutzen. Wir sollten die Notwendigkeit anerkennen, dass wir Erfahrungen machen müssen – gute wie schlechte.

> Erinnern Sie sich an Ihr großes Kraftpotential, und vergessen Sie nicht, dass jeder Engpass in Ihrem Leben die Quelle für ein fruchtbares Wachstum sein kann.

Dann ist es uns auch möglich, das Wollen, die Traurigkeit oder auch die Bitterkeit loszulassen und Ja zu dem jetzigen Moment sowie auch zu Vergangenem zu sagen. Erst dadurch können wir frei werden, alles zu empfangen, was das Herz begehrt. Auf diese Weise können wir uns einerseits freuen, wenn sich Wünsche und Lebensträume schließlich doch erfüllen, wir finden andererseits aber auch einen Sinn darin, wenn sie es nicht tun. Und wir können die Möglichkeit entdecken, unser Glück nicht von äußeren Umständen abhängig zu machen. In diesem Sinne haben wir es in unseren eigenen Händen!

Wenden wir uns also Vergangenem nochmals zu, begegnen wir Verlusten auf Grund von Schicksalsschlägen, unerfüllten Wünschen oder Verletzungen, die uns von anderen zugefügt wurden. Vielleicht tragen wir auch noch an Schuldgefühlen, die wir nach einem persönlichem Versagen anderen gegenüber entwickelt haben. Alle diese Erfahrungen bleiben letztlich Teile unseres Lebens. Manchmal stellen sie eine Last dar, die wir weiter tragen müssen. Aber wir können etwas dafür tun, dass wir uns von ihnen nicht länger beugen lassen oder bis zu unserem Lebensende gegen sie ankämpfen. Erinnern Sie sich an Ihr großes Kraftpotential, und vergessen Sie nicht, dass jeder Engpass in Ihrem Leben die Quelle für ein fruchtbares Wachstum sein kann.

»Vieles hätte besser in meinem Leben laufen können, wenn ich nicht mein Vermögen verloren hätte … wenn ich damals im Job nicht gemobbt worden wäre … wenn nicht mein Mann so früh gestorben wäre!« Das sind Sätze von Frauen, denen es noch nicht gelungen ist, die erlittenen Schläge in einen neuen Lebensplan zu integrieren und sie positiv für sich zu verarbeiten.

Behalten wir diese Sichtweise bei, bleiben wir Opfer des Schicksals und damit abhängig von den Handlungen anderer. Jetzt ist der Zeitpunkt gekommen, die Folgen solcher Ereignisse anzunehmen und auf dem Boden dieser Erfahrungen unserer weiteres Leben positiv zu gestalten. Schicksalsschläge sind nicht dazu da, uns für den Rest unseres Lebens unglücklich zu machen. Gefühle von Schmerz, Unerfülltheit oder Bitterkeit zu bescheren. Das Beste, was wir damit tun können, ist, sie als Wachstumschancen zu nutzen – auch wenn uns das oft nicht sofort einleuchtet. Aber im Rückblick können wir vielleicht das Gute erkennen, das daraus erwuchs. Oder wir können spätestens jetzt dafür sorgen, dass wir in der Zukunft noch davon ernten.

Sind wir jedoch unversöhnlich und können beispielsweise einem anderen Menschen etwas lange nicht vergeben, sollten wir Folgendes bedenken: Auf diese Art verpassen wir nur die vielen Möglichkeiten, uns dem Lebenssinn erneut anzuschließen. Wir müssen begreifen, dass unser Hauptproblem meist darin besteht, dass wir *uns selbst* nicht verzeihen können oder wollen. Damit sagen wir weiterhin Nein zu Geschehnissen, die einfach nicht mehr zu ändern sind, und sprechen jemand anders schuldig. Das hält die ungute Verbindung zwischen uns und den anderen weiter lebendig und schadet beiden Seiten. Verzeihen Sie sich also, dass Sie sich so lange zum Opfer von den Fehlern anderer gemacht haben! Bringen Sie den Mut dafür auf, sich selbst für schmerzhafte Umstände und für deren Folgen in die Verantwortung zu nehmen oder ihnen konstruktiv entgegenzutreten. So beginnt eine Erneuerung Ihres Selbst.

> Schicksalsschläge sind nicht dazu da, uns für den Rest unseres Lebens unglücklich zu machen.

215

Manche gefallen sich darin, sich für eigene Fehler endlos zu bestrafen. Aber stellen Sie sich vor: Sie bedauern etwas einem anderen Menschen gegenüber und möchten das wieder gutmachen. Was tun Sie? Vielleicht schreiben Sie einen Brief oder schicken zur Bitte um Entschuldigung einen wunderschönen Strauß Blumen. Und was tun Sie, wenn Sie sich selbst etwas zu vergeben haben?
Jeder verdient eine neue Chance, selbst Sie! Auch wenn manches, was wir falsch gemacht oder nicht gelebt haben, einfach nicht mehr zu ändern ist. So wie Defizite in der Kindheit trotz vieler Versuche nicht nachzuholen sind, so ist auch die Erkenntnis schmerzhaft, dass wir einiges definitiv verpasst haben. Vielleicht hatten wir nicht genug lustvollen Sex, vielleicht haben wir keine Kinder oder unser Studium nie abgeschlossen. Wir bedauern vielleicht die eine oder andere weit reichende Entscheidung oder Äußerung. Oder auch, dass wir geschwiegen haben, wo Worte nötig gewesen wären. Dies alles sind Ereignisse in unserem persönlichen Leben, die wir jetzt liebevoll verabschieden können, indem wir sie als Tatsachen in unserer Biografie annehmen und so das Hadern mit ihnen beenden.

Manchmal ist eine tiefe Angst oder ein hartnäckiges inneres Verbot, wirklich erfüllt und glücklich sein zu dürfen, hinter dieser Angewohnheit verborgen, bei dem man sich selbst, andere oder den Lauf des Lebens immer weiter für das eigene Unglücklichsein verantwortlich macht. Beides führt dazu, dass wir unser Leben nicht voll und ganz leben können. Dieser Angst oder diesem Verbot zu begegnen, ist dann Herausforderung und Chance zugleich. Ohne Risiko geht das Leben nicht weiter. Und im Risiko liegt die Möglichkeit, unser verletztes Selbst zu heilen.
Wenn es Ihnen kaum möglich ist, bedeutsame vergangene Themen loszulassen, sollten Sie sich Unterstützung holen – Sie sind es wert. Manchmal ist eine ehrliche Aussprache mit jemandem nötig, um Klarheit zu gewinnen. Denn erst wenn diese Schritte zur Abrundung der Vergangenheit vollzogen sind, werden wir frei für die nächste Phase unseres Lebens. Leider bleiben viele in diesem Irrgarten von Gefühlen wie Schuld, Scham und Angst stecken. Sorgen Sie selbst dafür, dass Sie nicht unnötig lange darunter leiden und damit die Freude und Lust, am Leben zu sein, weiter verschieben!

## Ausblick auf die Zeit danach

Biologisch betrachtet, verlieren wir mit der Menopause die Fähigkeit, Kinder zu gebären. Letztendlich gewinnen wir jedoch viel dazu: Der Vorgang des Gebärens ist nun ein innerer Prozess. Die langjährige Wandlung war wie eine Schwangerschaft. Aber jetzt ist sie da, die Geburt eines neuen Selbst! Nach der Menopause können wir die Früchte dieser intensiven Arbeit so richtig für uns selbst nutzen und auf vielfältige Weise kreativ ausdrücken.

> Viele von uns merken erst dann, wenn sie sich auf neue Abenteuer des Lebens eingelassen haben, dass sie wirklich auf einer anderen Ebene angekommen sind.

Wir fühlen uns voller Tatkraft und motiviert, unser Leben als Frau in den mittleren Jahren zu beginnen. Alte Wunden haben wieder eine Haut bekommen, überholte Rollen sind durch neue ersetzt. Viele von uns merken erst dann, wenn sie sich auf ungewisse Abenteuer eingelassen haben, dass sie wirklich auf einer anderen Ebene angekommen sind: Sie haben wieder ein festes Fundament unter ihren Füßen. Eine grundlegende Selbstakzeptanz macht uns frei für einen harmonischen Umgang mit dem Alltag. Denn hieraus resultiert eine tiefe Liebe zu uns selbst, zum Leben und zu anderen Menschen – gänzlich abgelöst von den negativen Stimmungen, wie sie aus einem mangelnden Selbstwertgefühl entstehen. Allmählich spüren wir nun auch, dass wir den Ballast der Vergangenheit tatsächlich hinter uns gelassen haben. Heilung braucht ihre Zeit. Ganz langsam wird sich ein Gefühl von Befreitsein durchsetzen und zu einer Selbstverständlichkeit werden.

Nach dem Loslassen von Vergangenem und mit Vertrauen in eine gute Zukunft haben wir unbekanntes Land betreten. Und dies nach einer langen Periode, in der wir den Boden unter unseren Füßen oft nicht recht spüren konnten. Eine weite Landschaft tut sich jetzt vor unseren Augen auf. Es ist hier sicherlich völlig anders als erwartet. Am Beginn der Reise haben wir nicht damit gerechnet, so zahlreiche Ausblicke, Möglichkeiten und Richtungen vor uns liegen zu haben, wie sie sich jetzt zeigen. Anfangs konnten wir uns oft überhaupt nicht vorstellen, was der Gewinn dieses vielleicht unerwünschten Prozesses sein sollte. Endlich können wir die Ergebnisse genießen: ein größeres Wissen darüber, wer wir sind, den Reichtum unserer Lebenserfahrung, den Kontakt mit unserer Kraft und Liebesfähigkeit, eine ungekannte oder wiedergewonnene innere Stabilität. Die Arbeit an uns selbst, die Befreiung eingebundener Energien durch Auflösung ungesunder Lebensmuster setzen sich in unserem Alltag in Freude, Risikobereitschaft und Dynamik um.

Die zweite Hälfte unseres Lebens gehört jetzt uns. Von der Möglichkeit befreit, Nachkommen zeugen zu können, setzen wir unser Potential wirklich für uns selbst ein. Kein Blut fließt mehr davon! Die Entlastung unseres Körpers äußert sich in großer innerer Stärke. Das ist das Geschenk der Menopause. In einem Alter, in dem Männer tendenziell eher abbauen, werden wir von der Natur noch einmal reich beschenkt. Mit dem Hintergrund an Erfahrungen, die wir in all den Jahren erworben haben, können wir einen Neustart als reife Frau wagen. Noch unbekannte Projekte warten auf uns. Packen wir sie an. Die Erweiterungen können mehr äußerlich und von Aktionen geprägt sein, genauso aber auch ganz still und leise tief im Inneren empfunden werden.

Unbekanntes Terrain will jetzt erkundet, Menschen wollen kennen gelernt werden. Nicht selten werden in und nach den Wechseljahren noch neue berufliche Karrieren oder Projekte angegangen. Bisher ungelebte Potentiale werden entdeckt und drängen nach Ausdruck. Manche meiner Patientinnen beginnen in diesem Alter sogar eine Ausbildung. Auffallend ist, dass Frauen offensichtlich einen großen Wunsch in sich spüren, ihre Erfahrungen jetzt weiterzugeben, und in dieser Aufgabe eine Berufung sehen. Sie fangen an, im weitesten Sinne gesellschaftliche Aufgaben zu übernehmen. Oder sich in Bereichen erproben, mit denen sie bisher noch nicht in Berührung waren. Sie belegen Kurse, um sich auf eine Weise auszudrücken, für die sie vorher keine Zeit hatten, beispielsweise gestalterisch oder körperlich.

Ist Ihnen noch nicht recht klar, was Sie mit Ihrer neu erworbenen Energie anfangen wollen, probieren Sie einfach verschiedene Sachen aus. Neugierde und Risikobereitschaft, auf Menschen und Projekte zuzugehen, führen zu noch nie erlebten, interessanten Erfahrungen. »Umwege« gehören dabei oft dazu, um genau das Feld zu entdecken, in das Sie Ihr Potential und Ihre Weisheit investieren möchten.

## Lust und Liebe

### Sexualität

Ein starkes gesellschaftliches Tabu umgibt den Bereich der Sexualität, wenn wir über 50 sind. Unsere Kinder glauben schon gar nicht mehr, dass Sex überhaupt noch eine Bedeutung für uns hat. Die meisten von uns machen sich natürlich Gedanken darüber, wie es wohl mit der Sexualität nach der Menopause weitergehen wird. Nach einer Lebensphase, in der wir vielleicht auf Grund von intensiven inneren Prozessen weniger an Sex interessiert waren oder mit einer trockenen Scheide zu tun hatten, befürchten wir eine weitere Abnahme, vielleicht sogar den Verlust unserer Lust. Dass die Lust der Frauen nach der Menopause normalerweise nachlässt, ist jedoch nur ein Vorurteil! Wenn Sie die Sexualität als Teil Ihres Lebens nicht verlieren wollen, werden Sie auch Ihre Libido nicht zwangsläufig verlieren. Frauen, die in ihrem Leben eine große sexuelle Vitalität genossen haben, werden diese meistens auch beibehalten.

> Dass die Lust der Frauen nach der Menopause normalerweise nachlässt, ist ein altes Vorurteil!

Durch eine Hormonverschiebung hin zu mehr Androgenen kann die Lust auf Sex bei einigen Frauen sogar zunehmen. Wundern Sie sich also nicht über pubertäre Anflüge während der Wechseljahre. Manche erlauben sich zum ersten Mal in ihrem Leben, ein »unanständiges Mädchen« zu sein. Vor allem Frauen, die allein leben, können ungeahnte Anflüge von Lebenslust erleben! Eine Patientin, die nach ihrer Scheidung zunächst in eine tiefe depressive Phase fiel, überrascht mich inzwischen immer wieder aufs Neue mit der Vielzahl ihrer Bewunderer und dem freien Ausleben ihrer Sexualität, die sie nun wirklich genießen kann. Dabei wird sie sich aber auch zunehmend alter Beziehungsmuster bewusst und kann diese mehr und mehr hinter sich lassen. In ihrer Spritzigkeit, ihrem Witz und Charme bezaubert sie die Männer mehr als viele junge Frauen – und hat dabei auch ihren neuen Lebenspartner gefunden.

Solange ältere Frauen aus ihrer Partnerschaft berichten, sie hätten nie vorher eine so erfüllte Sexualität erlebt wie jetzt im Alter von zum Beispiel 75 Jahren, brauchen wir uns grundsätzlich keine Sorgen um ein Nachlassen unserer sexuellen Vitalität zu machen!

Andere wiederum erzählen, dass ihre Lust mit den Wechseljahren entschieden abgenommen hat, ohne dass sie ihr hinterhertrauern. Frauen, die auch vor den Wechseljahren kein übermäßiges Interesse an der Sexualität hatten, werden häufig nach der Menopause noch ruhiger auf diesem Gebiet. Das unterschiedliche persönliche Erleben hängt natürlich sehr stark mit der Bedeutung zusammen, die wir jeweils unserer Sexualität geben.

Wie bereits erwähnt, stellt bei manchen Frauen eine zu trockene Scheide ein Hindernis für einen lustvollen Geschlechtsverkehr dar. Im entsprechenden Abschnitt des Kapitels »Chinesische Heilkunde« (Teil 3) finden Sie wertvolle Hinweise dazu, wie Sie mit diesem Problem umgehen können.

219

Viele Frauen berichten zudem, dass einige körperliche Reaktionen auf sexuelle Stimulierung abnehmen. Die Befeuchtung braucht länger, die Brüste schwellen bei Reizung nicht mehr so stark an, auch die Rötung der Haut vor dem Orgasmus, der so genannte Sex-Flush, lässt nach. Davon bleibt jedoch das Bedürfnis nach körperlicher Nähe und Sexualität unberührt. Auch auf das subjektive Erleben von Lust und Orgasmus haben diese Beobachtungen keine Auswirkung. Viele Frauen nach der Menopause empfinden ihre sexuelle Lust sogar intensiver als je zuvor. Da unsere Partner ebenfalls älter werden und auch sie im Allgemeinen von einer reduzierten Reaktionsfähigkeit betroffen sind, ist eine längere Anlaufphase die einzige Konsequenz. Ein langes Vorspiel, Zärtlichkeit und Nähe bereichern die Sexualität in einer Weise, wie sie sich viele Frauen sowieso schon lange gewünscht haben.

> Viele Frauen erlauben sich jetzt, ihre Sehnsüchte und erotischen Wünsche stärker auszuleben – ob sie sich in einer festen Partnerschaft befinden oder nicht.

Gerade bei uns Frauen ist die Verbindung zwischen Gebärmutter und Herz durch die Energiebahn des Bao Mai intensiver ausgeprägt als bei Männern. Dies ist sicherlich einer der Gründe dafür, dass viele Frauen eine tiefe Gefühlsverbindung brauchen, um mit einem Partner intim sein zu können. Die Herzenergie ist nach der Menopause noch deutlicher präsent – allgemein in unserem Leben und damit auch bei der Sexualität. Wir sind jetzt in der Lage, die Liebe noch tiefer und umfassender zu empfinden als je zuvor.

Nach der Menopause sind wir oft sehr viel mehr als früher in der Lage, erotische Freiheiten zu genießen. Vielleicht ist es die Erleichterung darüber, dass wir

> Wir erleben unsere Befriedigung nicht nur durch Ekstase, sondern genießen es auch, uns mehr Zeit für die körperliche Liebe, ausgedehnte Zärtlichkeiten und sinnliches Vergnügen zu nehmen.

nun nicht mehr ungewollt schwanger werden können, die uns offener und ungehemmter für das Erleben von Lust macht. Die neu gewonnene Selbstakzeptanz bietet zusätzlich einen größeren Freiraum: Es ist uns weniger wichtig als früher, was die anderen von uns denken. Damit öffnen sich Türen für ungewohnte sexuelle Erfahrungen. Alte Prüderie und Ängste verlieren ihre Macht über uns. Auch das erlaubt uns jetzt, unsere Sehnsüchte und erotischen Wünsche stärker auszuleben – ob wir uns in einer festen Partnerschaft befinden oder nicht. Unser erworbenes Selbstverständnis lässt uns unsere Lust viel entspannter und sinnlicher erleben. Wir erleben unsere Befriedigung nicht nur durch Ekstase, sondern genießen es auch, uns mehr Zeit für die körperliche Liebe, ausgedehnte Zärtlichkeiten und sinnliches Vergnügen zu nehmen. Dies ist eine zentrale Veränderung unserer Sexualität durch die Wechseljahre.

Die beschriebene freizügigere Denkart, die auf einer natürlichen Selbstsicherheit beruht, war für viele von uns vor den Wechseljahren nicht möglich. Für andere wiederum, die auf sexuellem Gebiet schon viel ausprobiert haben, können jetzt Werte wie Treue und Kontinuität in der Partnerschaft an Bedeutung gewinnen. Mehr und mehr tritt heute auch ein anderer Wandel in Erscheinung: Waren es früher hauptsächlich ältere Männer, die zu einer Partnerschaft mit einer jüngeren Frau tendierten, so genießen inzwischen immer mehr jüngere Männer die Souveränität, Sicherheit und Offenheit einer reiferen Partnerin.

Die folgende von den Cherokee-Indianerinnen überlieferte Übung ist ein wunderbarer Schlüssel, mit dessen Hilfe Sie Ihre sexuelle Ausstrahlung steigern und bis ins hohe Alter Genuss und Erfüllung in einem lebendigen und lustvollen sexuellen Akt finden können. Diese Übung ist in ihrer Wirkung sicherlich mit geheimen taoistischen Techniken vergleichbar, die bewusst die Energie im »Roten Zinnoberfeld« sammeln und anschließend den gesamten Körper mit dieser Kraft energetisieren.

### »Herzerwärmung«

Nehmen Sie sich regelmäßig Zeit und Ruhe für diese Übung. Dadurch kommen Sie in Kontakt mit Ihrer Sexualität, Sie werden sanft, empfangend und offen. Beginnen Sie damit, dass Sie Ihre Sinnlichkeit über den Atem und die Haut fühlen. Lassen Sie den Atem in Ihren Unterleib fließen, in das Zentrum Ihrer Lust, und verleihen Sie dem Atem Töne. Erregen Sie sich, wie Sie es am liebsten mögen. Steigern Sie Ihre Lust bis kurz vor dem Orgasmus, und halten Sie dann ein. Lassen Sie nun die gesammelte Energie durch die Mitte Ihres Körpers (chinesisch gesehen: durch den Bao-Mai-Meridian) nach oben in den Brust- und Herzraum fließen, und sammeln Sie dort die vibrierende Energie. Legen Sie Ihre Hände auf Ihr Herz und über Ihren Venushügel. Dehnen Sie Ihre gesammelte Energie so weit aus, bis das Herz überfließt. Lassen Sie diese sexuelle Liebeskraft in Ihrer Vorstellung als Licht und prickelnde Energie durch sämtliche Körperzellen rieseln. Überlassen Sie sich nach diesem »Herzorgasmus« Ihren Träumen. Erträumen Sie sich *Ihr* Bild von einer sexuell attraktiven, begehrenswerten und femininen Frau. (Sie können die Übung mehrmals hintereinander machen, um die Intensität zu steigern.)

## Weisheit des Herzens

Ungefähr zwei Jahre nach der Menopause sind die turbulenten Zeiten der Wechseljahre weit gehend abgeschlossen. Die Energien haben sich ausbalanciert, und die Veränderungen sind integriert. Die Symptome treten in der Regel nun zurück. Hitzewallungen, Schweißausbrüche, Schlafstörungen und Missstimmungen haben sich bei den meisten ins Nichts aufgelöst. Die Zeit der Irritation, Unsicherheit und vielleicht auch so mancher Verzweiflung ist vorbei. Nur wenige Frauen haben jetzt noch mit Wechseljahresbeschwerden zu tun. Für sie ist es wichtig, mit therapeutischer Hilfe entweder Energien aufzufüllen oder ein Zuviel auszuleiten – kurz: den Energiefluss im Ganzen zu harmonisieren. Ein Wandlungsprozess von mehreren Jahren liegt hinter uns, und bei guter Sorge für uns selbst ist es möglich, dass wir in den nächsten 10 bis 15 Jahren nicht wesentlich altern.

Die Möglichkeit unseres weiblichen Organismus, altes und heißes Blut auszuscheiden und sich dabei zu reinigen, ist vorbei. Zum ersten Mal seit unserer Kindheit brauchen wir kein überschüssiges Blut mehr zu bilden – eine enorme Entlastung, die wir als Energiezuwachs erleben. Das Blut, das vor der Menopause der Aufrechterhaltung unseres monatlichen Zyklus gedient hat, steht in seiner Kraft nun uns selbst zur Verfügung. Es geht dabei auch neue Wege: Nicht nur, dass die Zeit des Blut-Mangels vorbei ist, das Blut wird jetzt auch vermehrt dem Herzen zugeführt. Das Herz als Sitz unseres Geistes bekommt mehr Energie. Der Shen erhält eine Stabilität, Kraft und Ausstrahlung in unserem Leben wie niemals zuvor! Herzenswärme, Weisheit und ein klarer, vorausschauender Geist sind die Geschenke dieses neuen Lebensabschnitts. Vor allem aber ist das nun gut genährte Herz die Wohnstätte der Liebe. Diese kann ungetrübt und rein alle Ebenen durchdringen, vorausgesetzt, wir entscheiden uns bewusst für diesen Weg, der im weitesten Sinne eine spirituelle Möglichkeit ist.

> Herzenswärme, Weisheit und ein klarer, vorausschauender Geist sind die Geschenke dieses neuen Lebensabschnitts.

In vielerlei Hinsicht haben uns die Wechseljahre wachgerüttelt. Eine neue Sicherheit über unsere Identität beflügelt uns. Die Zeit der zermürbenden Selbstzweifel und Unsicherheiten und körperlichen Widrigkeiten gehört der Vergangenheit an. Wir können auf wichtige Lebenserfahrungen zurückblicken. Und dieses Wissen in unsere neuen Pläne mit integrieren. Aber auch falls wir schon immer sehr selbstbewusst waren, wird uns dieser Genuss, mehr in uns zu ruhen, nicht entgehen. Viele Frauen erleben die Zeit nach der Menopause als eine der besten und erfüllendsten ihres ganzen Lebens.

Wir alle wissen natürlich, dass es nicht nur heitere Sonnentage gibt, sondern auch graue Tage mit gelegentlichen dunklen Tiefen. Das gilt selbstverständlich genauso auch weiterhin. Doch können wir diesen Phasen vielleicht mit mehr Gleichmut begegnen als früher.

In diesem Lebensabschnitt kann unsere Weiblichkeit neu eingelöst werden. Denn trotz Erfüllung in der Familie, in unserer Rolle als Mutter und Partnerin haben die meisten von uns in der äußeren Welt – besonders in männlich dominierten Bereichen – deutlich zu wenig Anerkennung für ihre weiblichen Attribute bekommen. Weibliche Weisheit und Integrationsfähigkeit haben häufig keinen Platz in dieser oft rauen Welt. Der Drang, uns dennoch beweisen zu müssen, kann mit unserem neu gefundenen Selbstverständnis endlich aufhören. Wir wissen nun um unsere Kraft, unsere Klugheit, unsere Herzensweisheit, die Qualitäten unserer Weiblichkeit – und auch um unsere persönlichen Begrenzungen. Konkurrenz, Neid, falsche Ambitionen und innere Kämpfe, die wir nicht selten mit unseren Geschlechtsgenossinnen ausgetragen haben, fallen mehr und mehr von uns ab. Die Unsicherheit und Angst, eventuell nicht genug gesehen und anerkannt zu werden, wird durch ein reifes Selbstverständnis überflüssig.

> Der Drang, uns in dieser oft rauen Welt beweisen zu müssen, kann mit unserem neu gefundenen Selbstverständnis endlich aufhören.

Wie von selbst fließt uns jetzt mehr Selbstliebe, Selbstakzeptanz und Souveränität zu. Auch ein stärkeres Gefühl von Freiheit bestimmt von nun an unser Leben. Was andere über uns denken, beeinflusst uns lange nicht mehr so wie früher. Vor allem sind wir frei, das eigene Selbst zu sein und es auszuleben. Das inspiriert uns zu neuen Abenteuern, zu Dingen, die wir schon immer mal gerne machen wollen. Die Erlaubnis zu tun, was wir für richtig halten, geben wir uns jetzt selbst. Wir sind uns unseres Wertes und der Qualität, die wir als reife Frau der Welt hinzufügen können, deutlicher bewusst. Nicht umsonst wenden sich viele Frauen nach der Menopause öffentlichen und gesellschaftlichen Aufgaben zu.

Zum anderen haben wir die bisherige Rolle – die der »jungen Frau« – endgültig abgelegt und füllen sehr wach und bewusst eine neue aus, die von Weisheit und Liebe geprägt ist, von einer Kraft, die aus dem Herzen kommt.

Dies alles führt zu einer Sammlung unserer Energien, die nur möglich ist, weil wir uns von schwächenden Lebensmustern der jüngeren Jahre befreit haben: Da waren von Gier gesteuerte, impulsive Aktionen des Qi, die ein Auslaufen von gesammelten Kräften zur Folge hatten; oder störendes Hin- und Herüberlegen, was den Shen, unseren Geist, in ständige Unruhe brachte. Wenn wir uns auch in Zukunft gegen Eifersucht, Neid, Stolz, Gier und Zorn entscheiden und stattdessen der Welt lieber eine Portion Liebe und Mitgefühl hinzufügen, gelangen wir dadurch auf eine neue Bewusstseinsebene. Dann entwickelt sich ein nie da gewesener Gleichklang unserer wichtigsten Energien: der Essenz, des Qi und des Shen. Diese spirituelle Entwicklung nennen die Chinesen den »Großen Weg«.[57]

> Gelangen wir auf eine neue Bewusstseinsebene, findet sich ein nie da gewesener Gleichklang unserer wichtigsten Energien: der Essenz, des Qi und des Shen.

In vielen Kulturen wird den Frauen erst nach der Menopause erlaubt, am spirituellen Leben teilzunehmen. Wenn wir die Aussagen der chinesischen Medizin berücksichtigen, wird deutlich, dass in spiritueller Hinsicht tatsächlich eine neue Lebenszeit für uns anbricht.

Bis etwa zum Jahr 2010 kommen bei uns die Frauen der geburtenstarken Jahrgänge in die Wechseljahre. Sie werden in größtem Maße von dem Wissen und den Erfahrungen profitieren, welche die Frauen und Heilkundigen bis jetzt zusammengetragen haben. Auf uns alle kommt die Herausforderung zu, für die Frau in und nach den Wechseljahren kollektiv eine neue und positive Identität zu schaffen. Diese Aufgabe können wir zuerst nur für uns selbst erfüllen – letztlich kommen unsere Anstrengungen aber auch den folgenden Generationen zugute.

Wir sind in unserer Liebeskraft strahlend – zart und stark zugleich. Darin liegt die Essenz eines selbstbewussten, erfüllten und lebendigen Frauseins. Wir sind frei und im Einklang mit uns selbst. Wir schauen nicht nur erwartungsvoll in die Zukunft, sondern gestalten sie auch aktiv mit.

# ANHANG

## ANMERKUNGEN

### Teil 1

1 Lee, John R.: Natürliches Progesteron, S. 14
2 Love, Susan: Das Hormonbuch, S. 27
3 Lee, John R.: Natürliches Progesteron, S. 56
4 Love, Susan: Das Hormonbuch, S. 104, Fußnote 28
5 »Sexuality and well being study in women over 50« (wissenschaftliche Studie, 25. 6. 2001). www.organon.com (Zugriff 20. 11. 2002)
6 Love, Susan: Das Hormonbuch, S. 104
7 Lee, John R.: Natürliches Progesteron, Vorwort
8 Gespräch mit Wolfgang Gerz, Arzt für Naturheilkunde in München, am 16. 4. 2003
9 Wright, Jonathan V. & Gaby, Alan R.: The Patients Book of Natural Healing. Prima Lifestyles 1999, S. 30 f.
10 Gynecol-Tribune, Ausgabe 5/6, 2004, S.3: der zweite Arm der WHI-Studie, der allein die Wirksamkeit von Östrogenen an Frauen untersuchte, deren Gebärmutter bereits zuvor operativ entfernt worden war, wurde am 1.03.2004 ebenfalls vorzeitig beendet, da sich auch hier ein erhöhtes Schlaganfallrisiko abzeichnete.
11 The Lancelot, »Side effects of hormone-replacement-therapy«, Bd. 362, 9.8.2003, S.419
12 Koch, Klaus: »Weiterer Dämpfer für Hormonersatz«. Süddeutsche Zeitung vom 1. 7. 2003, S. V2/9
13 Shumaker, Sally A. & Legault, Claudine: »Estrogen plus Progestin and the Incidence of Dementia and Mild Cognitive Impairment in Postmenopausal Women«. Journal of the American Medical Association, Bd. 289 (28), 5/2003, S. 2651 – 2662
14 Arzneimittel-Schnellinformation vom 2. 9. 2002. Bundesamt für Arzneimittel und Medizinprodukte (BfArM)
15 Martin, Michael: Labor-Diagnostik für die Naturheilpraxis, S. 244 – 258
16 Bartl, Reiner: »Osteoporose: Eine unterschätzte Volkskrankheit«. Deutsches Ärzteblatt, Nr. 7 vom 15. 2. 2002, S. 3

### Teil 2

17 Kaptchuk, Ted J.: Das große Buch der chinesischen Medizin, S. 57
18 Wolfe, H. Lee: Managing Menopause Naturally. Boulder: Blue Poppy Press 1998, S. 33
19 Flaws, Bob: Schwester Mond, S. 18
20 Flaws, Bob: Schwester Mond, S. 19
21 Northrup, Christiane: Wechseljahre, S. 523
22 Stolzenberg, Regina: »Frauen – willige Opfer der Medizin« (Vortrag vom 1. 9. 1998). www.datadiwan.de
23 Lyttleton, Jane: »Topics in menopause – part I«. Journal of Chinese Medicine, No 33, May 1990, S. 5

### Teil 3

24 Northrup, Christiane: Wechseljahre, S. 490
25 Hambrecht, Rainer: »Effects of exercise on coronary endothelial function«. The New England Journal of Medicine, No. 7, Vol. 342, 17. 2. 2000, S. 454 – 460
26 Martinsen, E. W: »The benefits of exercise for the treatment of depression«. Sports Medicine, 9 (6), 1990, S. 380 – 389

27 Daiker, Ilona & Kirschbaum, Barbara:
Die Heilkunst der Chinesen, S. 167

28 Daiker, Ilona & Kirschbaum, Barbara:
Die Heilkunst der Chinesen, S. 257

29 Furth, Charlotte: A Flourishing Yin.
Berkeley, Los Angeles, London: University of California Press 1999, S. 59

30 Bensky, Dan & Barolet, Randall:
Chinesische Arzneimittelrezepte und
Behandlungsstrategien. Kötzting:
Verlag für Ganzheitliche Medizin
Dr. Erich Wühr 1996, S. 293

31 Hörfunknachrichten von Bayern 5,
24. 1. 2003

32 Interview mit Prof. Ingrid Gerhard,
Leiterin der Ambulanz für Naturheilkunde der Uni-Frauenklinik Heidelberg.
www.wundoc.de (Zugriff 23. 7. 2003)

33 Informationen über Phytohormone in
Nahrungsmitteln des WDR vom 16. 10.
2001. www.hobbythek.de, Tabelle C

34 Potter, S. M.: »Soy protein and isoflavones: Their effects on blood lipids and
bone density«. Am. J. Clin. Nutr., 68
(6 Suppl.), Dec. 1998, S. 1375 – 1379.
www.schering.de

35 Kleine-Gunk, Bernd: Phytoöstrogene,
S. 38 – 42

36 www.phytohormone.de

37 Boblitz, Normann: »Therapie klimakterischer Beschwerden mit Cimicifuga
racemosa: Erkenntnisse zu Wirkung und
Wirksamkeit«. Journal für die Menopause 3/2002, S. 26

38 Z. B. Cefakliman, Klimadynon,
Remifemin

39 Vortrag Isaac Cohen, Tagung Rothenburg: »Breast cancer and menopause«
am 19. 5. 2004

40 Am bekanntesten sind Agnolyt, Mastodynon, Agnocaston

41 Madejsky, Margret: »Wenn die Hormone
verrückt spielen«. Naturheilpraxis 9/1999,
S. 1326. www.natura.naturans.de

42 Kaptchuk, Ted: Das große Buch der
chinesischen Medizin, S. 50

43 Wolfe, Lee: Managing Menopause
Naturally. Boulder: Blue Poppy Press
1998, S. 121

44 Madejsky, Margret: »Wenn die Hormone
verrückt spielen«. Naturheilpraxis 9/1999,
S. 1326. www.natura.naturans.de

45 Dahlke, Margit und Rüdiger & Zahn,
Volker: Frauenheilkunde, S. 374 – 383

46 Lorenzen, Udo: »Nüke Baiwen –
100 Fragen zur Frauenheilkunde«.
Naturheilpraxis, 2/2003, S. 192

47 Li, Christine & Krautwald, Ulja: Der Weg
der Kaiserin, S. 90 – 101

48 Li, Christine & Krautwald, Ulja: Der Weg
der Kaiserin, S. 90 – 101

49 Braunwald, Eugene & Fauci, Anthony
S. & Kasper, Dennis L. & Hauser, Stephen
L. & Longo, Dan L., Jameson, J. Larry:
Harrison's Principles of Internal
Medicine. McGraw-Hill 1998, S. 969

50 Lyttleton, Jane: »Topics in menopause –
part II«. Journal of Chinese Medicine,
No 34, Sept. 1990, S. 5

51 Gaby, Alan R. & Wright, Jonathan V:
»Knochengesundheit und Nutrienten«.
Anregungen aus der nutritionalen
Medizin (Blätter in loser Folge, hg. von
der Gomm), Artikel Nr. 1., 1988

52 Lyttleton, Jane: »Topics in menopause –
part II«. Journal of Chinese Medicine,
No 34, Sept. 1990, S. 5

53 Temelie, Barbara: Ernährung nach den
Fünf Elementen, Anhang

54 Pitchford, Paul: Healing with Whole
Foods, S. 256

**Teil 4**

55 Northrup, Christiane: Wechseljahre, S. 44

56 Seiwert, Lothar: Wenn Du es eilig hast,
gehe langsam. Frankfurt: Campus 2001

57 Cleary, Thomas: Vitality, Energy, Spirit,
S. 73 – 75

# Glossar

**Maßeinheiten:**

| | |
|---|---|
| µg/l | Mikrogramm pro Liter (Progesteron) |
| ng/ml | Nanogramm pro Milliliter (Testosteron) |
| pg/ml | Pikogramm pro Milliliter (Östrogene) |
| U/l | Units pro Liter (LH, FSH) |

**Abrasio:** Ausschabung der Gebärmutterschleimhaut nach Öffnen des Gebärmuttermundes, eventuell um krankhafte Schleimhaut zu entfernen, welche die Ursache für übermäßige Blutungen sein kann.

**Akupunkturpunkte:** auf den →Meridianen Energiesammelpunkte, die sich durch Druck und Nadeln stimulieren lassen (siehe Teil 3 »Die Fünf Säulen der Heilung: Akupunktur«).

**Alter:** →Senium.

**Amenorrhoe:** eine für mehr als drei Monate ausbleibende Menstruation.

**Anämie:** so genannte Blutarmut, die sich vor allem durch einen Mangel an roten Blutkörperchen und des roten Blutfarbstoffs auszeichnet. Auch der Anteil der zellulären Bestandteile am gesamten Blutvolumen kann verringert sein. Eine Anämie wird durch allmählichen Leistungsabfall, Müdigkeit und Atemnot spürbar.

**Androgene:** Hormone, die die Entwicklung männlicher Geschlechtsmerkmale fördern. Bei der Frau werden sie in den Eierstöcken, in der Nebennierenrinde, im Fettgewebe, in der Leber und in der Haut gebildet. Sie sind auch als Vorstufe zur Bildung von Östrogenen unentbehrlich.

**anovulatorischer Zyklus:** weiblicher Zyklus ohne Eisprung.

**antioxidativ:** eine antioxidative Reaktion macht →Sauerstoffradikale unschädlich. Zu den Substanzen, die im Körper antioxidativ wirken, gehören unter anderen die Vitamine C, D, E, Betacarotin, Coenzym Q 10, Selen und Zink. Frisches Gemüse und Obst versorgen uns am reichhaltigsten mit antioxidativen Substanzen.

**außerordentliche Leitbahnen:** unpaarige, spezielle →Meridiane, die mit Qi und Blut, in erster Linie aber mit Essenz gefüllt sind und wesentlich zur energetischen Versorgung des Körpers mit Essenz beitragen. Sie entspringen der Niere und dienen dem Körper als Energiereservoir. Außerdem sind sie in der Lage, energetische Ungleichgewichte teilweise auszugleichen. Dadurch bewahren sie den Körper vor Krankheit.

**außerordentliche Meridiane:** →außerordentliche Leitbahnen.

**außerordentliche Organe:** haben in der TCM die Form eines Yang-Organs und gleichzeitig die Speicherfunktion eines Yin-Organs (→Organe, →Energiesysteme). Zu ihnen gehören zum Beispiel die Gebärmutter, das Gehirn und das Knochenmark.

**Bao Luo:** kleine Leitbahnen, die zum Netz der →außerordentlichen Leitbahnen gehören und die Niere mit der Gebärmutter verbinden.

**Bao Mai:** →außerordentliche Leitbahn, die Herz und Gebärmutter verbindet und als Aspekt des →Chong Mai angesehen wird.

**bioidentisch:** dem Naturgemäßen in seiner Molekularstruktur gleich, jedoch künstlich hergestellt.

**bioidentische Hormone:** Nachbildungen von Hormonen aus natürlichen oder künstlichen Stoffen. In ihrem Aufbau sind sie mit den körpereigenen Hormonen identisch (siehe Teil 1 »Hormonersatztherapie: Ersatzhormone«).

**biphasisch:** in zwei Phasen; bezieht sich in diesem Buch auf die Menge der Hormonausschüttungen innerhalb eines Monats. In der ersten Zyklushälfte dominieren die →Östrogene, in der zweiten herrscht das →Progesteron vor.

**Blut (chin. Xue):** vom chinesischen Verständnis her zirkuliert das Blut nicht nur in den Blutgefäßen, sondern als Energieaspekt auch in den →Meridianen (siehe Teil 2 »Das Energiepotential: Qi, Blut und Säfte«).

**Blutung:** →Menstruation.

**Calcitonin:** senkt den Calciumspiegel im Blut und ist der Gegenspieler des →Parathormons.

**Chong Mai:** →außerordentliche Leitbahn, die auch als »Gefäß des kräftigen Aufsteigens« bezeichnet wird und mit Blut und Essenz gefüllt ist. Seine Funktion im Allgemeinen ist die Verteilung der Essenz im gesamten Körper, im Speziellen die Regulation des weiblichen Zyklus.

**Cortisol:** wichtigstes Hormon der Nebennierenrinde.

**Demenz:** Folge von Gehirnveränderungen; Symptome sind Gedächtnis-, Orientierungs- und Denkstörungen, die mit Veränderungen der Persönlichkeit einhergehen können. Die Alzheimer-Krankheit ist eine der bekanntesten Erkrankungen, die zu Demenz führen.

**DHEA:** Dehydroepiandrosteron ist ein natürliches Steroid aus der Nebenschilddrüse. Es dient als Vorläufersubstanz für Cholesterol und sämtliche Hormone und wird daher auch als »Mutter aller Hormone« bezeichnet.

**Doppelblindstudie:** damit nicht durch Voreingenommenheiten bestimmte Ergebnisse entstehen, werden bei dieser Art der wissenschaftlichen Studie die Beteiligten auf zweifache Art in Unwissenheit gehalten: 1. Die Versuchspersonen wissen nicht, welcher Versuchsgruppe sie zugeteilt wurden, z. B. ob sie ein tatsächlich wirksames Medikament bekommen oder ein Scheinmedikament (Placebo; Vergleichsgruppe). 2. Die Forscher wissen zur Zeit der Untersuchungen ebenfalls nicht Bescheid über diese Zuordnungen (Datenverschlüsselung).

**Endometriumkrebs:** bösartiger Tumor an der Gebärmutterschleimhaut.

**Energiesysteme:** in der TCM eine andere Bezeichnung für die Organsysteme bzw. die →inneren →Organe, die übergreifende Funktionen im Körper, für die Seele und den Geist haben.

**Entzugsblutung:** auch Hormonentzugsblutung. Tritt bei Einnahme der Pille und bei der Hormonersatztherapie auf, wenn es sich um eine →biphasische Hormontherapie handelt (durchgehende Einnahme von →Östrogenen; erst in der zweiten Zyklushälfte kommen →Gestagene für 12 Tage hinzu).

**Erythrozyten:** rote Blutkörperchen.

**Essenz (chin. Jing):** siehe Teil 2 »Das Energiepotential: Essenz«.

**Feuchtigkeit (chin. Shi):** einer der bioklimatischen, äußeren Faktoren (→Fülle), die zu Krankheiten führen können. Feuchtigkeit hat Yin-Charakter und ist bei vielen chronisch verlaufenden Krankheiten beteiligt. Sie bevorzugt untere Körperregionen und drückt sich bei Frauen oft durch vaginalen Ausfluss aus.

**Feuer (chin. Huo):** Form von innerer →Hitze. Der Begriff wird in der chinesischen Medizin in unterschiedlichen Zusammenhängen verwendet. In diesem Buch wird Feuer oft synonym mit Hitze benutzt und taucht als Ausdruck der Disharmonie von →Yin und →Yang in Form eines →Leere-Feuers auf (siehe Teil 2 »Energieflüsse: Die Feuer-kraft der Frau«).

**Follikel:** bläschenförmige Umhüllung der Eizelle. Zu Beginn des menstruellen Zyklus reifen mehrere im Eierstock befindliche Follikel heran. Am 5. bis 7. Tag ist die Auswahl eines dominanten Follikels abgeschlossen. Dieser entwickelt sich zum so genannten »Graafschen Follikel«, der dritten Stufe der Follikelentwicklung kurz vor dem Eisprung. Er ist zwischen 1,8 und 2,2 cm groß und daher durch Ultraschall sehr gut darstellbar. Beim Eisprung (→LH) reißt die höchste Stelle der Follikelwand ein, und die Eizelle wird herausgeschwemmt.

**follikelstimulierendes Hormon:** →FSH.

**FSH:** follikelstimulierendes Hormon. Es wird im Hypophysenvorderlappen (→Hypophyse) gebildet und spielt eine entscheidende Rolle im Menstruationszyklus. Seine Ausschüttung bewirkt die Reifung des →Follikels und damit die Östrogenbildung im Follikel.

**Fülle (chin. Shi):** ein diagnostisches Merkmal in der TCM. Bezeichnet ein Übermaß-Muster. Es ist entweder durch einen krank machenden äußeren Faktor (Wind, →Hitze, →Kälte, Trockenheit, →Feuchtigkeit) verursacht bzw. gekennzeichnet oder durch eine übermäßige Aktivität der betroffenen Person oder aber durch Blockierung verschiedener Energieaspekte im Körper (→Yin, →Yang, →Qi, →Blut, Schleim). Übermaß-Muster treten häufiger akut als chronisch auf. Sie können sich in einer lokalen Körperregion, in einem Organsystem oder im gesamten Organismus abspielen.

**Gefäße:** werden in diesem Buch nicht als Blutgefäße, sondern im chinesischen Sinne als Gefäße der Energie verstanden (→Meridiane).

**Gelbkörper:** entsteht nach dem Eisprung aus dem zurückgebliebenen →Follikel.

Er bildet →Östrogene und das Gelbkörperhormon →Progesteron.

**Gelbkörperhormon:** das im →Gelbkörper gebildete Hormon heißt →Progesteron. Häufig wird es auch als Gelbkörperhormon bezeichnet.

**Gestagen:** synthetisch hergestelltes →Progesteron. Im alltäglichen Sprachgebrauch werden die Begriffe Progesteron und Gestagen häufig durcheinandergebracht.

**Glykogen:** tierische Stärke, energiereiches →Polysaccharid, das in fast allen Körperzellen, vor allem in der Leber und in den Muskeln vorkommt.

**GnRH (engl. gonadotropin releasing hormone):** Gonadotropin freisetzendes Hormon, das im →Hypothalamus ausgeschüttet wird. Es steuert die Freisetzung von →FSH und →LH.

**Hämoglobin:** Farbstoff der roten Blutkörperchen.

**Hitze (chin. Re):** einer der krank machenden klimatischen Faktoren (→Fülle), die von außen in den Körper eindringen können. Hitze ist ein Yang-Phänomen, da sie heiß und aktiv ist. Sie führt zu Hitzeempfindungen des Körpers. Im Gegensatz zum →Feuer, das sich mehr auf innere Prozesse bezieht, wird der Begriff Hitze oft für einen von außen kommenden Einfluss verwendet. Beide Begriffe werden jedoch auch häufig synonym verwendet.

**Hohlorgane:** →Organe.

**Hormon (griech. hormao: antreiben, anregen):** Botenstoff.

**HRT (engl. hormone replacement therapy):** Hormonersatztherapie.

**Hun:** Seelenaspekt der Leber (s. Teil 2 »Energetische Disharmonien: Qi-Stagnation«).

**Hypophyse:** ein eng mit dem →Hypothalamus verbundenes endokrines Organ im Gehirn. Hier werden die für die Regulation des Menstruationszyklus wichtigen Hormone

→LH und →FSH gebildet und ausgeschüttet.

**Hypothalamus:** ein Teil des Zwischenhirns, dessen Aufgabe die übergeordnete Regulation von Körpertemperatur, Blutdruck, Atmung usw. ist. Im Hypothalamus werden auch hormonell wirksame Substanzen wie das →GnRH gebildet, die eine regulative Wirkung auf den Menstruationszyklus haben.

**innere Organe:** in der chinesischen Medizin und daher auch in diesem Buch: die so genannten Yin-Organe (→Organe; siehe Teil 2 »Das Himmlische Wasser: Die Gebärmutter und die inneren Organe«).

**Jing:** Essenz.

**Kälte (chin. Han):** 1. einer der krank machenden klimatischen Faktoren (→Fülle), die von außen in den Körper eindringen können. Kälte *von außen* kann beispielsweise zu Erkältungen oder Grippe führen. Dringt Kälte tiefer in den Körper in die →Meridiane ein, kommt es zu einer Verlangsamung des Energieflusses von →Qi und →Blut. 2. *Innere* Kälte kann durch eine Schwächung der Yang-Energie (Yang-Mangel), also durch einen Mangel an Aktivität und Wärme entstehen. Die Niere ist das Organsystem, das am häufigsten von einem Yang-Mangel betroffen ist. Sie besitzt als Quelle des Yang das größte aktive Potential.

**kanzerogene Substanz:** Substanz, von der eine krebsfördernde Wirkung auf den Körper ausgeht.

**klimakterisches Syndrom:** die Gesamtheit typischer Beschwerden in den Wechseljahren.

**Klimakterium:** wie Wechseljahre: der Zeitabschnitt vom Beginn der →Prämenopause bis zum Ende der →Postmenopause.

**Kohlehydrat:** aus Kohlenstoff, Sauerstoff und Wasserstoff zusammengesetzte organische Verbindung. Wir nehmen Kohlehydrate in unserer Nahrung als Zucker, Stärke oder Zellulose zu uns.

**Kollagengehalt der Haut (griech. kolla: Leim):** Gerüsteiweiße, also Stützsubstanzen der Haut.

**konjugierte Hormone:** aus dem Harn schwangerer Stuten gewonnene Hormone (siehe Teil 1 »Hormonersatztherapie: Ersatzhormone«).

**Kraftsuppe:** auch Kraftbrühe genannt. Rezepte siehe Teil 3 »Die Fünf Säulen der Heilung: Chinesische Heilkräutertherapie« und »Die heilende Kraft der Nahrung: Natürliches Anti-Aging«.

**Leere:** →Mangel.

**Leere-Feuer, Leere-Hitze:** siehe Teil 2 »Energetische Disharmonien: Blut- und Yin-Mangel« und »Energieflüsse: Die Feuerkraft der Frau«.

**Leitbahnen:** →Meridiane.

**LH:** luteinisierendes Hormon. Es bewirkt die zur Zyklusmitte hin notwendigen Veränderungen am →Follikel, die einen Eisprung ermöglichen.

**luteinisierendes Hormon:** →LH.

**Mangel (chin. Xu):** ein diagnostisches Merkmal in der TCM. Bezeichnet ein Mangel-Muster. Es ist durch eine ungenügende Aktivität von →Qi, →Blut, →Yang oder →Yin geprägt. Diesen Energieaspekten ist eine optimale Erfüllung ihrer Aufgaben nicht mehr möglich. Als Kennzeichen gelten ein blasses Gesicht, eine leise Stimme, flache Atmung, spontane Schweißausbrüche, eine blasse Zunge und ein schwacher Puls. Dieser auch als Leere bezeichnete Zustand bezieht sich meistens auf ein oder mehrere Organsysteme.

**Mastopathie:** zwischen dem 35. und 50. Lebensjahr recht häufig auftretende Umbauprozesse in den Brustdrüsen, die mit knotigen Verhärtungen und Spannungsschmerzen

– meist vor der Menstruation – einhergehen. Aus westlich-medizinischer Sicht nimmt man an, dass das Ungleichgewicht zwischen Östrogenen und Progesteron eine entscheidende Rolle als Ursache spielt. Erst bei Stufe II und III geht man von einem leicht erhöhten Krebsrisiko aus.

**Menarche:** erste Regelblutung bei jungen Mädchen.

**Menopause:** siehe zu Beginn dieses Buches »Wechseljahre – was ist das eigentlich genau?«

**Menstruation:** monatliche Regelblutung der Frau, auch Periode genannt.

**Meridiane:** in der TCM Leitbahnen im Körper, durch welche die Energien fließen. Auf ihnen liegen auch alle →Akupunkturpunkte.

**Ming Men:** siehe Teil 2 »Energetische Disharmonien: Qi- und Yang-Mangel«.

**Mitte:** üblicher Begriff der chinesischen Medizin, der die zentrale Bedeutung der Verdauungsorgane – vor allem von Magen und Milz – hervorhebt und die gesamten Funktionen der Verdauung in diesem Begriff mit einschließt. Im westlichen Verständnis gehören dazu auch die Bauchspeicheldrüse und die Leber(siehe Teil 2 »Energetische Disharmonien: Qi- und Yang-Mangel«).

**Myome:** gutartige, aus Muskelfasern bestehende Knoten, die an oder in der Gebärmutter auftreten und →östrogensensitiv sind. Treten selten alleine auf. Bilden sich nach der →Menopause zurück.

**Nahrungs-Qi:** von der Milz aus der Nahrung gewonnener Qi-Aspekt.

**natürliche Hormone:** 1. körpereigene Hormone; 2. →Phytohormone; 3. oft (in Abgrenzung zu →synthetischen Hormonen) für die →bioidentischen Hormone verwandter Begriff (siehe Teil 1 »Hormonersatztherapie: Ersatzhormone«).

**Nebennieren:** endokrines paariges Organ, das auf den Polen der Nieren aufliegt.

**Nebennierenrinde:** äußerer Teil der →Nebennieren, der eine eigene endokrine Funktion im Organismus hat. Hier werden neben anderen wichtigen Hormonen die →Androgene gebildet.

**Neoplasie:** Neubildungen von Gewebe, die gut- oder bösartig sein können und oft zu Wucherungen neigen.

**Ödem:** Wasseransammlung im Gewebe. Tritt häufig an den Beinen, in den Brüsten und unter den Augen auf.

**Organe:** werden in der chinesischen Medizin in drei Gruppen unterschieden: die inneren Speicher- oder Yin-Organe (Zang), die äußeren Hohl- oder Yang-Organe (Fu) und die →außerordentlichen Organe (→Energiesysteme).
Als Yin-Organe werden Leber, Herz, Milz, Lunge und Niere bezeichnet. Sie unterscheiden sich von den Yang-Organen Gallenblase, Dünndarm, Magen, Dickdarm und Blase durch ihre Aufgaben: Während die Yin-Organe Energien produzieren, regulieren und speichern, empfangen die Yang-Organe die Nahrung, spalten und absorbieren sie und befördern die unbrauchbaren Anteile zur Ausscheidung weiter.
Darüber hinaus hat jedes Organ einen Yin- und einen Yang-Aspekt. Dies zeigt sich z. B. in Störungsmustern wie Nieren-Yin-Mangel oder Nieren-Yang-Mangel.

**Organsysteme:** →Energiesysteme, →Organe.

**Osteoblasten:** knochenaufbauende Zellen (siehe Teil 1 »Die Jahre des hormonellen Wandels: Mögliche Beschwerden: Osteoporose«).

**Osteocalcin:** Protein der Knochenmasse. Es wird von den →Osteoblasten gebildet und bindet Calcium im Knochen. Marker für osteoblastische Aktivität und damit für die Knochendichtemessung.

**Osteoklasten:** knochenabbauende Zellen (siehe Teil 1 »Die Jahre des hormonellen Wandels: Mögliche Beschwerden: Osteoporose«.

**Osteoporose:** Knochenerkrankung, die durch Verminderung der absoluten Knochenmasse definiert ist. Sie führt zu gehäuften Knochenbrüchen und kommt bei Frauen viermal so häufig vor wie bei Männern. Man unterscheidet zwischen der postmenopausalen Osteoporose mit Wirbelkörpereinbrüchen (Witwenbuckel) und der einfachen, »senilen« Form, bei der Schenkelhalsbrüche häufig sind (siehe Teil 1 »Die Jahre des hormonellen Wandels: Mögliche Beschwerden: Osteoporose« und Teil 3 »Chinesische Heilkunde: Osteoporose«).

**Östradiol:** das biologisch stärkste körpereigene →Östrogen unseres Körpers. Es wird überwiegend in den Eierstöcken gebildet. Nach der Menopause geht die Bildung von Östradiol drastisch zurück (siehe Teil 1 »Der weibliche Zyklus: Die Kraft der Hormone«).

**Östriol:** eines der drei →Östrogene. Es wird in der Schwangerschaft von der Gebärmutter verstärkt gebildet (siehe Teil 1 »Der weibliche Zyklus: Die Kraft der Hormone«).

**Östrogene (griech. das Leidenschaft Erregende):** das wichtigste weibliche Geschlechtshormon. Es wird vor allem in den Eierstöcken, aber auch im Körperfett, in der Leber und in geringen Mengen in der Nebennierenrinde gebildet. Die drei verschiedenen körpereigenen Östrogene sind →Östradiol, →Östron und →Östriol. Ihr Wirkungsfeld ist groß: Sie beeinflussen die Entwicklung der weiblichen Geschlechtsorgane (Eierstöcke, Gebärmutter, Eileiter, Vagina, Brüste) und unterstützen Vorgänge wie die Follikelreifung, den Aufbau der Gebärmutterschleimhaut (gemeinsam mit dem →Progesteron) und den Eitransport in die Gebärmutter. Außerdem sind sie für die Bildung des Fettpolsters in der Unterhaut und damit der weiblichen Körperform verantwortlich. Im psychischen Bereich heben sie die Stimmungslage an (siehe Teil 1 »Der weibliche Zyklus: Die Kraft der Hormone«).

**östrogensensitiv:** empfindlich auf Östrogenschwankungen reagierend. Östrogensensitivität tritt an der Scheide und am Blasenausgang in bestimmten Geweben auf, die sich bei geringer Östrogenzufuhr verdünnen und dann zu Austrocknung neigen.

**Östron:** eines der drei →Östrogene. Nach der →Menopause wird Östron zum vorherrschenden Östrogen des weiblichen Körpers (siehe Teil 1 »Der weibliche Zyklus: Die Kraft der Hormone«).

**Ovarien:** Eierstöcke.

**Parathormon:** in der Nebenschilddrüse gebildetes Hormon, das für die Aufrechterhaltung eines gleichbleibenden Calciumspiegels im Blut sorgt. Steigert den Knochenabbau und damit die Tätigkeit der →Osteoklasten. Wird als Marker für die Knochendichtemessung verwendet.

**Perimenopause:** siehe zu Beginn dieses Buches »Wechseljahre – was ist das eigentlich genau?«

**Periode:** →Menstruation.

**persistierender Follikel:** ein nicht gesprungener →Follikel, der seine endokrine Funktion (Ausschüttung von →Östrogen) über längere Zeit aufrechterhält und damit zu einem verstärkten Aufbau der Gebärmutterschleimhaut führt. Aus diesem Grund kommt es zu verlängerten Blutungen, die typischerweise in Dauerblutungen münden.

**Phytohormone:** siehe Teil 3 «Phytohormone«.

**Phytoöstrogene:** siehe Teil 3 «Phytohormone«.

**Plazenta:** »Mutterkuchen« oder »Nachgeburt«: Gewebe in der Gebärmutter, das nach einer Geburt abgestoßen wird.

**PMS:** →prämenstruelles Syndrom.

**Polysaccharid:** hochmolekulares →Kohlehydrat.

**Postmenopause:** siehe zu Beginn dieses Buches »Wechseljahre – was ist das eigentlich genau?«

**Prämenopause** siehe zu Beginn dieses Buches »Wechseljahre – was ist das eigentlich genau?«

**prämenstruelles Syndrom (PMS):** tritt bei vielen Frauen einige Tage vor der Menstruation auf und besteht aus Symptomen wie Reizbarkeit oder Niedergeschlagenheit, gespannten Brüsten, Wasseransammlungen im Körper, Gewichtszunahme, Migräne, Verstopfung oder Durchfall (siehe Teil 2 »Das Himmlische Wasser: Das prämenstruelle Syndrom«, »Energieflüsse: Das Ende des Himmlischen Wassers« und »Energieflüsse: Verknotungen der Energieflusses«).

**Progesteron:** auch Gelbkörperhormon genannt; das wichtigste Hormon, das vom →Gelbkörper gebildet wird. Es entwickelt seine Wirkung vor allem in der zweiten Hälfte des weiblichen Zyklus. Es bereitet den Organismus auf eine Schwangerschaft vor und hält eine eventuelle Schwangerschaft aufrecht. Seine Wirksamkeit lässt die Körpertemperatur steigen – ein Effekt, der diagnostisch bei der Basaltemperaturmethode genutzt wird (siehe Teil 1 »Der weibliche Zyklus: Die Kraft der Hormone« und »Kann man die Wechseljahre messen?«).

**Prolaktin:** weibliches Hormon, das die Brustdrüse stimuliert und die Milchbildung mit in Gang setzt.

**psychotrop:** anregende oder dämpfende Wirkung auf die Psyche.

**Pyridinolin-Crosslinks:** zuverlässiger Parameter bei der laborchemischen Analyse zur Bestimmung von Knochenabbau. Es handelt sich um Querverbindungen von Kollagenfasern des Knochens und der Knorpel, die über den Urin in einer Menge ausgeschieden werden, die mit dem Schweregrad der Osteoporose zusammenhängt.

**Qi:** siehe Teil 2 »Das Energiepotential: Qi, Blut und Säfte« und »Energetische Disharmonien: Qi- und Yang-Mangel«.

**Ren Mai:** →außerordentliche Leitbahn, die auch als »Gefäß der Empfängnis« bezeichnet wird.

**Resorption:** das Aufnehmen flüssiger oder gelöster Stoffe in die Blut- oder Lymphbahn.

**Sauerstoffradikale:** vom Sauerstoff abgeleitete energiereiche Verbindungen, die aggressiv auf den Organismus einwirken. Sie entstehen vermehrt bei psychischem Stress, Sauerstoffmangel oder -überschuss, durch Rauchen, Alkohol, Infektionen und andere Auslöser.

**Schwäche:** in der TCM häufig gleichbedeutend mit →Mangel oder Leere.

**Senium:** hohes Alter; beginnt bei der Frau hormonell betrachtet nach dem Absinken von →LH und →FSH, die während des →Klimakteriums zu hohen Werten aufgestiegen sind. Der Beginn des Seniums hat sich in unserer Kultur nach hinten verschoben und liegt jenseits des 65. Lebensjahres (siehe Teil 1 »Die Jahre des hormonellen Wandels: Hormonmangelsyndrom?«).

**Serm (selektiver Östrogenrezeptormodulator):** ein östrogenaktives Medikament, das seinen Einfluss nur auf bestimmte Gewebe ausübt (siehe Teil 3 »Phytohormone in Nahrungsmitteln«).

**Speicherorgane:** →Organe.

**Stagnation (chin. Zhi):** eine Beeinträchtigung des harmonischen und geordneten Energieflusses. Stagnation in den →Meridianen führt zu Schmerzen. Eine Qi-Stagnation ist weniger stark als eine Blutstagnation, die sich mehr im substantiellen Energiefluss manifestiert. Das →Qi kann in allen Organ-

systemen stagnieren, am häufigsten findet man jedoch die Leber-Qi-Stagnation, die sich auch zu gynäkologischen Symptomen auswachsen kann (siehe Teil 2 »Energetische Disharmonien: Qi-Stagnation«).
Die Begriffe *Stau, Stauung* und *Stase* werden in derselben Bedeutung wie Stagnation verwendet.

**Stase:** →Stagnation.

**Stau(ung):** →Stagnation.

**Substitution/substituieren:** Ersatz/ersetzen, im Zusammenhang dieses Buches oft: Ersatz von Hormonen oder Nährstoffen.

**synthetische Hormone:** Hormone, die chemisch im Labor hergestellt werden. Sie sind in ihrem Aufbau nicht mit den körpereigenen Hormonen identisch. Die Pille ist eine typische Vertreterin dieser künstlichen Hormone.

**TCM:** traditionelle chinesische Medizin.

**Testosteron:** eines der wichtigsten →Androgene.

**Thyroxin:** in der Schilddrüse gebildetes Hormon. Wird als Medikament bei Schilddrüsenerkrankungen eingesetzt.

**Ultraschall:** durch Reflexion von nicht wahrnehmbaren Schallwellen werden innere Organe abgebildet. Diagnostische Anwendung in der Frauenheilkunde zur Erkennung von Strukturen an den Brüsten und an allen Unterleibsorganen (Gebärmutterhöhle, Eierstöcke, Eileiter) zum Erkennen des Aufbaus der Gebärmutterschleimhaut und von Geschwülsten und →Zysten.

**Uterus:** Gebärmutter.

**Vagina:** Scheide.

**Vegetativum:** vegetatives Nervensystem; dem Willen nicht unterliegende Nerven, die unter anderem Herz, Darm und Unterleibsorgane versorgen.

**Wahres Qi:** das →Qi, das in den →Meridianen zirkuliert.

**Wechseljahre:** →Klimakterium.

**Wei-Qi:** Abwehrenergie, die in äußeren Hautschichten zirkuliert, das Öffnen und Schließen der Hautporen reguliert und den Organismus vor den von außen kommenden, klimatischen Faktoren schützt (siehe Teil 2 »Energetische Disharmonien: Qi- und Yang-Mangel«).

**Wundermeridiane:** →außerordentliche Leitbahnen.

**Wunderorgane:** →außerordentliche Organe.

**Yang:** siehe Teil 2 »Das Energiepotential: Yin und Yang«.

**Yang-Organe:** →Organe.

**Yin:** siehe Teil 2 »Das Energiepotential: Yin und Yang«.

**Ying-Qi:** →Nährenergie, die mit dem Blut (Xue) im Inneren des Körpers fließt und die Organe ernährt (siehe Teil 2 »Energetische Disharmonien: Qi- und Yang-Mangel«).

**Yin-Organe:** →innere Organe, →Organe.

**Yuan-Qi:** Aspekt der →Essenz, der als Katalysator für alle aktiven Prozesse seine dynamische und wärmende Kraft bereithält (siehe Teil 2 »Energetische Disharmonien: Qi- und Yang-Mangel«).

**Zyklus:** Zeitabschnitt vom ersten Tag der →Menstruation bis zum Beginn der nächsten Blutung.

**Zyste:** ein- oder mehrkammerige, säckchenförmige und abgekapselte Geschwulst, die mit flüssigem Inhalt gefüllt ist.

# HEILPFLANZEN

## Westliche Heilkräuter

| | |
|---|---|
| Aloe Vera | Aloe barbadensis |
| Anissamen | Fructus Anisi |
| Baldrian | Valeriana officinalis |
| Beifuß | Artemisia vulgaris |
| Brennnesselblätter | Herba Urticae |
| Damianblätter | Folia Damianae |
| Eisenkraut | Verbena officinalis |
| Fenchelsamen | Fructus Foeniculi |
| Frauenmantel | Alchemilla vulgaris |
| Ginkgo | Ginkgo biloba |
| Hafer | Avena sativa |
| Hopfen | Humulus lupulus |
| Johanniskraut | Hypericum perforatum |
| Kava-Kava | Piper methysticum |
| Lavendel | Lavandula officinalis, L. vera, L. spica |
| Melisse | Melissa officinalis |
| Mönchspfeffer (Keuschlamm) | Vitex agnus castus |
| Passionsblume | Passiflora incarnata, Passiflora caerula |
| Pfefferminzblätter | Folia Menthae piperitae |
| Rhapontik-Rhabarber | Rheum rhaponticum |
| Rotklee | Trifolium pratense |
| Schafgarbe | Achillea millefolium |
| (Trauben-)Silberkerze (Wanzenkraut) | Cimicifuga racemosa |
| Tigerlilie | Lilium tigrinum |
| Yamswurzel | Dioscorea macrostachya |
| Zinnkraut (Ackerschachtelhalm) | Equisetum arvense |

# Chinesische Heilkräuter

Der Einsatz aller chinesischen Kräuter ist am besten mit einem TCM-Therapeuten abzustimmen. Ganz besonders gilt dies für folgende Kräuter:

* Diese Kräuter dürfen *nur mit Vorsicht* in der Schwangerschaft angewandt werden.
** Diese Kräuter dürfen *auf keinen Fall* in der Schwangerschaft angewandt werden.
° Diese Kräuter müssen *unter allen Umständen* dem professionellen Einsatz vorbehalten bleiben.

| | | |
|---|---|---|
| Ba Ji Tian ° | Radix Morindae | Morindawurzel |
| Bai He | Bulbus Lilii | Lilienzwiebeln |
| Bai Zi Ren | Semen Biotae | Lebensbaumsamen |
| Bo He | Herba Menthae | chinesisches Ackerminzekraut (Pfefferminze) |
| Da Zao | Fructus Jujubae | rote Datteln |
| Dang Gui | Radix Angelica sinensis | chinesische Angelikawurzel |
| Du Zhong ° | Cortex Eucommiae | Guttapercharinde |
| Gan Jiang * | Rhizoma Zingiberis | getrocknete Ingwerwurzel |
| Han Lian Cao | Herba Eclipta | Ecliptakraut |
| He Shou Wu | Radix Polygoni multiflori | vielblütige Knöterichwurzel |
| Ju Hua | Flos Chrysanthemi | Chrysanthemenblüten |
| Long Gu | Mastodi fossilium ossis | Drachenknochen (antike Knochen) |
| Long Yan Rou | Euphoria longana | Longanenfrucht |
| Nu Zhen Zi | Fructus Ligustri | Ligusterfrüchte |
| Ren Shen | Radix Ginseng | Ginsengwurzel |
| Rou Cong Rong ° | Herba Cistanchis | Wüstencistanchenkraut |
| Rou Gui °** | Cortex Cinnamomi cassiae | Zimtrinde |
| Sheng Jiang | Rhizoma Zingiberis viridis | frische Ingwerwurzel |
| Suan Zao Ren | Semen Ziziphi | Stacheljujubasamen |
| Xu Duan | Radix Dipsaci | chinesische Kardenwurzel |
| Yin Yang Huo °** | Herba Epimedii | Elfenblumenkraut |
| Zhen Zhu | Margarita concha | Schale der Perlmuschel |
| Zhi Ke * | Fructus Citri aurantii | getrocknete Orangenschale (Pomeranze, Unterart der Orange) |
| Zi Cao | Radix Lithospermi | Purpurwurzelkraut |
| Gu Sui Bu ° | Rhizoma Dryanana | |

# Literatur

## Empfehlungen

**Daiker, Ilona & Kirschbaum, Barbara:** *Die Heilkunst der Chinesen.* Reinbek bei Hamburg: Rowohlt 1997

**Hall, Judy & Jacobs, Robert:** *Wechseljahre – ein ganzheitlicher Wandlungsprozess.* Braunschweig: Aurum 1998

**Kaptchuk, Ted J.:** *Das große Buch der chinesischen Medizin.* Bern, München, Wien: O. W. Barth 1993

**Li, Christine & Krautwald, Ulja:** *Der Weg der Kaiserin.* Bern, München, Wien: Scherz 2000

**Nissim, Rina:** *Wechseljahre Wechselzeit.* Berlin: Orlanda Frauenverlag 1995

**Northrup, Christiane:** *Wechseljahre.* München: Zabert Sandmann 2001

**Onken, Julia:** *Feuerzeichenfrau.* München: C. H. Beck 1988

**Schneider, Karola:** *Kraftsuppen nach der Chinesischen Heilkunde.* Sulzberg: Joy 1999

**Temelie, Barbara:** *Ernährung nach den Fünf Elementen.* Sulzberg: Joy 1999

**Temelie, Barbara & Trebuth, Beatrice:** *Das Fünf Elemente Kochbuch.* Sulzberg: Joy 1999

**Werner, Cornelia:** *Das Venusprinzip.* München: Gräfe und Unzer 2000

## Fachliteratur

**Bensky, Dan & Barolet, Randall:** *Chinesische Arzneimittelrezepte und Behandlungsstrategien.* Kötzting: Verlag für Ganzheitliche Medizin Dr. Erich Wühr 1996

**Bensky, Dan & Gamble, Andrew:** *Chinese Herbal Medicine – Materia Medica.* Washington: Eastland Press 1993

**Cleary, Thomas:** *Vitality, Energy, Spirit.* Boston, NY: Shambala Dragon Editions 1991

**Dahlke, Margit und Rüdiger & Zahn, Volker:** *Frauenheilkunde.* München: C. Bertelsmann 1999

**Dahlke, Rüdiger:** *Lebenskrisen als Entwicklungschance.* München: Goldmann 1999

**Daimler, Renate:** *Verschwiegene Lust.* München: Piper 2002

**Engelhardt, Ute & Hempen, Carl-Hermann:** *Chinesische Diätetik.* München, Wien: Urban und Schwarzenberg 1997

**Flaws, Bob:** *Free and Easy.* Boulder: Blue Poppy Press 1986

**Flaws, Bob:** *Schwester Mond.* Kötzting: Verlag für Ganzheitliche Medizin Dr. Erich Wühr 1994

**Flaws, Bob & Wolfe, H. Lee:** *Das Yin und Yang der Ernährung.* Bern, München, Wien: O. W. Barth 1992

**Hempen, Carl-Hermann & Fischer, Toni:** *Chinesische Phytotherapie.* München: Urban & Fischer 2001

**Kirschbaum, Barbara:** *Die 8 außerordentlichen Gefäße in der traditionellen chinesischen Medizin.* Uelzen: Medizinische literarische Verlagsgesellschaft 1995

**Kleine-Gunk, Bernd:** *Phytoöstrogene: Die sanfte Alternative während der Wechseljahre.* München: Trias 2000

**Klentze, Michael:** *Für immer jung durch Anti-Aging.* München: Ehrenwirth 2001

**Langbein, Kurt & Martin, Hans-Peter & Weiss, Hans:** *Bittere Pillen.* Köln: Kiepenheuer & Witsch 2002

**Lee, John R:** *Natürliches Progesteron.* Wörthsee: AKSE 2001

**Love, Susan:** *Das Hormonbuch.* Frankfurt a. M.: Fischer Taschenbuch 2000

**Maciocia, Giovanni:** *The Foundations of Chinese Medicine.* London: Churchill Livingstone 1989

**Maciocia, Giovanni:** *Obstetrics & Gynecology in Chinese Medicine.* London: Churchill Livingstone 1998

**Martin, Michael:** *Labor-Diagnostik für die Naturheilpraxis.* München, Wien: aescura 1998

**Mayo, Mary A. and Joseph:** *The Menopause Manager.* Grand Rapids, MI: Fleming H. Revell 1998

**Maclean, Will & Lyttleton, Jane:** *Clinical Handbook of Internal Medicine.* Vol. 2. University of Western Sydney 2002

**Pitchford, Paul:** *Healing with Whole Foods.* Berkeley, CA: North Atlantic Books 1993

**Ross, Jeremy:** *Acupuncture Point Combinations.* Edinburgh, London, Melbourne, New York: Churchill Livingstone 1995

**Ross, Jeremy:** *Zang Fu.* Edinburgh, London, Melbourne, New York: Churchill Livingstone 1985

**Schmidt-Matthiesen, Heinrich & Hepp, Hermann:** *Gynäkologie und Geburtshilfe.* Stuttgart: Schattauer 1998

**Tang, Jü:** *Chinesische Medizin in der Gynäkologie.* München, Jena: Urban & Fischer 2000

**Weiss, Rudolf F.:** *Lehrbuch der Phytotherapie.* Stuttgart: Hippokrates 1982

**Wiseman, Nigel & Ellis, Andrew:** *Fundamentals of Chinese Medicine.* Brookline, MA: Paradigm Publications 1995

**Wolfe, H. Lee:** *Second Spring.* Boulder: Blue Poppy Press 1990

**Wright, Jonathan V.:** *Natural Hormone Replacement.* Petaluma, CA: Smart Publications 1997

## Die Autorin

**Andrea A. Kaffka** ist seit 1985 Heilpraktikerin. Anschließend begann sie ihre jahrelange Ausbildung in chinesischer Medizin
(Akupunktur und chinesische Pharmako-
logie). In dieser Zeit war sie während eines
zweijährigen Aufenthalts in Indien in einer
Akupunkturklinik tätig. 1990 eröffnete sie
ihre Praxis für traditionelle chinesische
Medizin, Akupunktur und Psychotherapie
in München.
Neben ihrer Praxistätigkeit hält sie Vorträge
und veranstaltet u. a. Seminare für Frauen in
den Wechseljahren.
Ausführliche Informationen zum Seminarprogramm und aktuelle Termine entnehmen
Sie der website: **www.praxis-via.de.**

Andrea A. Kaffka
Praxis VIA
Traditionelle Chinesische Medizin,
Akupunktur und Psychotherapie
Reichenbachstr. 32 A
80469 München
Telefon: 0 89/2 01 04 26

## Adressen

Sollte dieses Buch Sie dazu angeregt haben,
sich mit Hilfe der chinesischen Medizin
durch die Wechseljahre begleiten zu
lassen, wenden Sie sich am besten an
eine/n gut ausgebildete/n Behandler/in
vor Ort. Im Internet können Sie unter
**www.agtcm.de** (Arbeitsgemeinschaft für
Klassische Akupunktur und Traditionelle
Chinesische Medizin e.V.) kompetente
Therapeut/inn/en in Ihrer Nähe suchen.

**Beatrice Trebuth**, Heilpraktikerin, bietet
Ausbildungen in chinesischer Diätetik sowie
entsprechende Kochkurse an. Näheres über
ihre Praxis, das Seminarprogramm und die
Termine finden Sie unter: **www.darium.de.**

Beatrice Trebuth
Praxis für Traditionelle Chinesische Medizin
und Diätetik
Hüxtertorallee 2 B
23563 Lübeck
Telefon: 04 51 / 38 44 94 92

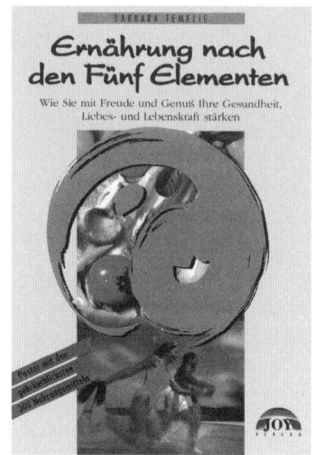

Barbara Temelie
## Ernährung nach den Fünf Elementen

Wie Sie mit Freude und Genuß Ihre Gesundheit, Liebes-
und Lebenskraft stärken

224 Seiten, kart., mit Farbposter: Nahrungsmittel nach den Fünf Elementen
EUR 16,95 (D) 17,50 (A) / SFr 30,10
ISBN 3-928554-03-4

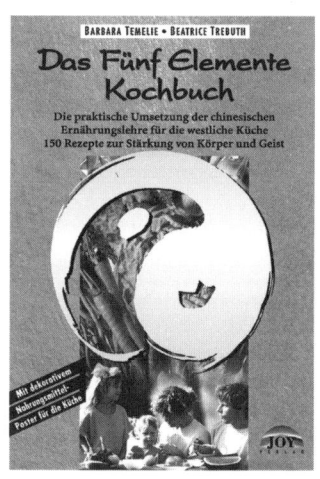

Barbara Temelie • Beatrice Trebuth
### Das Fünf Elemente Kochbuch

Die praktische Umsetzung der chinesischen Ernährungslehre
für die westliche Küche
200 Rezepte zur Stärkung von Körper und Geist

416 Seiten, kart., mit Farbposter: Nahrungsmittel nach den Fünf Elementen
EUR 18,95 (D) 19,50 (A) / SFr 33,50
ISBN 3-928554-05-0

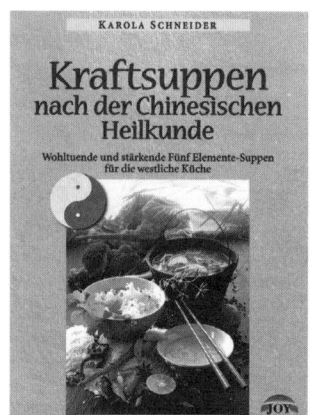

Karola Schneider
## Kraftsuppen nach der Chinesischen Heilkunde

Wohltuende und stärkende Fünf-Elemente-Suppen für die westliche Küche

152 Seiten, kart., mit vielen farb. Abb.,
EUR 18,95 (D) 19,50 (A) / SFr 33,50
ISBN 3-928554-35-2